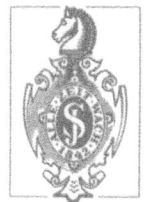

Beate Wimmer-Puchinger

Schwangerschaft als Krise

Psychosoziale Bedingungen
von Schwangerschaftskomplikationen

Mit einem Geleitwort von Sepp Schindler
und einer Einführung von Christine Nöstlinger

Mit 19 Abbildungen und 53 Tabellen

Springer-Verlag

Berlin Heidelberg New York
London Paris Tokyo
Hong Kong Barcelona
Budapest

Univ.-Doz. Dr. Beate Wimmer-Puchinger
Ludwig-Boltzmann-Institut
für Gesundheitspsychologie der Frau
Bastiengasse 36–38
1180 Wien, Österreich

Die Deutsche Bibliothek – CIP-Einheitsaufnahme
Wimmer-Puchinger, Beate:
Schwangerschaft als Krise : psychosoziale Bedingungen von
Schwangerschaftskomplikationen / Beate Wimmer-Puchinger.
Mit einem Geleitw. von Sepp Schindler und einer Einf. von
Christine Nöstlinger. – Berlin ; Heidelberg ; New York ;
London ; Paris ; Tokyo ; Hong Kong ; Barcelona ; Budapest :
Springer, 1992
ISBN-13: 978-3-642-93516-9   e-ISBN-13: 978-3-642-93515-2
DOI: 10.1007/978-3-642-93515-2

Einbandgestaltung: Struve & Partner, Atelier für Gestaltung, Heidelberg,
unter Verwendung einer Illustration der Pictor International Bildagentur GmbH

Satz: K+V Fotosatz GmbH, Beerfelden

21/3130-5 4 3 2 1 0 – Gedruckt auf säurefreiem Papier

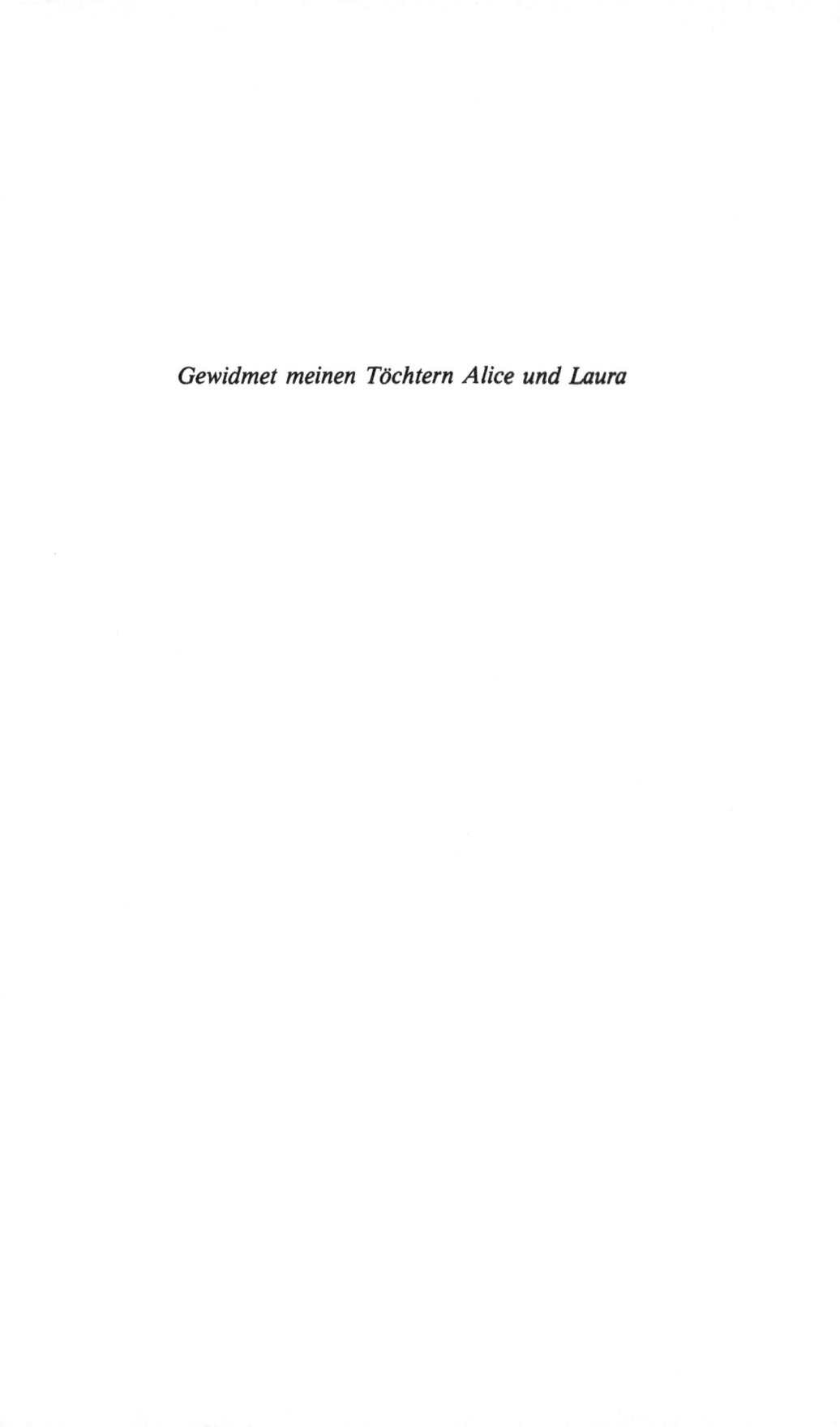

Gewidmet meinen Töchtern Alice und Laura

Geleitwort

Fortschritt in den Wissenschaften wird nicht selten durch konsequente Berücksichtigung von „Selbstverständlichkeiten" erreicht. Für den Bereich der Schwangerenbetreuung und Geburtshilfe liegen solche Selbstverständlichkeiten im Grenzbereich von Medizin und Psychologie:

- Schwangerschaft ist keine Krankheit, sondern ein normales Geschehen im Leben einer Frau.
- Dieser Prozeß kann nur in seinem Verlauf, nicht aber in einzelnen Momenten angemessen beurteilt werden.
- Er wird nicht allein durch somatische Bedingungen geprägt, sondern ebenso durch psychosoziale.
- Er ist stets im Kontext des Lebenslaufs und der konkreten Situation zu beurteilen.
- Schwangerschaftsspezifische Störungen sind im Lichte der zuvor angeführten Punkte zu sehen.

So selbstverständlich diese Prämissen erscheinen, so schwierig ist es, den daraus resultierenden Methoden und Paradigmen in Forschung und Praxis Geltung zu verschaffen. Die Scheu vor komplexen Untersuchungsdesigns steht dem ebenso entgegen wie die gewohnte Fokussierung eines Krankheitsprozesses.

Umso wertvoller ist eine prospektive Studie über Schwangerschaftsverläufe, die davon ausgeht, daß jede Schwangerschaft auch unter normalen Bedingungen ein kritisches Ereignis im Leben einer Frau darstellt und schon aus diesem Grunde mit Belastungen verbunden ist, die überdies durch Lebenssituation und Konstitution verstärkt werden können. Wenn diese Belastungen nicht nur in ihren spezifischen Ausprägungen, sondern darüber hinaus auch relativ überdauernde Persönlichkeitseigenschaften und Formen der individuellen Verarbeitung erfaßt werden, so ergibt sich ein umfangreiches Forschungsprogramm. Dies im Rahmen einer prospektiven Verlaufsstudie an einer großen Stichprobe untersucht zu haben, ist das Verdienst der Autorin. Das Ergebnis ist ein vertieftes Verständnis dafür, wie sich Streß im Zusammenhang mit kritischen Lebenssituationen auswirkt, und dadurch von Bedeutung über das konkrete Problem Schwangerschaft hinaus.

Der Weg dazu führt über das Aufzeigen von Unterschieden in den erwähnten Dimensionen bei Frauen mit übermäßigem Schwangerschaftserbrechen einerseits und mit erhöhtem Blutdruck und/oder EPH-Gestose andererseits im Verhältnis zu Frauen mit normalen Schwangerschaften. Der bisher in dieser Klarheit noch nicht aufgewiesene Zusammenhang der beiden Diagnosegruppen mit psychologisch relevanten Parametern verweist auf die klinische Bedeutung des subjektiven Erlebens sowie auf Zusammenhänge mit Beziehungsstruktur und Sozialisation in der Kindheit der Frauen sowie deren späterer Bearbeitung. Beide Aspekte sind von unmittelbarer Bedeutung für Klinik und Prophylaxe der relativ weit verbreiteten Störungen. Ebenso bedeutsam erscheint der in der Untersuchung mit hoher Sicherheit aus der Verlaufsanalyse abzuleitende Hinweis darauf, daß im Verlauf der Schwangerschaft bei den werdenden Müttern eine psychische Labilisierung erfolgt. Neben der Relevanz dieser Beobachtung für die Lebenslaufforschung ist es für die Einstellung gegenüber schwangeren Frauen in der Öffentlichkeit wie auch für deren Selbstbild wichtig zu betonen, daß es sich dabei um ein normales und keinesfalls um ein pathologisches Phänomen handelt.

Die Berücksichtigung der hier mitgeteilten Ergebnisse in Schwangerenbetreuung, klinischer Praxis und in weiterführenden wissenschaftlichen Arbeiten ist ebenso zu wünschen wie ihre Einbeziehung in die zunehmende, derzeit nahezu ausschließlich psychologisch orientierte Diskussion des Übergangs zur Elternschaft, also einer vom Kind ausgelösten Veränderung der sozialen Identität werdender Mütter.

Univ.-Prof. Dr. Sepp Schindler, Salzburg

Inhaltsverzeichnis

Ein vollgepackter Rucksack (Christine Nöstlinger)   1

1   Geburtshilfe. Vom Aberglauben zur Psychologie .   13

2   Schwangerschaft als Krise   17
2.1   Die psychosexuelle Entwicklung des Mädchens ..   17
2.2   Elternwerden als Entwicklungskrise   22
2.3   Psychodynamik der Schwangerschaft   25

3   Die Studie „Streß und Schwangerschaft"   31
3.1   Ausgangsüberlegungen   31
3.2   Dimensionen der Befragung   33
3.3   Aufbau der Untersuchung   35

4   Soziale Rahmenbedingungen der Mutterschaft ...   37
4.1   Sozioökonomische Lage   37
4.2   Partnerschaft   46
4.3   Berufstätigkeit   52
4.4   Alleinerziehende Mütter   62

5   Kinderwunsch, Planung und Erleben
       der Schwangerschaft   65
5.1   Kinderwunsch   65
5.2   Empfängnisverhütung   68
5.3   Schwangerschaftserleben   72
Das Erleben von Macht und Ohnmacht
im Zusammenhang mit Kinderwunsch
(Viola Frick-Bruder)   76

6   Anpassung an die Schwangerschaft   85
6.1   Phasen der Anpassung   85
6.2   Einfluß vorhergehender Schwangerschaften   95
6.3   Gesundheitsverhalten   101
6.4   Einstellung zur Geburt   109

7   Schwangerschaft und Sexualität   115

8   Der werdende Vater   121
8.1   Neue Väterlichkeit?   121
8.2   Der werdende Vater   124
8.3   Väter bei der Geburt   127

9   Fehlanpassungen und
      Schwangerschaftsbeschwerden   135
9.1   Allgemeine Schwangerschaftsbeschwerden   135
9.2   Schwangerschaftserbrechen
      und Hyperemesis gravidarum   143
9.3   EPH-Gestose und Hypertonie   150
9.4   Habitueller Abort   158
9.5   Frühgeburt und vorzeitige Wehen   160
9.6   Psychologische Konsequenzen
      belasteter Schwangerschaften   162
9.7   Einflüsse auf den Geburtsverlauf   163
9.8   Einflüsse auf den Zustand des Neugeborenen   168

10   Vorhersage von Beschwerden und Komplikationen
      im Schwangerschaftsverlauf   173
10.1 Vorhersage pathologischer
      Schwangerschaftsverläufe   173
10.2 Vorhersage des Befindens
      am Ende der Schwangerschaft   175
10.3 Mögliche Mechanismen der Symptomentstehung .   176
10.4 Folgerungen für die Praxis   178

11   Psychologische Interventionen
      in der Schwangerschaft   181
11.1 Was kann die Psychologie in der Schwangeren-
      betreuung leisten?   181
11.2 Krisen am Beginn der Schwangerschaft   183
11.3 Betreuung bei stationärer Aufnahme   190
11.4 Möglichkeiten der Geburtsvorbereitung   200
11.5 Psychologisch günstige Bedingungen im Kreißsaal   205
11.6 Betreuung im Wochenbett (Stillbetreuung)   208

12   Ansätze der Prävention
      von Schwangerschaftskomplikationen   213
12.1 Primäre Prävention   213
12.2 Betreuung durch Familienhebammen   214
12.3 Verbesserung der Arzt-Patientin-Kommunikation .   216

13   Resümee   225

Literatur   229

Ein vollgepackter Rucksack

Christine Nöstlinger

Was hat eine wie ich, Gebrauchsliteratin mit krankem Hausverstand, einem gelehrten Buch voranzustellen? Hat sie überhaupt? Ich weiß nicht recht – fühle mich weder behaglich noch autorisiert – Unbehagen wäre ja hinzunehmen, aber ein nichtautorisierter Autor ist eine außerordentliche Peinlichkeit. Um dieser Peinlichkeit zu entgehen, kann ich mich nur auf ein Gebiet retten, das Wissenschaftler und Literaturproduzenten gleichermaßen freudig den Lesern auftischen: auf das Gebiet der Fallstudien. Also diene ich hier eine an. Fairerweise meine eigene.

Schwangerschaftsstreß, dieses Wortgebilde, war mir bis vor ein paar Jahren unbekannt, doch wenn ich es mir recht überlege, stehe ich seit früher Kindheit unter diesem; wenn auch nicht exakt in dem Sinn, wie in diesem Buch sonst gemeint.

Schwangerschaft war kein Wort meiner Kindheit. *Kinderkriegen* hieß das und schloß Zeugung, Schwangerschaft und Entbindung ein. Ganz gleich, ob sich der Franzi auf meinen Bauch legte und dort herumzappelte, ob ich mir ein Kissen unter die Schürze stopfte und den Franzi „am Baby horchen" ließ, ob ich mir eine Puppe, oben beim Halsloch, ins Kleid steckte, und sie mir, unten beim Saum, vom Franzi herausziehen ließ, das Spiel hieß: *Kinderkriegen.*

Kinderkriegen war ein zentrales Gesprächsthema meiner Mutter. Wobei sie Teil 1, die Zeugung, vernachlässigte und bloß mit dem aufklärerischen Hinweis abtat: *Das ist für einen Mann das Schönste im Leben, und eine Frau macht es, wenn sie den Mann sehr gern hat!* (Daß ich dieses mütterliche Bonmot nicht falsch erinnere, was ja leicht sein könnte, weil man Müttern gern allerhand unterstellt, bekam ich bestätigt, als es meine Mutter, zur Großmutter geworden, auch ihren Enkeltöchtern andiente.)

Hatte meine Mutter zur Zeugung nichts Kindgemäßes zu berichten, so war sie dafür über Teil 2 und Teil 3 des *Kinderkriegens* um so gesprächiger.

Schwangerschaft war eine Jammerzeit, in der man abmagerte, während der Bauch an Umfang zunahm, gelb und grün war man im Gesicht, die Haare fielen einem aus, die Zähne wurden morsch, man erbrach, kaum daß man einen Bissen hinunter gewürgt hatte. Eine neunmonatige Hölle, die nur von Frauen, ausgestattet mit dem großen *Muttertrieb,* durchgestanden werden konnte. *Wenn die Männer die Kinder kriegen müßten,* sagte meine Mutter oft, *dann wäre die Welt schon längst ausgestorben!*

War die Schwangerschaft schon die Hölle, so war Teil 3 des *Kinderkriegens*, die Entbindung, überhaupt eine unvorstellbare Tortur; was ja kein Wunder ist, weil negative Steigerung von Hölle nicht möglich ist.

Wenn es um den Geburtstermin einer Frau ging, fragte meine Mutter: *Wann kommens denn dran?* Das klang, als frage sie nach dem genauen Termin einer Hinrichtung. Gedachte sie einer Frau, die zur Entbindung im Krankenhaus war, sagte sie: *Jetzt hats ihre schwere Stund bald hinter sich.* Da gab es keinen Zeifel: eine schwerere Stunde als die des Entbindens war in einem Frauenleben nicht möglich. Ausnahmen von der Regel gab es natürlich. Etwa eine gewisse Meier aus dem Nachbarhaus. Die hatte 11 Kinder! Diesen Umstand erklärte meine Mutter so: *Die ist wie ein Kaninchen, die entbindet leicht!* (Die Meier war keine Hebamme. Meine Mutter konnte sich bloß nicht vorstellen, das Verbum „entbinden" in passiver Form anzuwenden, wenn es um den Beitrag der Kreißenden zu dieser Tätigkeit geht.)

Hätte ich als 10jähriges Mädchen den Vorgang einer Geburt erklären müssen, hätte das wohl folgend gelautet: „Zuerst bekommt man Kreuzweh, wie der Opa beim Ischias, aber tausendmal so arg, dann platzt die Blase, aber nicht die, wo das Lulu drinnen ist, viel Wasser rinnt über die Beine herunter, dann bekommt man Krämpfe, wie die Oma bei der Gallenkolik, aber tausendmal so arg, man muß stöhnen und schreien und fährt ins Spital, und alles wird noch ärger, zwei Hebammen legen sich einem auf den Bauch und schimpfen, daß man pressen soll und nicht zurückhalten, ein Doktor hält die Beine fest, das Kind kriecht heraus, und man ist eingerissen".

Das *Eingerissensein* hätte ich nicht näher erklären können, obwohl mir meine Mutter auf die Was-und-wo-Frage immer bereitwillig geantwortet hatte: *der Damm.* Da ich aber vom Aussehen weiblicher Geschlechtsteile, abgesehen von den äußeren Schamlippen, keine Ahnung hatte, besagte mir das nichts. Irgendwie brachte ich diesen *Damm* in ominöse Verbindung zu einer dramatisierten Rundfunkerzählung, in der es um eine Sturmflut ging und wo eine Zitterstimme dauernd gejammert hatte: *Herr, der Damm bricht, Herr, der Damm bricht!*

Einmal kaufte ich mir einen kleinen Taschenspiegel, mit dessen Hilfe wollte ich mir, heimlich auf dem Klo, ansehen, wo sich der einrißgefährdete Damm befinde und wie das ausschaut, was sich durch Höllenpein so dehnt, daß ein Baby durch kann. Leider war es auf unserem Gangklo, das nur ein kleines Fenster und kein elektrisches Licht hatte, so dunkel, daß ich im Spiegel nichts ausnehmen konnte. So versuchte ich es dann, eines Abends, mit Hilfe einer Taschenlampe, obwohl ich am Abend sonst nie aufs Klo ging, weil ich Angst vor Gespenstern hatte. Aber wie hätte ich untertags die Taschenlampe erklären sollen? Für heutige Lebensumstände mag das befremdlich klingen, aber ich hatte als Kind keinen Platz, an dem ich mit mir allein sein konnte. *Big-mother-eye-was-watching-me* unentwegt. In aller Liebe und Fürsorge natürlich! Nicht einmal das Klo war Zuflucht für längere Zeit. Da kam sie und fragte, ob ich Papier brauche, ob ich vielleicht Bauchweh habe oder ob ich etwa lese? (Das Häuselpapier nämlich, das zerschnittenes Zeitungspapier war.) Und falls ich lese, möge ich das sofort einstellen, bei den ungünstigen Lichtverhältnissen verdürbe ich mir die Augen! Soweit ich mich an die geheime Unterleibsbesichtigung mit Hilfe von Spiegel und Taschenlampe erinnere, war sie enttäuschend. Was mir widergespiegelt wurde, war zu unübersichtlich. Ein topographisches Rätsel! Es tastend zu lösen, war unmöglich! Mit Pfarrer-Weihrauch-Kirche hatte das nichts zu tun, Religion kam bei mir daheim nicht vor. Nicht einmal über die Schule hatte Kirche Einfluß auf mich, weil Nazi-Zeit war, und ich der Religionsstunde, die nach Unterrichtsschluß stattfand, stets fernblieb. Warum also? Dazu fällt mir spontan ein, was meine Mutter, von Beruf Kindergärtnerin, aus ihrem Berufsleben gern erzählte. Die Sache mit der Hermi! So ein Kind wie die Hermi war ihr noch nie untergekommen! Die Hermi hatte immer „die Hand unten" gehabt. Und hatte man sie daran gehindert, hatte sie „auf Sesselkanten herumgewetzt". Und in der Schlafstunde hatte man sie keinen Augenblick unbeobachtet lassen können, gleich wäre sonst wieder „eine Hand unten" gewesen. Ein abnormales Kind! Im Kindergarten untragbar! Also war die Hermi ins Spital gekommen. Zum Dr. Hamburger. (Ich hoffe, den Namen richtig zu erinnern.)

Fragte ich, was aus der Hermi geworden sei, sagte meine Mutter: *Wir haben sie nicht mehr gesehen!* Daß sie gestorben sei, war wohl meine eigene Phantasie von Unhappy-end. Dabei hielt sich meine Mutter für eine Frau frei von Prüderie. Beleg war ihr, daß sie freimütig über das *Kinderkriegen* sprach, wo andere Mütter noch das Storchenmärchen erzählten. Oder daß sie von der Hermi berichtete. Mit: *In der Hinsicht habe ich keine Komplexe,* hielt sie diese falsche Meinung von sich ihr Lebtag lang aufrecht. Daß sie ihrer Töchter Geschlechtsteile *Pfui-Teixl* zu nennen beliebte, irritierte sie dabei keineswegs. Viele Jahre später habe ich ihr diesen Terminus vorgehalten, wollte ihr beibringen, daß jemand, der eine Vagina als *Pfui-Teixl,* also als *Pfui-Teufel-Teil* bezeichnet, keine positive Einstellung zur weiblichen Sexualität haben könne. Sie war entrüstet. Immer, versicherte sie, habe sie *Pfui-Teixl* als zärtliches Wort gesehen. Warum sie dann aber auch stets *Pfui-Teixl* gerufen hatte, wenn ich mit grauslichem Dreck herumspielte, meine Rotzrammeln aufaß oder sonst etwas tat, wovor sie großen Abscheu hatte, konnte sie mir nicht erklären.

Wie auch immer, ich hatte als Kind ein *Pfui-Teufel-Teil* an mir, das besser nicht berührt und besichtigt wurde und durch welches mir, sollte ich erst einmal erwachsen sein, Höllenschmerz zufallen würde. Für den Fall natürlich nur, daß ich dann zum *Kinderkriegen* bereit wäre. Aber bereit hatte ich dann zu sein, denn meine Mutter dozierte ja immer: *Eine Frau die keine Kinder kriegen will, ist gar keine richtige Frau!* Eine gewisse Hoffnung auf Minderung der Höllenpein gab es allerdings. (Nicht die Meier, die leicht „entbindet", denn ein Kaninchen wollte ich ja nicht werden.) Die Hoffnung war: Nicht jedes Baby mußte *so ein Bröckerl* sein, wie ich zu meiner Geburt eines gewesen war. Das nämlich begriff ich als meine ganz private Schuld: Meine 5 Kilo und 20 Deka Geburtsgewicht!

Meine Freundin Erika, zum Beispiel, hatte sich zurückgehalten und war mit dezenten 2400 Gramm dem Mutterleib entschlüpft. Und die anderen kleinen Mäderln im Haus, in Bekanntschaft und Verwandtschaft hatten es wenigstens bei 3 Kilo und etlichem bewenden lassen. Nur ich, unverschämt und gefräßig, hatte mich zu diesem Riesengewicht aufgeplustert und durch meine

Schwere die *schwere* Stunde meiner Mutter noch *schwerer* gemacht. *Du warst eine sehr schwere Geburt,* habe ich unzählige Male vernommen.

Abgesehen davon, gab meine Mutter noch als Entstehungsstunde ihrer Migräne und ihrer Hämorhoiden meine Geburt an. Ich hatte ihr also nicht nur 9 Höllenmonate und eine *schwere* Geburt angetan, sondern auch Folgeschäden zugefügt, durch die ihr tagtägliches Leid widerfuhr. Und wer meine Mutter während ihrer Migräneanfälle nicht: I stirb, i stirb, i stirb röcheln gehört hat, der hat keine Ahnung davon, was ich da zugefügt hatte.

Man mißverstehe mich nicht. Meine Mutter machte mir das alles nie zum Vorwurf. Ganz im Gegenteil, sie erzählte immer wieder und weitschweifig, wie sie mich herbeigesehnt hatte, wie sie todtraurig gewesen sei, wenn es trotz aller diesbezüglichen Bemühungen wieder nicht „geklappt" hatte und die Regel gekommen war. Und wie glücklich sie gewesen sei, als sie „endlich-endlich" sicher sein konnte, wieder ein *Kind zu kriegen.* Sie beteuerte auch, daß das Glück, mich zu haben, alle *Kinderkriege*-Tortur wettmache. Was ich als Schuldzuweisung sah und als Schuld annahm, wollte sie mir – bewußt wenigstens – als *glückliche Mutterschaft* vermitteln, für die es eben Schmerz zu ertragen gelte. Ungefähr so: Durch den ekligen Reisberg der Schwangerschaft muß man sich ins Schlaraffenland der Mutterschaft durchbeißen. Ich weiß nicht, warum es mir nicht gelang, das so zu sehen. Vermutlich hat mir der Ethos des Durchbeißens nie sehr nahe gelegen, die Ohne-Fleiß-kein-Preis-Moral war auch nie meine Sache. Gern, nehme ich an, hätte ich auf das Mutterschafts-Schlaraffenland verzichtet, mir damals meine Zukunft austräumend. Aber das war ja nicht möglich, von wegen *richtige Frau!* Was blieb mir denn schon übrig, als eine solche zu werden? Eigentlich war ich ja als Bub geplant, weil meine Mutter *ein Pärchen* angestrebt hatte. Da ich leider kein Bub geworden war, mein Betragen aber oft zu wünschen übrig ließ, stufte man mich als *verpatzten Buben* ein; sehr zärtlich gemeint. Darauf war ich auch stolz, doch *verpatzter Mann* war keine Zukunftsmöglichkeit. Dann schon lieber *richtige Frau.* Und die, das war mein tägliches Ohrenbrot, war man nur, wenn man das *Kinderkriegen* als Pflicht, Auftrag und Sehnsucht annahm. Höllenpein hin, schwere Geburt her, Folgeschäden einkalkuliert! Übrigens wurde ich auf *schwere* Geburt hin richtig trainiert. Zeigte ich Ansätze von Wehleidigkeit, bekam ich von meiner Mutter zu hören: *Wie willst denn einmal ein Kind kriegen, wennst dich schon bei so einer Kleinigkeit so aufführst?*

Soweit also mein ganz individueller Schwangerschaftsstreß in Kindertagen. Mit diesem, als Rucksack aufgebuckelt, trat ich meine frühen Jugendjahre an. Die brachten Wissenszuwachs über Teil 1 des *Kinderkriegens.* Von Muttern kam der Hinweis: *Ein Mann, der nicht aufpaßt, ist ein Egoist.* Aus *Platens Neuer Heilmethode* kamen die „Perversionen in der Sexualität", von denen ich kreativ auf „das Normale" schloß, von Freundinnen kam die Weisheit, daß „Gummiknutscherln" die Zeugung verhindern. Aber wenn sie verrutschen, dann bekommt man so ein schiefes Gesicht wie die Adele aus der 3 a.

Teil 2 und 3 des *Kinderkriegens* belasteten mich in diesen Jahren kaum. Das rührte wohl daher, daß ich mich nun mit meiner Mutter in aufreibendem

Kleinkrieg befand. Sie machte mir das Leben, meiner Ansicht nach, zur Hölle. Was ich in anschmiegsamen Kleinkindertagen als meine private Schuld gesehen hatte, erschien mir nun minimaler Ausgleich für mein tagtägliches Leid. Beruhigendste Einsicht dieser Jahre: Es ist überhaupt nicht nötig, sich ans *Kinderkriegen* zu machen, denn wenn meine Mutter eine *richtige* Frau ist, dann will ich nie eine werden! Und soweit ich das sehen konnte, drohte da auch keine Gefahr. Ich war flach wie ein Bügelbrett, hatte keine Regel und bloß sieben Schamhaare. Kurz und gut: Der aufgebuckelte Rucksack drückte nicht. Wieviel an dumpfen Gerüchen trotzdem aus ihm herauswaberte, weiß ich nicht. Aber daß mir schwangere Frauen nicht angenehm waren, weiß ich noch. Als mich einmal eine aufforderte, Hand an ihren Bauch zu legen, um des schönen Erlebnisses, einen Embryo strampeln zu fühlen, teilhaftig zu werden, tat ich das mit Widerwillen und nur aus Angst, Verweigerung würde mich als „abnormal" ausweisen.

Knapp nach meinem 16. Geburtstag ging ich zum ersten Mal mit einem Knaben ins Bett. Dorthin zog mich nicht triebhafte Lust. Es galt, die vermeintlichen Bedürfnisse des vermeintlich Geliebten nicht zu frustrieren. Ich konnte ihm doch *das Schönste in seinem Leben* nicht vorenthalten! Das Gebot meiner Mutter: *Das tut man erst nach der Matura!* wird wohl auch dazu beigetragen haben, daß ich vor der Matura der praktizierenden Sexualität nachging. Und von da an war der Streß: *nicht schwanger zu werden!* Es war ja die pillen-/spiralenlose Zeit. Die Angst vor Schwangerschaft war immer da, rund um die Uhr. Ausgenommen die 5 Tage im Monat, in denen ich die Regel hatte. Wenn ich an diese Zeit zurückdenke, fallen mir als Glücksaugenblicke die ein, wo ich es feucht-warm in meiner Unterhose spürte, wo „die Tante aus Amerika", so nannte man das damals in meiner Clique, eingetroffen war. Luftballonleicht war mir dann zumute. In meiner Erinnerung ist ein Glücksbild tief eingeprägt: Ich sitze im Pezzl-Park auf einer Bank, die Schultasche liegt neben mir, die Sonne scheint so warm wie nie und der Himmel ist so blau wie nie. Das Grün der Bäume trifft meine Seele und den Spatzen, der im Kies vor mir herumhüpft, den liebe ich! Ich liebe die ganze Welt, weil es unter meinem Hintern klebrig quatscht und das Leben für die nächsten 4 Wochen seinen Schrecken verloren hat!

So war Glück für mich damals. Mag sein, daß ich auch noch andere Glücksstunden hatte. In Erinnerung sind mir nur solche. Der Streß *nicht schwanger* zu werden war auch der beste Kitt für Freundschaft mit anderen Mädchen, er machte solidarisch. Mit Jungfrauen konnte ich nichts mehr anfangen. Die hatten doch von uns Deflorierten und unseren Problemen keine Ahnung. Da war auch viel Neid dabei. Auf ihre Unbeschwertheit, auf ihre klitzekleinen Troubles, auf ihr Kindsein.

Die Wieviele-Tage-bist-Du-drüber-Frage war die wichtigste Frage in unserem Leben. Um einer mißtrauischen, Schmutzwäsche schnüffelnden Mutter beizukommen, kauften wir einmal ein Stück Leber und färbten mit ihr einen Unterhosenzwickel ein. Aber eine beruhigte Mutter löste das Problem ja nicht. Da gab es weitergetuschelte Rezepte: vom Tisch springen, einen Liter Türkischen trinken, ein siedheißes Sitzbad nehmen, Mutterkorntropfen trinken,

und-und-und – und weil das alles nicht half, bezirzte man den Apotheker und
bekam ohne Rezept eine Packung *Duogynon* (oder so ähnlich hieß daß Zeug),
und kam es trotz Einnahme dieser Pillen nicht zur Regel, wußte man, daß man
schwanger war.

Abtreibung war für uns keine Frage von Moral, Religion und Partnerschaft,
sondern eine Frage von Geld, Beziehung und Mut. Für eine billige Auskrat-
zung mußten der Kindesvater, seine Freunde und die Freundinnen der Schwangeren zusammenlegen; wofür sie unter Umständen Omas drei Silberlöffel zum
Trödler trugen. Einen Arzt, der es überhaupt „tat", mußte man empfohlen bekommen. Und ob man ihm dann auch vertrauenswürdig genug erschien, war
noch eine Frage. Und Mut war insofern sehr nötig, weil die Sache ja schief gehen konnte. Perforierte Gebärmutter, Blutvergiftung, hohes Fieber – wir
kannten da allerlei Geschichten, die keine Märchen waren.

Was man heute Zeitgeist nennt, existierte damals ohne Namen und forderte
cool zu sein. Nicht *cool* bis ans Herz hinan, sondern *laughing on outside, cry-
ing on inside*. Das ergab eine zynische Haut über einem verstört-ratlosen Ge-
müt, das ergab in der Praxis: Ein 17jähriges Mädchen, vom Herrn Doktor
spärlich lokalbetäubt, als Schutz gegen lauschende Nachbarn dreht sich eine
Schallplatte, auf der einer Heurigenlieder singt. Aber lauschende Nachbarn
könnten ohnehin nur *coolen* Small-Talk vernehmen, denn während der Herr
Doktor kratzt, erklärt ihm das Mädchen die „Monochrome in blau" von Yves
Klein. Und dann steht das Mädchen auf und inspiziert den Inhalt des Kübels,
in den der Herr Doktor das Gekratzte geworfen hat. Das ist Stil! So muß man
sich benehmen! Doch als der Herr Doktor dann sagt: *Ein Bub wärs gewesen,*
wird dem Mädchen sehr schwarz vor den Augen. Es hat ja in den Kübel ge-
schaut, um zu demonstrieren, daß zwischen ihm und dem Zeug im Kübel keinerlei Zusammenhang besteht. Die uncoole, stillose Geschlechtsfeststellung
hat den Zusammenhang wieder hergestellt.

Also geht das Mädchen, kaum daß sich die totale Schwärze vor den Augen
zu lichten beginnt, hurtig aus der Ordination, was dem Herrn Doktor sehr
recht ist, weil er das *Corpus delicti* ohnehin vom Tatort haben will. In ein
Espresso geht das Mädchen. Zu ihren Freundinnen. *Gehts?* fragen die. *Geht
schon*, sagt das Mädchen, sie lächeln einander schwesterlich zu, dann besprechen sie den für die morgige Lateinschularbeit zu verfertigenden Schwindelzet-
tel.

Das Mädchen, von dem ich erzählt habe, war ich, und die Geschichte anders als in der dritten Person, sehr „von außen", sehr auf Distanz zu erzählen,
ist mir nicht möglich. Dem *Nicht-Kinderkriegen* in seiner traurigsten Form, soweit es mich betrifft, stehe ich erinnernd hilflos gegenüber, als wolle ich mit
dem stilvoll-ratlos-cool-verwirrten Geschöpf, das ich einmal war, nichts zu tun
haben. Verweigerte Trauerarbeit? Ich glaube, die Fähigkeit zu trauern, habe ich
mir einigermaßen angeeignet, doch wie bei vielem, was man sich ohne Lehr-
herrn erwirbt, ist da allerhand schief gelaufen. Ich kann *wegen mir* trauern,
aber nicht *um mich*.

Trauern stammt von „*truren*" her und das hieß: Die Augen senken. Die Augen zu senken, auf den eigenen Bauch etwa, war bei mir nie angesagt. *Auf-*

wärtsblicken-Vorwärtsschreiten und *nur ja nicht zurückschauen* waren als Devisen weit gängiger. Und überhaupt! Wie definiert man denn *Trauern*? Das Lexikon kann es in zwei Zeilen: „Das schmerzliche Innewerden eines Verlustes von Personen oder Sachen, zu denen ein Sinnzusammenhang bestand". Grundgütiger Himmel, wenn ich all dessen innewerden müßte, was ich damals als Möglichkeiten der Personwerdung verloren habe und welche Sinnzusammenhänge da bestanden haben, noch immer bestehen und bestehen hätten können, käme ich aus dem augengesenkten *„truren"* bis an mein Lebensende nicht mehr heraus.

Wenn meine Erinnerung an nicht-*Kinderkriegen* schon so eine vernebelte ist, wie soll ich dann erst mit den „ausgetragenen" Schwangerschaften zurecht kommen? Außerdem verspüre ich heftigen Widerstand gegen die Bemühung, mich daran zu erinnern. Ich will nicht! Wozu denn? Ist doch schon so lange her! Vergessen-verwunden-begraben! (Meine Kindheit ist allerdings noch viel länger her und trotzdem beschäftige ich mich viel mit ihr. Das kommt wohl daher, daß meine Kindheit, trotz aller Verletzungen, keine unglückliche Zeit war, während die Zeiten, in denen ich schwanger war, Unglückszeiten waren.)
    Ich habe lange gezögert, bevor ich *Unglückszeit* hingetippt habe. Nicht, daß ich nicht sicher wäre, ob das Wort trifft. Doch es kommt mir wie ein Verrat an meinen Töchtern vor. Und als Schuld an ihnen sehe ich es auch; und nicht erst, seit ich allerhand über „pränatale Psychologie" gelesen habe. Doch wo von Schwangerschaftsstreß die Rede sein soll, kann ich Erinnerung wohl kaum verweigern. Also versuche ich es mit meiner ersten Schwangerschaft und finde in meinem Kopf einen merkwürdigen Baumkuchen vor. Einen mit vielen Schichten. Zuunterst ist der ganze Inhalt des Rucksacks, den man mir als Kind aufgebuckelt hat. Die oberste Schicht ist eine Kruste aus „Emanzipationsproblematik". Dazwischen gibt es noch viele Schichten, aber die sind schlecht ausgebacken, ineinander verflossen, vermantscht, und wenn ich den Baumkuchen anstech, bleiben an der Prüfnadel klebrige Teigbröckerln hängen.
    Von der untersten Schicht habe ich ja bereits ausführlich geklagt. Die oberste Schicht ist mir auch kein Rätsel. Das war das Gefühl: *Ich sitze in der Falle! Ich habe mich ausgeliefert! An einen Mann! An ein Kind! An die Gegebenheiten der kleinbürgerlichen Gesellschaft!* Und was noch weit schlimmer wog: *Ein zweites Mal ausgeliefert an meine Mutter!*
    Und dann: Der Mann, der das Kind gezeugt hat, wünscht sich gar keines. Tut so, als habe ich ihn in eine Falle gelockt. Da sitzen also zwei in der Falle und geben sich gegenseitig die Schuld. Aber er hat eine schönere Falle, mit besserer Aussicht und mehr Bewegungsfreiheit. Wir sitzen jedenfalls nicht zusammen in *einer gemeinsamen* Falle.
    Aber anderseits: Dicker Bauch bringt Schonraum, liegt wie ein praller Schwimmreifen um mich herum und hindert am Ertrinken. Beruf – das Leben meistern – meine Frau stehen – Illusionen auf Möglichkeiten reduzieren? Ich doch nicht! Ich stricke etwas in rosarot-himmelblau und bin nicht mehr zuständig. Ich hätte ja können, alles! Und genausogut wie ein Mann! Nun geht es leider nicht mehr. Ist nicht meine Schuld. Oder ist es doch meine Schuld?

Warum bin ich denn nicht wieder zum Abtreiber gegangen? Hätte ich wenigsten *ihm seine* Falle erspart. Und weil ich das nicht habe, trage ich die Verantwortung dafür, daß er sich in seiner Falle wohl fühlt und seine gewohnte Portion Glück bekommt.

Und unter der Kruste, was taucht da aus dem Vermanschten, nicht Ausgebackenem auf? Kann ich überhaupt ein Kind lieben? *Big-mother-eye* traut es mir nicht zu, streckt schon gierig alle Fingerchen nach dem Kind aus, braucht ihre Tochter nicht loslassen, kriegt noch einen Winzling dazu. Diesmal ganz ohne *Höllenpein*. Aber ohne *Big-mother-eye* komme ich ja nicht zurecht, nie im Leben und schon gar nicht in der nächsten Zeit. Außerdem: Ich habe das Ausgekratzte im Kübel nicht geliebt, warum sollte ich lieben können, was nun im Bauch bleibt? Und überhaupt keine Vorstellung davon, wie Liebe zu meinem Kind sein sollte, außer Abneigung gegen die Art von Liebe, die meine Mutter beherrscht und Zuneigung zu der Art von Liebe, die mir mein Vater gegeben hat. Aber Vater werde ich ja leider nicht!

Absurder Zustand: Ich habe exakte Vorstellungen davon, wie der Kindesvater mein Kind lieben sollte, und weiß nicht, wie ich es selbst lieben kann. Noch absurder: Ich habe Angst, das Kind könnte nicht schön werden. Schöne Menschen nämlich habe ich immer spontan geliebt. Schönheit wäre eine Hoffnung für uns beide.

Die Möglichkeit, ein krankes Kind zu bekommen, wird nur in Alpträumen zugelassen, doch dort geben sich die Monster ein Stelldichein. Und dann ist da ein Traum, ein wunderbarer, den träume ich mindestens jede Woche einmal: Ich sitze mit meinem dicken Bauch zwischen anderen dicken Bäuchen im Wartezimmer vom Frauenarzt und entdecke auf meinem Bauch, ungefähr dort, wo unter dem Hängekittel der Nabel sein müßte, ein Ventil, eines wie von einem Fahrradschlauch. Ich drehe am Ventil, der Bauch wird kleiner und kleiner, ist gar nicht mehr vorhanden, an der Tür vom Ordinationszimmer leuchtet rot die Schrift *Bitte eintreten* auf, die Nachbarin stößt mich an, sagt: *Sie kommen dran,* und ich stehe auf, schlank und rank und schwebe wie ein Flaumfederchen aus dem Wartezimmer, hinaus in die schöne Welt, während hinter mir ein dumpfes Getuschel der Dickbäuchigen anhebt.

Glück im Traum, Schuldgefühl beim Erwachen, und niemand weit und breit, der mir ambivalente Gefühle zugesteht. Alle, alle werdenden und seienden Mütter berichten nur von uneingeschränkter, bedingungsloser Zuneigung zu ihren dicken Bäuchen. Ich glaube es ihnen. Ich bin ein Monstrum aus meinen Alpträumen! Andere Frauen wissen anscheinend auch nicht, daß ein Mann eine schwangere Frau nicht lieben kann. Was soll er mit so einem Brummkreisel denn anfangen? Mitleid kann er haben, doch das will ich nicht. Christliche *Agape* habe ich nicht auf den Stundenplan eingetragen, als ich die Beziehung einging. Und *Eros* und dicker Bauch, das geht nicht zusammen. Sicher, der Bauch bleibt nicht ewig, aber Folgeschäden sind schon da! Haare und Zähne halten zwar brav im Leibe – *Ätsch Frau Mutter* – doch unten am Bauch platzt die Haut. Blau-violett schimmert es da. Wurmförmig. Meine Schulhefte haben so ein Einwickelpapier gehabt, wie mein Unterbauch nun gemustert ist. *Big-mother-eye* erspäht das Gebrechen und spricht voll Genugtuung: *Schwangerschaftsstreifen, die bleiben!* Wäre ja noch schöner, wenn man ohne Muttermale davonkäme! Und *kindisch* rügt sie mich, sei mein Entsetzen darüber. Ab jetzt sei ich doch in einem anderen Lebensabschnitt. Eine *richtige Frau!* Eine *Mutti!* Mit einer *richtigen Mutterfigur!* Die hat man mit Stolz zu tragen! Der makellose Bauch gehört einem vergangenen Lebensabschnitt an! Ich will aber keinen neuen Lebensabschnitt! Ich habe doch erst angefangen, mich in dem, den man mir nun nehmen will, ein bißchen zu etablieren. Nicht einmal großjährig bin ich noch, mein Mann hat bei der Heirat die Vormundschaft übernommen. Und beim Verlängern des Reisepasses hat der Beamte mit einem Lineal nicht nur meinen Familiennamen durchgestrichen, sondern auch das Studentin und es zierschriftlich durch Hausfrau ersetzt. Wie ein eiskalter Blitz hat mich das getroffen. Kann etwas weniger *cool* und mehr *stillos* sein als eine *Hausfrau*? Aber wenigstens die Brust wächst. Die ist so prall und groß, wie ich sie schon immer haben wollte. Die schaue ich mir gern an, wenn ich alles andere – brustabwärts – mit einem Badetuch verdecke und hoffe, daß mir die wenigstens, als *Muttermal*, bleibt. Was sich später als trügerische Hoffnung herausstellen sollte. Freundliche, gute Gedanken? Die gab es natürlich auch. Schnickschnack-Träumereien, Luftballon-Illusionen, Kleinfamilienidylle à la Saturday-Evening-Post, Lore-Roman, lächerlich, absolut nicht auf der Höhe meines Bewußtseins, Bollwerk gegen sehr realistische Zukunftsängste. Studentin zur Hausfrau geworden, Student zum Familienerhalter geworden, da verbietet sich das ehrliche Nachdenken über mögliche Zukunft von selbst. Und noch etwas steigt da bitter auf: *Ich* bin niemandem mehr wichtig. *Ich* nicht! Zum Geburtstag bekomme ich ein Babybadetuch, drei Strampelhosen und einen Gutschein für einen Kinderwagen.

Wie gehts dem Nachwuchs, fragt mich jeder in der Familie zur Begrüßung. *Denk doch an das Kind,* sagt meine Mutter, wenn sie gewahr wird, daß ich den Schlaf vor Mitternacht, der doch der beste ist, nicht genossen habe. Nicht einmal traurig soll ich sein und weinen schon gar nicht. Das könnte – nein, nicht mir! – dem Kind Schaden!

Ab jetzt hast du für dieses Kind zu leben, hämmert mir meine Mutter ein. Und weil sie schon alle Fingerchen nach dem Kind ausgestreckt hat, heißt das wohl auch: *Ab jetzt hast du wieder für mich zu leben.* Zumindestens: *mit mir zu leben!*

Ärzte? Hebammen? Krankenhausambulanz? Da war kaum etwas, was zu erinnern wäre. Ich meine nicht zu übertreiben, wenn ich behaupte, daß mich da keiner gefragt hat, wie es mir gehe. Wie es mir geht, haben die alle aus meinem Blut und aus meinem Harn ersehen. Und das haben sie auf Karteikarten gekritzelt, die mich nichts angegangen sind. Nur, daß mit dem Baby alles o.k. sei, haben sie mich in kargen Worten wissen lassen. Karg mit Worten war man besonders in der Krankenhausambulanz. Nie hat mir der untersuchende Arzt seinen Namen genannt oder die Hand gereicht. Die assistierende Schwester hat eine auffordernde Handbewegung zum „Stuhl" hin gemacht und dazu ein vergrämtes Gesicht, wenn man sich nicht schon vorher der Unterhose entledigt hatte, und der Arzt blieb stumm, bis zum Abschiedsgruß, der da lautete: „In sechs Wochen wieder zur Kontrolle!"

Die letzten Seiten durchlesend, beschleicht mich das Gefühl, unzulänglich formuliert zu haben, denn der Eindruck könnte entstehen, ich sei in meiner *Unglückszeit* eine verzweifelte junge Frau gewesen, und das war ich nicht; so man Verzweiflung als einen bewußten Zustand meint.

Ich hatte einmal eine Katze, die verhielt sich, in Streßsituationen sehr unkätzisch. Wußte sie nicht mehr aus und ein, war die Bedrohung zu groß, fühlte sie sich in die Enge getrieben, dann versuchte sie weder zu flüchten, noch zu kratzen oder zu beißen, sie machte nicht einmal einen Drohbuckel, und die Schwanzhaare sträubten sich ihr auch nicht. Sie stellte sich tot. Ließ sich angreifen, ließ sich hoch nehmen, wirkte schlaff und träge, für jemanden, der sie nicht kannte, wahrscheinlich sogar recht zufrieden.

Wie meine Katze muß ich als schwangere Frau gewesen sein. Total totgestellt. Besser kann ich es nicht erklären.

Mein erstes Kind starb, als es zwei–drei–oder–vier Tage alt war. Ich weiß das nicht mehr so genau. Zu seiner Geburt brauchte ich zwei–drei–oder–vier Tage. Ich weiß auch das nicht mehr genau, und es hat keinen Sinn, da Erinnerungen heraufholen zu wollen. Es geht nicht. Nicht, daß ich nicht will, ich kann nicht. Nur Unwichtiges kommt hoch: Daß im Kreißsaal ein ganz junges Mädchen neben mir, hinter der trennenden Kachelmauer lag. Sie schrie. Und eine Hebamme keifte: *Wie'st es gemacht hast, hast auch nicht geschrien!* Und dann hat sie dem Mädchen die langen roten Fingernägel ratzekahl abgeschnitten. *Mit die Krallen kannst kein Baby angreifen!*

Und dann bin ich in einem Zimmer zusammen mit einer Frau gelegen, die hat ihr sechstes Kind bekommen und war von Beruf Teddybären-Ausstopferin. Die hat gesagt: *Kinderkriegen ist ja keine Krankheit, außer in deinem Fall vielleicht!* Und nach zwei Tagen ist sie heim gegangen, weil die fünf Kinder ohne Aufsicht waren. Und ein Arzt mit Schnurrbart hat sich auf meine Bettkante gesetzt und hat zu mir gesagt, es sei langjährige Erfahrung seiner Praxis, daß gerade junge „hochintellektuelle Paare" beim ersten Kind „so ein Malheur" hätten. Worin das Malheur eigentlich bestanden hatte, wurde nie recht klar. Mein Mann wollte die Ärzte verklagen. Ich hielt ihn ab. Im Grunde genommen, erschien mir alles „recht stimmig" so.

Wie es einem geht, wenn man dann eine zweite Schwangerschaft durchsteht? Dazu noch knapp dahinter? „Tapfer, tapfer, Mädchen", hat der Frauenarzt zur „toten Katze" gesagt. Und der schnurrbärtige Oberarzt hat – weise wie das Jahr zuvor – gemeint: „Gut so! Das ist wie bei einem Autounfall, wenn man sich da nicht gleich nachher wieder ans Steuer setzt, überwindet man den Schock nie!"

Aber wenigstens geredet haben sie jetzt alle mit mir. Viel sogar. Und sehr lieb. Sogar ein kuscheliges Zweibettzimmer haben sie mir versprochen.

Gleich nach der Geburt meiner ersten Tochter – und nach der Geburt meiner zweiten Tochter auch – hatte ich, noch im Kreißsaal, einen Traum, in dem mir der Schnurrbärtige mitteilte, daß leider wieder „ein Malheur" passiert sei. Der Traum war so „wirklich", daß ich ihn, erwacht, für Realität hielt und nur mühsam davon zu überzeugen war, „tadellose" Kinder geboren zu haben.

Ich habe eine Geschichte von vorvorgestern erzählt. Heute gibt es andere Ärzte und Hebammen, andere Krankenhäuser, andere Schwangerenbetreuung, eine andere gesellschaftliche Meinung und Möglichkeit zum *Nicht-Kinderkriegen,* anderes Frauenbewußtsein. Und andere Mütter! Solche Kindheitsrucksäcke, wie mir einer aufgebuckelt wurde, werden heute selten vollgepackt. Und der *Zeitgeist* verpflichtet die Männer zur Teilnahme am *Kinderkriegen.* Und jede Hebamme weiß von „ambivalenten Gefühlen der Schwangeren". Einfühlsame Psychologinnen logieren in jeder Gebärklinik. Pille und Spirale bewirken gewünschte, geplante Schwangerschaften. Und eine *richtige* Frau wird man heute gern, weil das eine andere Bedeutung hat als vor dreißig Jahren.
Ist das so? Wirklich? Zumindestens gibt es eine Menge Menschen, die daran arbeiten, daß es so wird; allen Behinderungen und Widrigkeiten zum Trotz. Und diese Menschen haben Erfolg. So viel Erfolg, daß es Frauen der „gehobenen" Schichten mit dem dazugehörigen „gehobenen" Bewußtsein möglich ist, ihre Schwangerschaften wohlbetreut, gelassen und angstfrei zu erleben. Und wenn sie es nicht können, ist ihnen helfender Beistand gewiß.
Darüber kann man sich freuen, darüber sollte man aber nicht vergessen, daß es immer noch jede Menge Frauen gibt, für die – kaum anders als vor 30 Jahren – Schwangerschaft eine Unglückszeit ist, Frauen, die einen vollgepackten Rucksack, noch viel schwerer zu tragen als damals meiner, mit sich herumschleppen, Frauen, die aus der Rolle der „toten Katze" ihr Lebtag lang nicht herauskommen; ja nicht einmal wissen, daß sie „tote Katzen" sind.

1 Geburtshilfe. Vom Aberglauben zur Psychologie

Stellen wir der Entwicklung der Psychosomatik in der Medizin die des psychosomatischen Verständnisses der Gynäkologie und Geburtshilfe gegenüber, so zeigt sich, daß die Geburtshilfe seit jeher ein humanistischeres Konzept hatte. Dieses wurde jedoch weniger von den Ärzten als von den Hebammen getragen.

In der alten Hebammenkunst wurden aus naheliegenden Gründen Diagnose und Therapie viel strenger im hippokratischen Sinne beachtet als von der modernen Schulmedizin. „Dia-gnosis" bedeutete ja ursprünglich ein Erkennen und Erfassen durch und durch, schließt also auch und vor allem ein, was die Psychologie als „Zugang" bezeichnet. Ebenso ging die Therapie im alten Sinn über die Behandlung, ja selbst über die Betreuung im modernen Verständnis weit hinaus. Die Therapie stützte sich u.a. auf die „diaitia", d.h. den Lebensweg des Patienten.

Demnach maß man immer schon den seelischen Belastungen und Eindrücken eine Bedeutung auch für eine Gefährdung des werdenden Kindes zu; – wenngleich diese aufgrund der fehlenden Sachkenntnisse über die körperlichen Vorgänge von Schwangerschaft und Geburt, deren Risiken und ihrer Vermeidung als abergläubische Versuche, Unheil abzuwenden, interpretiert werden müssen. Die Schwangere sah sich einem dichten Netz von Vorschriften, Geboten und Verboten ausgesetzt: ein Fluch bedeutete die Gefahr, eine Mißgeburt zur Welt zu bringen, ebenso stellten diverse Eindrücke, die die Mutter erschrecken, ein Risiko für das Kind dar. So entstanden Ausgrenzungstabus, die die Schwangere letztlich von der Umwelt isolierten. Sie sollte das Haus möglichst selten verlassen und den sozialen Umgang mit anderen einschränken, um so den vielfältigsten Gefahren des Alltagslebens auszuweichen. Im Gegensatz dazu galt die Auffassung, daß die Schwangere körperliche Arbeit, v.a. kurz vor der Geburt, leisten solle, da dies die Geburt erleichtere, indem der Geburtskanal durch die Arbeit erweitert würde (zitiert nach Shorter 1984). Wurden also einerseits durch Rituale und Tabus, Schädigungen des Kindes abzuwenden versucht, so finden sich andererseits seit jeher in allen Kulturen auch spezielle Riten, die den Geburtsschmerz erleichtern sollten. Dabei läßt sich aus den diesbezüglichen spezifischen Vorschriften ablesen, welche Stellung die Frau als Mutter, die Sexualität und die Körperlichkeit jeweils einnimmt.

Sowohl bei transkulturellen als auch historischen Vergleichen zeigt sich überwiegend, daß Männer nichts im Geburtsraum zu suchen hatten. Ausnahmen gibt es dort, wo der Kindesvater oder auch der Vater der Gebärenden der

Hebamme Hilfsdienste leistet oder durch Analogiehandlungen den Geburtsvorgang beschleunigen soll. Ähnlich der Entwicklung des Hebammenwesens
bei uns zeigt sich auch in anderen Kulturen, daß professionelle „Medizinmän-
ner" meist erst dann gerufen werden, wenn Komplikationen eintreten (Paul
1982, S. 31). Das oft zitierte Männerkindbett gehört auch beim transkulturellen Vergleich eher zu den Seltenheiten (Paul 1982, S. 32).

Die Funktion der beistehenden Frauen ist v. a. auf praktische und psychologische Hilfe ausgerichtet. Ähnlich wie in europäischen Aufzeichnungen aus
dem 18. Jahrhundert finden sich auch in anderen Kulturen (überwiegend in
Südostasien und Südamerika) geburtserleichternde Rituale. Alles Geknotete,
Geflochtene, Beengende wurde gelöst bzw. aufgesperrt. Die Erkenntnis, daß
ein Geburtsstillstand durch innere psychische Spannung bedingt sein kann, zeigen auch Vorschriften wie bei den Susu in Westafrika: Dort muß sich eine Gebärende schon beim Einsetzen der ersten Wehen der älteren Helferin anvertrau-
en und etwaige Zwistigkeiten noch bereinigen. Ähnliche Beispiele finden sich
in Polynesien und bei den Haniafrauen in Angola (Paul 1982, S. 33).

Erst in der Mitte des 19. Jahrhunderts sollten spezifische Methoden zur
Schmerzlinderung entwickelt werden. Dabei vollzogen sich zwei Entwicklun-
gen relativ parallel: die Schmerzlinderung durch Anästhetika und die Schmerzlinderung durch psychische Einwirkung (Hypnose). Erstmals 1847 demonstrierte Sir James Y. Simpsons die Schmerzerleichterung durch Gabe von Äther
sowie Chloroform. Wie tief das Gebot, unter Schmerzen gebären zu müssen,
in Öffentlichkeit und Kirche verankert war, läßt sich aus der heftigen Opposi-
tion gegen diese Erleichterung ablesen. Der Durchbruch gelang erst 6 Jahre
später durch John Snow, der 1853 bei der Geburt von Prinz Leopold, der achten Geburt der englischen Königin Viktoria, eine erfolgreiche Chloroformnar-
kose anwandte („chloroform à la reine"). Es sollte noch einmal 4 Jahre dauern,
bis durch eine Veröffentlichung im *Lancet* am 18. April 1857 die medizinische
und religiöse „Absolution" erteilt wurde (Potthoff u. Beck 1986). Nach diesem
Durchbruch wurden weitere Verfahren wie die Spinalanästhesie, die Kaudal-
anästhesie und die lumbale Periduralanästhesie entwickelt. Ab 1928 durch den
Geburtshelfer Schickele wurden auch zentral wirksame analgetische Medikamente eingesetzt. Ab 1940 wurde das Opiat Petidin (Dolantin) zur Schmerzerleichterung eingeführt.

„Angstbeschwichtigungsmythen" traten nun deutlich in den Hintergrund
und machten Platz für andere, wirksamere Methoden. Auch die heute viel pro-
pagierte psychosomatische Geburtserleichterung durch Entspannung hatte bereits im 19. Jahrhundert in der französischen Schule der Hypnose ihre Vorläu-
fer. Erstmals wurde über Schmerzlinderung durch Hypnose während der Geburt von Foissac 1881 berichtet und deren positive Effekte als überwältigend
beschrieben (Prill 1986). Entbindungen von Frauen, die in magnetischen
Schlaf versetzt wurden, wurden auch von-Du Potè 1884 beschrieben. Die Annäherung von Psychologie und Geburtshilfe blieb jedoch nicht nur auf die Geburt allein beschränkt, sondern wurde auch auf Schwangerschaftsstörungen
angewandt. So äußerte Kaltenbach 1890 eine psychosomatische Interpretation
der Hyperemesis gravidarum, indem er diese Beschwerden auf eine Ablehnung

der Schwangerschaft zurückführte. Ab 1920 wurden diese psychologischen Erkenntnisse auch in Deutschland zitiert; Hypnose und Hypnoanalyse wurden von Hallauer (1923) und von Wolf (1925) bei der Geburt therapeutisch eingesetzt. Die Annäherung psychologischer Methoden an die Gynäkologie und Geburtshilfe der 20er und 30er Jahre fand jedoch durch den Nationalsozialismus mit seiner Ideologie, mit der Zerschlagung psychologischer und psychoanalytischer Ansätze und nicht zuletzt mit der Vernichtung und Emigration vieler Psychologen und Psychoanalytiker ein jähes Ende.

Der englische Arzt und Geburtshelfer Dick Read hat 1933 mit seinem Buch *Natural Childbirth* im angloamerikanischen Sprachraum einen Markstein in der Entwicklung der psychologischen Geburtsvorbereitung gesetzt. Er wies als erster auf den Zusammenhang zwischen Angst, Spannung und Schmerz hin und erarbeitete spezifische Methoden der Entspannung, um diesen Kreislauf zu unterbrechen. In seinen von ihm gegründeten Schulen zur Geburtsvorbereitung wurden spezielle Atem- und Entspannungstechniken für die Wehenveratmung gelehrt und versucht, damit auch die innere Haltung der Gebärenden zu beeinflussen. Diese Einstellungsveränderung durch Üben und Lernen mit dem Ziel der inneren Ruhe finden wir noch konsequenter in der russischen Schule vertreten. Hier fanden die Lehre von den bedingten Reflexen und deren Konditionierungsmethoden Eingang in die Geburtshilfe. Ausgangspunkt war die Theorie, daß sich über das Sprachsystem im Gehirn ein „Schmerzzentrum" konstituiert. Die psychologische Geburtsvorbereitung der russischen Schule blendete deshalb die Begriffe Wehe (was schmerzhafte Empfindungen suggeriert) und Schmerz aus; gezielte Konditionierungsübungen sollten ein verändertes Geburtsverhalten durch bedingte Reflexe ermöglichen. So berichten Plantonow und Nikolajew (1956), daß entsprechend ihren Lehren in allen geburtshilflichen Abteilungen Rußlands einheitlich das gesamte Personal in gleicher Weise mit den Frauen umzugehen habe, die Worte Wehe und Schmerz vermeiden müsse und der Gebärenden mit verbal gleichen Aufforderungen und Übungen beistehen solle. Sie entwickelten spezifische Atemmuster, die in Kursen als Konditionierungsübungen vermittelt und dann während der Wehen von den Frauen automatisch als konditioniertes Verhalten praktiziert werden, um den Geburtsschmerz psychologisch auszuschalten.

Auf dem Internationalen Kongreß für psychoprophylaktische Methoden in Leningrad (1951) war der französische Geburtshelfer Lamaze von dieser Technik sehr beeindruckt und setzte sich international für die Verbreitung dieser Methoden ein. Im deutschsprachigen Raum gewannen die Erkenntnisse von Read (1933) v.a. durch das Verdienst von Hans Römer (1953) und Lukas (1959), die sich in Tübingen für die Einführung der Geburtsvorbereitung einsetzten, Verbreitung. Der Konstituierung der Deutschen Gesellschaft für Psychosomatik in Gynäkologie und Geburtshilfe kommt ein wichtiger Multiplikatoreffekt zu. Unter der langjährigen Leitung von Dieter Langen (Ordinarius für Psychotherapie in Mainz) wurde sie zu einem interdisziplinären Forum, das eine Integrierung psychologisch-psychotherapeutischen Denkens in Gynäkologie und Geburtshilfe anbahnte. 1966 entstand unter Hans Molinski in Düsseldorf erstmals eine psychosomatische Abteilung in einer Universitätsfrauenklinik.

Seither hat sich international auf dem Gebiet der psychosomatischen Forschung in der Geburtshilfe eine rasante Entwicklung vollzogen. Auf einer interdisziplinären Basis widmet sich heute die I.S.P.P. (Internationale Studiengemeinschaft für pränatale Psychologie) Themen der pränatalen Psychologie,
v.a. der bewußten wie unbewußten Prozesse der Mutter-Kind-Beziehung prä-,
peri- und postnatal. Durch dieses Forum gelang es, Erkenntnisse psychophysiologischer, psychoneuroendokriner, geburtshilflicher und psychoanalytischer
Natur zusammenzutragen (Schindler 1982a, b).

Ein wesentlicher Impuls schließllich ging von den Frauen selbst aus.
Schwangerschaft und Geburt wurden zunehmend als positives und natürliches
körperliches und seelisches Geschehen bewertet und diese Lebensphase bewußter gestaltet. Die herkömmliche Geburtshilfe wurde kritisch betrachtet. Frauen
wagten erstmals, Bedürfnisse und Forderungen an die geburtshilflichen Abteilungen zu artikulieren. Diese Entwicklung brachte mit sich, daß die Geburtshilfe erlebnisbewußter, d.h. auch frauen- bzw. familienorientierter zu arbeiten
begann. Vereinzelt wird nun in geburtshilflichen Abteilungen auch eine Zusammenarbeit mit Psychologen oder Psychiatern angestrebt. Mittlerweile läßt
die populärwissenschaftliche Literaturflut auf dem Gebiet der Geburtshilfe bereits erste Abgrenzungen von einer unzulässigen und unsachlichen Psychologisierung notwendig erscheinen.

2 Schwangerschaft als Krise

Wunschvorstellungen und Phantasien zu Kinderwunsch und Schwangerschaft sind eng mit der Lebensgeschichte der Frau, insbesondere mit ihrer Kindheit verknüpft. Die Theorien zur psychosexuellen Entwicklung des Mädchens können daher zum besseren Verständnis von Krisenmomenten in der Schwangerschaft verhelfen.

2.1 Die psychosexuelle Entwicklung des Mädchens

Mit der Geburt eines Mädchens wird ein ganz spezifisches Verhalten der Umwelt ausgelöst, das in vielfältiger Weise und spezifisch auf das Kind einwirkt. Infolgedessen entwickelt das Mädchen ein seiner Gesellschaft sowie seiner Familie entsprechendes, frühes Gefühl dafür, daß es weiblich ist. Dieses Gefühl wird auch durch innere Sensationen seines Körpers unterstützt. Stoller (1973) bezeichnet dieses frühzeitige Zusammenspiel von Empfindungen und Eindrücken als „primäre Weiblichkeit" und stellt es den aus späteren Phantasiebildungen und Identifikationen entwickelten Prozessen der ödipalen Zeit gegenüber. Das heißt, es wird eine schon sehr früh angelegte Kernidentität des Mädchens angenommen.

Dies steht im Widerspruch zur Konzeption der Weiblichkeit von Freud, der von einem sexuellen Monismus beider Geschlechter bis zur Pubertät ausgeht. Dem Penis des kleinen Buben stellt Freud als Pendant die Klitoris gegenüber und folgert: „Die Sexualität des kleinen Mädchens hat durchaus männlichen Charakter" (Freud 1905). In seinen drei Abhandlungen zur Sexualtheorie nimmt er einen Kastrationskomplex bei beiden Geschlechtern an. Der Bub bemerkt bei der infantilen Masturbation (im Alter von 4 Jahren), daß das Mädchen anders ist, nämlich keinen Penis besitzt. Hingegen bemerkt das Mädchen, daß ihm etwas fehlt. Freud geht davon aus, daß das kleine Mädchen das Fehlen des Penis als Kastration interpretiert und daraus der Wunsch resultiert, dem Knaben gleich zu sein. Der Bub fürchtet die Penislosigkeit für sich selbst (für Freud eine Folge des Masturbationsverbots) und entwickelt daraus eine Geringschätzung des weiblichen Geschlechts.

Symbiose und Individuation

Heute verstehen wir die Entwicklung eines weiblichen Identitätsgefühls aus den ersten Objektbeziehungen heraus. Das erste Lebensjahr des männlichen wie des weiblichen Kindes ist vor allem durch die enge Symbiose mit der Mutter charakterisiert. Aufgrund der spezifischen Wahrnehmung des Säuglings wird diese Zeit als orale Phase bezeichnet. Durch einen hoch differenzierten, averbalen, später auch verbalen Dialog zwischen Mutter und Kind entwickelt das Kind allmählich Vorstellungen von Lust und Unlust und lernt, zwischen der Mutter und sich selbst zu unterscheiden. Unlustvolle Einflüsse werden nach außen, d.h. in die Mutter projiziert und lustvolle als zu sich selbst gehörig eingeordnet.

Es wird angenommen, daß in dieser Zeit spezifische Engramme im ZNS, Vorstellungen, Symbolisierungen und später Phantasien entstehen, mit denen das Kind sein gesamtes Erleben differenziert und verarbeitet. Diesen Zustand der sogenannten „primären Identifikation mit der Mutter" erleben Buben wie Mädchen im gleichen Ausmaß. Beide müssen sich mit zunehmender biologischer Reifung daraus gleichermaßen wiederum entidentifizieren. Förderlich für die Individuation sind biologische Reifungsvorgänge sowie damit notwendigerweise hervorgerufene Enttäuschungen durch die Mutter (z.B. Abstillen, Ge- und Verbote). Mahler (1968) und Bergmann (1981) haben die Tragweite dieser präödipalen Bindung des kleinen Mädchens an seine Mutter sowie die Bedeutung des Trennungs- und Individuationsvorgangs für die Bildung der weiblichen Identität herausgearbeitet.

Die symbiotische Phase ist der Grundstein der individuellen Identität. Der Säugling ist eins mit der Mutter und erlebt sich gleichzeitig als Teil des Ganzen. Diese von Mahler (1961) und Lichtenstein (1961) definierte Kernidentität ist höchstwahrscheinlich schon in frühester Zeit für Mädchen und Knaben unterschiedlich. Nach Stoller (1973) ist die Kerngeschlechtsidentität das, was unser Geschlecht für uns bedeutet; frühe Lebenserfahrungen haben mehr Einfluß auf die Geschlechtsidentität als angeborene Unterschiede. Das Gefühl, weiblich zu sein, entwickelt sich durch gegenseitige Beeinflussung zwischen Mutter und Tochter. Der Säugling bildet zunächst mit der Mutter eine Doppeleinheit und löst sich dann in vielen Schritten ab, um sich zu einem individuellen Wesen mit einem inneren Selbstkonzept und einer Objektkonstanz zu entwickeln. Nach den Thesen Mahlers bleibt jedoch die Sehnsucht nach dieser symbiotischen Mutter, die ja einmal Teil unseres Selbst und die Quelle des Sicherheits- und Geborgenheitsgefühls war, als existenzieller Aspekt des menschlichen Lebens weiterhin bestehen.

Die Lösung beginnt, wenn der Säugling den Wunsch zeigt, die Nicht-Mutter-Welt (die Außenwelt) zu erforschen. Mit dem Beginn des selbständigen Fortbewegens im Alter von 8–9 Monaten, bemerkt das Kleinkind immer mehr, daß es getrennt ist. Es fühlt sich allein und oft macht- und hilflos.

Zunächst braucht das Kleinkind noch die emotionelle Versicherung und körperliche Nähe der Mutter (das müde oder ängstliche Kind flüchtet in die Arme der Mutter), gleichzeitig besteht aber auch das Bedürfnis nach Selbständigkeit. Immer öfter weist es die von der Mutter angebotene Hilfe zurück. Dieses Verhalten findet seinen Höhepunkt in der Krise der Wiederannäherung im Alter von ungefähr 18 Monaten, die durch teilweise Verinnerlichung und Identifizierung gelöst wird. Ein wichtiger Faktor in dieser Zeit ist die Annäherung an den Vater.

Triangulierung

Hat der Vater ein gutes Verhältnis zur Mutter, dann kann er dem Kind eine zweite wichtige Bezugsperson sein, die es ihm erleichtert, sich allmählich von der Mutter zu lösen und dennoch über die Brücke der Vaterbeziehung weiterhin mit ihr verbunden zu bleiben. Die ursprüngliche Zweierbeziehung wird allmählich erweitert zu einer Dreierbeziehung, in der gute Anteile beider Eltern verinnerlicht werden (Hirsch 1984).

Wahrnehmung des Geschlechtsunterschieds

Wir können heute davon ausgehen, daß die sexuelle Identität mit etwa 1 1/2 Jahren etabliert ist, also wesentlich früher, als Freud das aus seiner damaligen Sicht vermutet hat; er gibt ein Alter von etwa 4 Jahren an (Money u. Ehrhardt 1972; Stoller 1977; Roiphe 1968).

Ob das Mädchen eine positive weibliche Identität entwickeln kann, hängt wesentlich ab von der Mutter-Kind-Beziehung und von den Ereignissen in der Außenwelt. Diese geschlechtsspezifischen Wahrnehmungen fallen noch in die Zeit der Wiederannäherung nach dem Separations- und Individuationsprozeß. Der Bub identifiziert sich mit dem Vater und kann sich dadurch leichter von der Mutter (und ihrem „anderssein") lösen. Dieser Vorgang ist für kleine Mädchen komplexer. Auch das Mädchen muß die Symbiose mit der Mutter aufgeben. Es muß sich jedoch erneut mit der Mutter identifizieren, um die eigene Identität als Mädchen zu bestätigen und eine eigene Individualität zu entwickeln. Beim Buben findet ein Objektwechsel statt, beim Mädchen eine Objektentidentifizierung und neuerliche Identifizierung. Für Frauen ist es daher viel schwieriger, positive verinnerlichte Mutteranteile („imagines") zu behalten und sich gleichzeitig von der Mutter loszulösen.

Die ödipale Zeit

Die sich weiterentwickelnden Fähigkeiten des Kleinkindes bewirken auch Neugier und Lust zur Erforschung des eigenen Geschlechts. Das Kind entwickelt allmählich ein gesichertes Gefühl von „ich bin ein Bub" und „ich bin ein Mädchen". Das kleine Mädchen beobachtet, daß der Bub etwas hat, was es nicht hat, und wird zunächst wie alle Kinder das andere auch haben wollen. Zahlreiche Studien belegen, daß Buben in diesem Entwicklungsstadium häufiger die Penislosigkeit des Mädchens oder der Frau verleugnen, Mädchen hingegen sehr vom Penis des Buben beeindruckt sind. Gerade nun ist bedeutsam, daß Mutter wie auch Vater das Kind spüren lassen, daß sie das Geschlecht ihres Kindes – sei es ein Bub oder ein Mädchen – spezifisch bewerten. Für eine erfolgreiche Geschlechtsidentifizierung ist außerdem notwendig, daß Vater und Mutter sich in ihrem eigenen Geschlecht wohlfühlen und beide dem Kind zeigen, daß jeder Elternteil das jeweils andere Geschlecht des Partners akzeptieren und schätzen kann. Dies sind wesentliche Vorbedingungen für eine glückliche Auflösung des Ödipuskonflikts. Jedes Kind braucht die Anerkennung beider Eltern für sein Geschlecht und das Gefühl der Geborgenheit in dieser Dreierbeziehung auch während der Zeit der sexuellen Phantasien.

Kastrationsangst

Die Überwindung des Neids des Mädchens auf den Penis, des Buben auf die weiblichen Attribute gelingt um so eher, je günstiger die Kreuzidentifizierung (Identifizierung sowohl mit der Mutter als auch mit dem Vater durch gegenseitige Anerkennung der Eltern und Anerkennung des Geschlechts des Kindes) verlief. Dadurch reduziert sich die sogenannte Kastrationsangst, die in der geschlechtsspezifischen Entwicklung tatsächlich eine große Rolle spielt, und zwar sowohl für Buben als auch für Mädchen.

Kastrationsangst wird in der neueren Formulierung der Triebtheorie eher als Symbol für die archaischen Ängste und Wünsche des Kindes verstanden. Stoller (1977) definiert Kastrationsangst als die Angst, kein vollwertiges Mitglied der Gruppe der Männer bzw. der Frauen zu sein. Die Wurzeln dieser Angst sieht er in der Mutter-Kind-Symbiose bzw. den Ängsten beim Bewußtwerden der Trennung von der Mutter. Die individuelle Entwicklung hängt wesentlich von der Einfühlung der Mutter in dieser Zeit ab, die dem Kind das Vertrauen erlaubt, daß seine Bedürfnisse zuverlässig erfüllt werden (Urvertrauen), daß es sich aber auch als eigenes Wesen entwickeln darf. Eine überbeschützende Mutter droht hier insofern mit Kastration, als sie das Kind in seinen Autonomiebestrebungen beschneidet. Eine durch die Abwendung des Kindes gekränkte Mutter oder eine, die froh ist, daß das Kind endlich selbständig wird, erlaubt zwar Autonomiebestrebungen, verweigert aber eine tröstende Rückversicherung (emotionale Verfügbarkeit).

Adoleszenz

Eine weitere Akzentuierung geschieht in der Adoleszenz. In dieser Entwicklungsphase wird allmählich das Selbstbild stabilisiert und die Fähigkeit zu gegengeschlechtlichen Beziehungen erlangt. Es ist daher für die psychologischen Aspekte der Schwangerschaft und der Mutterschaft relevant, wie diese Krisenperiode, die von physiologischen, endokrinologischen und psychologischen Veränderungen gekennzeichnet ist, durchlebt wird.

Die Entwicklungsphase der Adolsezenz läßt sich in 4 Abschnitte einteilen:

- Latenzperiode,
- Präadoleszenz,
- Frühadoleszenz,
- eigentlilchen Adoleszenz (Blos 1983).

Ebenso wie in der präödipalen Entwicklung (in der frühen Kindheit) werden in dieser Entwicklungsperiode antagonistische Ziele verfolgt. Progressive und regressive, adaptive und defensive Verhaltensweisen sind für diese Zeitspanne charakteristisch, die in etwa vom 11. bis zum 18. Lebensjahr dauert.

Die Strategien der Loslösung von den Eltern sind sehr unterschiedlich.

Bereits in der Latenzperiode wird eine Kontrolle entwickelt, in der Ich und Über-Ich auf die Triebimpulse wirken können. Um diese zu regulieren, kommen adaptive und sublimierende Prozesse zum Tragen. War bisher das Selbstwertgefühl von der Unterstützung der Eltern abhängig, so wird allmählich eine Selbstachtung möglich, die sich bereits auf eigene soziale Anerkennung stützt. Einstellungen und Verhaltensweisen sind von sozialen Bezügen motiviert und bilden eine Schranke gegenüber regressiven Wünschen.

In der Präadoleszenz nehmen die Triebimpulse zu. Die sexuelle Neugier verlagert sich nun von den anatomischen Gegebenheiten zu funktionellen Zusammenhängen. So machen die Mädchen eine klare Unterscheidung zwischen den Ausscheidungs- und Fortpflanzungssystemen. Obwohl sie wissen, wo die Kinder herkommen, bleibt es jedoch ein Geheimnis, wie dies auf ihren eigenen Körper zu beziehen sei (Blos 1983).

Die Hauptaufgabe in dieser Periode besteht darin, den Trennungsprozeß von der Mutter zu vollziehen. Dafür muß das Mädchen sich intensiver mit Objektbeziehungen auseinandersetzen. Helene Deutsch (1954) merkt dazu an:

Wenn der puberale Versuch, sich von der Mutter zu befreien, nicht gelingt oder zu schwach ist, kann dadurch das weitere psychische Wachstum gehemmt werden und eine entschieden infantile Prägung in der ganzen Persönlichkeit der Frau zurücklassen.

Insgesamt stellt also die Bindung des Mädchens an die Mutter in der Präpubertät eine größere Gefahr dar als die Bindung an den Vater.

In den adoleszenten Objektbeziehungen sind enge idealisierende Freundschaften von großer Bedeutung, wobei die gewählten Partner entweder Ähnlichkeit oder auffallende Unähnlichkeit mit den Eltern aufweisen. Dadurch wird die Ablösung unterstützt. Die Fähigkeit zum inneren Erlebnis, zum romantischen Schwärmen, zum Idealisieren, aber auch zum Leiden an der Realität vertieft sich zu einer intensiven Entdeckung der eigenen Gefühlswelt. Dies schließt auch ein, daß das Bedürfnis des Kindes, geliebt zu werden, von dem Bedürfnis, selbst zu lieben, abgelöst wird.

Die emotionalen Schwerpunkte der adoleszenten Entwicklung liegen in der Ablösung von den primären Liebesobjekten, die durch Beziehungen zum anderen Geschlecht erfolgt. Dies bedeutet ein Wechselspiel der affektiven Zustände trauern, sich unverstanden fühlen und verliebt sein. Die wachsende Erkenntnis, auf die Eltern verzichten zu müssen, bedeutet für den Adoleszenten einen echten Verlust. „Das Trauern... ist eine wichtige psychologische Aufgabe der Adoleszenzperiode" (Root 1957). Die Loslösung von den Eltern wird durch eine kritische Haltung zu einem Elternteil gestützt. Um zu einer eigenen Individuation zu gelangen, ist es daher beim Mädchen meist die Mutter, an der sich heftige Anschuldigungen und Enttäuschungen entzünden. Schließlich wird in dieser stürmischen Entwicklungsperiode die Veränderung des Körperbilds manifest. Beim Mädchen ist es die Menarche, die für die positive Akzeptanz der Feminität und somit Fertilität zum kritischen Ereignis werden kann.

Die Lösung von den Eltern, die Suche nach neuen, zunächst gleichgeschlechtlichen, dann gegengeschlechtlichen Objektbeziehungen sowie die körperlichen Veränderungen, die v.a. beim Mädchen sich noch drastischer vollziehen als beim Knaben, bedeuten einen ständigen Wechsel des Selbstwertgefühls, das zwischen grandiosen Vorstellungen und Gefühlen totaler Minderwertigkeit schwankt.

2.2 Elternwerden als Entwicklungskrise

Schwangerschaft gilt als die Zeit der „guten Hoffnung", als Inbegriff von Leben und Vitalität. Schwangerschaft jedoch eine Krise? Diese Verbindung scheint zunächst befremdlich, unpassend, störend, ein Sakrileg.

Die Schwangerschaft als Krisenzeit wurde in der wissenschaftlichen soziologischen, psychologischen und psychoanalytischen Literatur zunächst vor allem unter dem Aspekt des Beziehungswechsels von der Zweierbeziehung (Dyade) zur Dreierbeziehung (Triade) diskutiert. Werdende Elternschaft wurde als Entwicklungskrise betrachtet. Dies löste freilich in der Fachwelt heftige Kontroversen aus: Die „Krisenperspektive" schien zu negativ ausgerichtet (Jacoby 1969). Diesem entsprach auch Rapaport (1963). Er sprach sich als Alternative für den Begriff der „normativen Krise" aus.

Das Krisenkonzept wurde aus zwei völlig unterschiedlichen Forschungsrichtungen entwickelt: zum einen aus der Lebenslaufforschung und zum anderen aus der Streßforschung. Für die Lebenslaufforschung stand in bezug auf die Schwangerschaft die psychische und soziale Bedeutung dieser Zäsur im Vordergrund. Für die Streßforschung standen Schwangerschaft und Geburt als grundlegend das Leben verändernde und somit die Homöostase störende, also destabilisierende und somit stressende kritische Lebensereignisse im Forschungsmittelpunkt. Die Medizin, führt Filipp (1981) aus, sei geradezu ein Musterbeispiel dafür, kritische Lebensereignisse mehr in ihren Mittelpunkt zu stellen:

> Krankheiten und operative Eingriffe gehören für jeden Menschen in aller Regel zu den traumatischen Lebensereignissen. Darüber hinaus teilt die Medizin mit Psychologie und Theologie das Problem des Sterbens als „letzter Lebenskrise".

Mit dem Konzept der kritischen Lebensereignisse sind Begriffe wie „life change", „life stress", Wendepunkt oder auch Markierungspunkte im Lebenslauf (Lehr 1978) in die Literatur eingegangen. Ausgangshypothese der klinisch-psychologischen Forschungsperspektiven von kritischen, streßreichen oder belastenden Lebensereignissen ist, „daß die Konfrontation mit einer Vielzahl von kritischen Lebensereignissen pathogene Effekte besitzt und so als krankheitsauslösend und/oder verursachend anzusehen ist" (Filipp 1981, S. 6). Das bedeutet ferner, daß die Fähigkeiten, sich an veränderte Lebensumstände anzupassen und die damit verbundenen Belastungen zu bestehen, begrenzt sind sowie interindividuell stark variieren. Zu Recht wurde dieses Verständnis als „deterministisch", die Person als „passives Opfer" verstehend und somit wenig emanzipatorisch abgelehnt.

Anders und wie mir scheint konstruktiver ist hingegen der Blickwinkel aus der entwicklungspsychologischen Perspektive: Als grundlegende Annahme geht ein,

daß der Konfrontation mit kritischen Lebensereignissen nicht a priori eine potentiell pathogene Wirkung zugeschrieben wird, sondern daß sie vielmehr notwendige Voraussetzungen für entwicklungsmäßigen Wandel insbesondere innerhalb des Erwachsenenalters, darstellen und somit potentiell zu persönlichem „Wachstum" beitragen können (Filipp et al., S. 8).

Schwangerschaft und Geburt erfordern für die werdenden Eltern eine Neuorientierung der Persönlichkeit und des bisherigen Alltags. Sie sind jedoch *normative Übergänge* im menschlichen Lebenslauf und unterscheiden sich dadurch von anderen kritischen Lebensereignissen wie schwerer Erkrankung, Unfall oder Verlust des Partners.

Daß sich diese Übergangsphase zur Elternschaft krisenhaft im Sinne von belastend darstellen kann, dafür sprechen folgende Überlegungen:

— Die meisten werdenden Eltern sind darauf weder formell noch informell vorbereitet.
— Nur wenig werdende Mütter haben in unserer Kultur noch Erfahrung im Umgang mit Kindern. Dies trifft in noch stärkerem Ausmaß für werdende Väter zu.
— Der kulturelle Druck, Eltern zu werden, darf nicht unterschätzt werden. Für nicht wenige Paare stellt dies uneingestanden ein starkes Moment, Kinder zu bekommen, dar. Ein Großteil der Schwangerschaften tritt ungeplant und zum jeweiligen Zeitpunkt auch eher ungewollt ein.
— Elternschaft bedeutet einen grundlegenden und nie mehr rückgängig zu machenden Rollenwechsel.
— Die Richtlinien für Elternrollen, insbesondere für die Rolle der Mutter, sind normativ überhöht und idealisiert und für Frauen immer schwerer einlösbar.

Solche „normativen" Übergangsperioden im Lebenslauf (Kindheit, Adoleszenz, Elternschaft, Ende der generativen Phase) implizieren eine Entwicklungsdynamik, die belastenden — im Sinne von pathologisierenden — Charakter annehmen kann, oder eine Reifung — im Sinne von Ich-Stärkung, Identitätsförderung — also einen positiven Entwicklungsimpuls bedeutet.

Diese entwicklungsfördernden Potentiale der werdenden Elternschaft wurden vor allem von Erickson (1968) in seinem Krisenkonzept hervorgehoben. Der Entwicklungsprozeß wird sowohl von sozialen als auch somatischen und psychologischen Bedingungen beeinflußt. Für Übergänge im Lebenslauf sind es besonders soziokulturelle Bezüge, die hier einwirken. Der Impuls zum Lebensabschnitt „Elternschaft" kommt aus der sozialen Normierung, wann aus „Individuen ‚Eltern' werden sollen". Oder wie Olbrich (1981) dies ausdrückt:

Die spezifischen Sozialisationspraktiken einer Kultur sorgen dafür, daß dem heranwachsenden Individuum je altersadäquate Verhaltensweisen abverlangt werden und daß ihm ein entsprechendes Modellverhalten vorgegeben wird.

Bei den Übergängen im Lebenslauf ist es daher die „gesellschaftliche Gliederung in Altersgruppen mit ihren unterschiedlichen normativen Anforderungen" (Friedrichs u. Kamp 1978, S. 191), die verhaltensrelevant sind besonders in bezug auf die „turning points" (Heirat, Geburt des 1. Kindes, Geburt des 2. Kindes, Berufswechsel, Verlassen des elterlichen Haushalts durch die Kinder, Tod des Ehepartners). In der Lebenslaufforschung wird auf die Hilfe der gleichaltrigen „Peergroup" bei der Bewältigung dieser normativen Übergänge hingewiesen:

...ein Teil der möglichen Belastung und ein Teil des potentiellen Selbstzweifels wird in diesem Zusammenhang durch die Unterstützung, die Altersgleiche einander geben, reduziert (Atthley 1975, S. 276, zitiert nach Olbrich 1981, S. 126).

Inwieweit jedoch die durch die neue Situation hervorgerufene „Krise" einen positiven Impuls darstellen kann, hängt entsprechend dem Konzept von Krisenbewältigung und Coping von drei Bedingungen ab:

— Von der realistischen Perzeption des verändernden Ereignisses,
— von einer adäquaten situativen und sozialen Unterstützung,
— von effektiven Bewältigungsmechanismen (Copingstilen) der Person.

Man unterscheidet entsprechend „normative" Veränderungen und Anforderungen, die eine Person nicht überfordern, von „nonnormativen", d. h. kritisch-überfordernden Anforderungen (Haar 1977).

Wirken im ersten Falle die gestellten Aufgaben belebend, motivierend, so ist bei einer Überforderung durch die neugestellte Aufgabe Abwehr oder Zusammenbruch die Folge. Entwicklung in Übergangsphasen gelingt demnach dann, „wenn das Individuum in dosiertem Maße mit Veränderung und situativer Belastung konfrontiert wird" (Olbrich S. 136). Es ist unschwer nachvollziehbar, daß die Schwangerschaft z.B. für ein junges Mädchen, das einer Fülle von Entwicklungsaufgaben gegenübersteht, oder eine Immigrantin, die eine neue Kultur und soziale Situation zu bewältigen hat, oder für eine Frau, die mit einem plötzlichen Verlust konfrontiert ist, zu viel an Veränderung ist und daher eine zu starke Belastung bedeuten kann.

Die Schwangerschaft als normative Entwicklungskrise läßt sich auch unter psychoanalytischen Aspekten betrachten (Pines 1972; Raphael-Leff 1983). Bibring et al. (1961) bezeichnet die Schwangerschaft als „point of no return" und betont vor allen, daß durch die Belebung der libidinösen Bestrebungen sowie Anpassungs- und Kontrollfunktionen unbewußte und ungelöste Entwicklungsphasen reaktiviert werden.

Wesentlich für den inneren Dialog mit dem Kind ist das Ausmaß der Selbstachtung bzw. der Zuwachs an narzißtischer Besetzung. Überwiegen Vernichtungsgefühle und Versagensängste, so hat dies nicht zuletzt auch für die Anbahnung einer schuldbeladenen Mutter-Kind-Beziehung langfristige Konsequenzen. Leider wird in der Schwangerenbetreuung jedoch oft vergessen, daß der Zweck der Schwangerschaft nicht allein darin besteht, ein Kind zu schaffen, sondern auch eine Mutter (Raphael-Leff 1983).

Daher stellt das Konzept der Schwangerschaft als Krise für die Prävention einen ganz wichtigen Impuls dar: Wird doch auf jene Frauen hingewiesen, die diese psychische Adaptionsleistung des Übergangs nicht ohne fremde Hilfe schaffen. Schwangerschaftsbeschwerden sind ein Indiz dafür. In diesem Zusammenhang betont Raphael-Leff (1983), daß zeitlich begrenzte therapeutische Interventionen diesen Frauen noch rechtzeitig helfen können, die Dysfunktionen zu beseitigen, so daß sie die Schwangerschaft doch noch bereichernd erleben können.

2.3 Psychodynamik der Schwangerschaft

Der Kinderwunsch unterliegt einer Fülle von gesellschaftlichen, sozial erlernten, bewußten und unbewußten persönlichen Motiven, die jeweils nur aus der Kenntnis der Lebensgeschichte heraus zu verstehen sind. Der Kinderwunsch kann positive Motive haben, z.B. um etwas weiterzugeben, Lebensfreude teilen, sich in der Liebe zum Partner verwirklichen etc. Ebenso gibt es jedoch auch Motive, die aus einer Depression und Leere kommen. Hier bestünde die Funktion des Kindes darin, dem Leben einen neuen Sinn zu geben (oft den einzigen), etwas zu erzeugen, das einem ganz gehört, etwas zu haben, das einem ganz nah ist; auch die Hoffnung auf soziale Anerkennung durch die Mutterschaft kann eine Rolle spielen. Der Wunsch nach einem Kind kann auch aufkeimen, um einer Beziehung einen Sinn zu geben, bzw. als Bindeglied einer sonst zur Trennung verurteilten Beziehung.

Sind bereits an den Wunsch nach einem Kind vielfältigste Phantasien gebunden, so löst das tatsächliche Eintreten einer Schwangerschaft widersprüchliche Gefühle aus. Schwangerschaft und Mutterschaft bedeuten ja eine grundlegende Veränderung und Umorientierung für die Frau bzw. das Paar. So hat auch jede Schwangerschaft ihre ganz spezifische Bedeutung, die sich nur aus der jeweiligen Lebensgeschichte ableiten läßt.

Die psychische Entwicklung in der Schwangerschaft oder der „Reifungsprozeß" besteht nach psychoanalytischer Auffassung (Erikson 1953; Bibring 1962) darin,

- das Kind als eigenständiges Objekt zu akzeptieren und zu lieben und als solches von sich abzuspalten, damit die Geburt nicht als Verlust, sondern als Bereicherung erlebt werden kann;

- die neue und veränderte Rolle gegenüber dem Gatten zu akzeptieren und auszufüllen, dabei die sexuelle Beziehung zu ihm aufrecht zu erhalten und zugleich Mutter seiner Kinder zu sein;
- die Beziehung zur eigenen Mutter zu lösen, indem sich die Frau aus der Position des kleinen Mädchens zu einem der Mutter in Aufgaben und Status gleichwertigen Partner entwickelt.

Eine Schwangerschaft löst eine Aktualisierung, d. h. ein Erinnern und wieder Bewußtwerden der Beziehung zur Mutter in der Kindheit aus. Ist diese Beziehung nach wie vor durch starke Abhängigkeit geprägt, so kann dies Ängste vor dem Übernehmen der neuen Verantwortung mobilisieren. Pines (1972) betont die Belastung der ersten Schwangerschaft für die junge werdende Mutter, wenn unterdrückte Phantasien der eigenen Hilflosigkeit in der Auseinandersetzung mit der Verantwortung für ein Baby wieder aufleben.

Ein neues Selbstkonzept muß entwickelt werden, in dem sowohl die sozialen Rollen als auch das Selbskonzept „Muttersein" und „Frausein" zwei nicht konkurrierende Erlebnisinhalte darstellen sollen. Mutterwerden beendet ferner die Zeit als unabhängiges und im wesentlichen nur sich selbst verantwortliches Individuum. Zumindest für die Schwangerschaft und die erste Periode der Kindheit beginnt eine Zeit der Symbiose mit dem Kind.

All diese inneren wie äußeren Veränderungen können als entwicklungsbedingte Krise (Erikson 1953; Bibring 1962) interpretiert werden, in der neue Impulse gesetzt und neue Anpassungsleistungen gefordert werden. Pubertät, Schwangerschaft und schließlich Menopause bringen für die Frau unwiderrufliche Veränderungen mit sich. Bei vielen erstgebärenden Frauen ist die Reorganisation des psychischen Gleichgewichts noch nicht ganz abgeschlossen, wenn sie sich mit dem Neugeborenen und dessen Anforderungen konfrontiert sehen.

Die Einstellung zum Kind verändert sich parallel mit der körperlichen Entwicklung. Obwohl die hormonell ausgelösten körperlichen Veränderungen grundsätzlich bei jeder Frau gleich ablaufen, ist doch deren persönliche Wahrnehmung sehr unterschiedlich. Besonders wichtig ist hier die Integration des Fötus als Teil seiner selbst. Dies bedeutet, daß das Körperschema, das Bild, das man von seinem eigenen Körper hat und das mit dem Abschluß der Adoleszenz stabilisiert ist, zunächst in Frage gestellt wird (Springer-Kremser 1981).

Mit fortschreitender Schwangerschaft wird das zunächst vage Bild, das sich die Frau von der neuen Situation macht, konkreter. Wie sich diese Neuorientierung auf der Suche nach einem eigenen „Mutterkonzept" bei erstschwangeren Frauen allmählich verändert, wurde von Breen (1975) in einer psychologischen Entwicklungsstudie analysiert. Sie konnte zeigen, daß sich bei gut an die Schwangerschaft angepaßten Frauen die Real- und Idealvorstellungen der eigenen Mütterlichkeit im 2. Trimenon allmählich anglichen und sich zunehmend vom Bild der Mutter unterscheiden. Hingegen hatten Frauen, die Beschwerden in ihrer Schwangerschaft hatten, sehr idealisierte Vorstellungen von einer „guten Mutter". Ihre Vorstellung von ihrer eigenen zukünftigen Mutterschaft hingegen wich beträchtlich davon ab. Diese Frauen hatten demnach ein strikteres

Konzept davon, wie sie eigentlich sein sollten; da es im Gegensatz zu dem stand, setzten sie sich dadurch unter ständigen Streß.

Für den Schwangerschaftsverlauf ist, so Lukesch (1981), charakteristisch, daß sich Perioden erhöhter Krisenanfälligkeit und Symptombelastung mit Beruhigungsphasen abwechseln. Dabei werden besonders der Beginn und das Ende der Schwangerschaft als schwierige Phasen beschrieben, während der mittlere Schwangerschaftsabschnitt eher als ausgeglichene Periode gilt.

Ambivalenz

Aus den körperlichen, seelischen und sozialen Veränderungen durch die Schwangerschaft resultiert zwangsläufig eine vorübergehende Verunsicherung der Frau, des Partners und der Familie.

Wenn wir von Ambivalenzgefühlen sprechen, so meinen wir damit das Vorhandensein gleichzeitiger und sich widersprechender Neigungen (Chertock 1962). Während eine der beiden Tendenzen (z.B. Verstimmung) dominiert, wird die andere verbal zum Ausdruck gebracht (Freude). Niemelä (1980) zeigte, daß Frauen, die zu einer Idealisierung ihrer zukünftigen Mutterschaft tendierten, keine Ambivalenz in ihren Äußerungen zuließen. (Sie gaben auch an, weniger ängstlich in die Zukunft zu blicken, nicht zu befürchten, ihren Bewegungsspielraum vorübergehend einschränken zu müssen). 3 Jahre post partum wurde das Kind hingegen als weniger wichtiger Bestandteil ihres Lebens eingeschätzt als von den Frauen, die sich offen zu ambivalenten Gefühlen bekannt hatten. Es scheint, daß für diese Frauen eher das Faktum „Mutterschaft" als Status als das Faktum „Kind" gefühlsmäßig wichtig war.

Verunsicherung herrscht besonders im ersten Schwangerschaftsdrittel, und zwar so lange, bis eine Anpassung an die veränderte Selbst- und Außenwahrnehmung stattgefunden hat. Je mehr die ambivalente Haltung gegenüber der zukünftigen Mutterschaft eingestanden werden kann und darf, um so besser sind Möglichkeiten, sich damit auseinanderzusetzen und negative wie positive Gefühlskomponenten ohne Bedrohung und Schuldgefühle zuzulassen (Bibring 1962; Breen 1975; Deutsch 1954).

Selbst eine geplante und erwünschte Schwangerschaft ist mit einer Phase der Destabilisierung verbunden, die wie jede entwicklungsbedingte Krise zwei mögliche Ausgänge aus dieser Krisensituation in sich birgt: Die psychische Anpassung an die neuen Erfordernisse und die körperlichen Veränderungen kann gelingen, neue Problembewältigungsstrategien können gelernt werden, die Persönlichkeit kann an Autonomie gewinnen. Oder es kommt zur Dekompensation, die psychologische Anpassung mißlingt, die Frau hat das Gefühl, den Boden unter den Füßen zu verlieren, die Abwehrmechanismen können zusammenbrechen und das Wirklichkeitsgefühl ist plötzlich nicht mehr verläßlich.

Zwischen diesen beiden Möglichkeiten des Ausgangs einer Krisensituation liegt ein Kontinuum, und auf diesem Kontinuum irgendwo verteilt finden sich die Reaktionen der einzelnen Frau auf die Schwangerschaft. Von einer milde verlaufenden normativen Krise bis zum psychotischen Zusammenbruch ist grundsätzlich alles möglich (Springer-Kremser 1981).

Die bisher umfassendste amerikanische prospektive Studie über die Auswirkungen der Einstellung zur Schwangerschaft auf geburtshilfliche Komplikationen an 8000 graviden Frauen konnte einen eindeutigen Zusammenhang zwischen innerer Akzeptanz und Einstellung zur Mutterschaft und funktionellen Störungen feststellen. Bei konflikthafter Einstellung waren Blutungen, Frühgeburten sowie deutlich gesteigerte Geburtsangst, in deren Folge erhöhter Narkotikaverbrauch sowie perinatale Komplikationen auftraten, signifikant häufiger (Laukaran et al. 1980). Das heißt, daß der Einstellung der werdenden Mutter als klinischer Risikofaktor mehr Beachtung beigemessen werden muß.

Loslösung von der Mutter

Haben wir bisher die psychosexuelle Entwicklung des Mädchens aus dem Blickwinkel der Tochter betrachtet, so ist die Interaktion zwischen Mutter und Tochter nicht zu vernachlässigen. Denn die Bemühungen um Autonomie, um ein „erwachsenes Selbstbild" sind von „Rückfällen", Anlehnungsbedürfnissen und wiederholten Ablösungsversuchen begleitet. Betrachten wir nun diese Periode vom Blickwinkel der Mutter aus, so laufen hier parallele Prozesse ab. Auch für die Mutter einer erwachsen werdenden Tochter bedeutet dieser Lebensabschnitt ein Abschiednehmen und Finden einer neuen Rolle.

Der Ablösungsversuch kann für eine von beiden mißlingen. Die weibliche Identifikation geschieht ja zuerst über die Mutter. Eine Ablösung wird erschwert, wenn z. B. eine Gefühlsübertragung auf den Vater nicht möglich ist, da kein Vater vorhanden ist, auf den das Mädchen zunächst seine zärtlichen und bewundernden Gefühle übertragen kann, oder wenn eine depressive Mutter die Tochter in Abhängigkeit halten muß, um selber einen Halt zu haben. Eine weitere Schwierigkeit kann darin bestehen, daß die Mutter mit ihrem Frausein der Tochter nur negative und daher abzulehnende Perspektiven des Erwachsenwerdens bietet (wie wir aus der Problematik von Mädchen mit Anorexia nervosa ableiten können). Die Tochter wiederum liefert ihrer Mutter vielerlei Projektionsmöglichkeiten für eigene unerfüllte Wünsche. So soll sie entweder all das sein, was die Mutter nicht sein konnte oder durfte, oder sie darf nicht anders sein, als die Mutter ist, oder sie muß die eigene Entwertung wiederholen.

Eine Bedingung für eine geglückte Ablösung voneinander beschreibt Moeller-Gambaroff (1984, S. 92) mit folgenden Worten:

Erst wenn eine Frau sich von ihrer eigenen Mutter gelöst hat, kann sie auch die Tochter loslassen. Dann kann sie ihre Tochter ebenso wie sich selbst ein eigenes Genitale zugestehen, was gleichzeitig sozusagen in einem qualitativen Sprung heißt, daß sie auch ihrer Mutter ein eigenes Genitale und damit eigene Sexualität (mit dem Vater) einräumen kann.

Die Kollisionspunkte, die in der Ablösung der Tochter von der Mutter liegen, werden durch die Schwangerschaften verdeutlicht. Vieles, was dem Kinde gilt und ihm zugute kommen soll, ist in der Phantasie rückwärts gerichtet, d. h. an die eigenen Eltern, vor allem an die Mutter adressiert („So hättest Du mich behandeln soll...". Merz (1979) stellte in seinen psychoanalytischen Studien zur Schwangerschaft bei adoleszenten Mädchen fest, daß diese die Schwangerschaft unbewußt herbeigeführt haben, um eigene regressive Wünsche zu befriedigen. Die Schwangerschaft gilt hier als Ausdruck des Wunsches, noch einmal von vorn beginnen zu können, selbst noch einmal ein kleines Kind und damit ganz in der Nähe der Mutter zu sein, um von ihr gepflegt und beschützt zu werden. Auf der anderen Seite steht der Wunsch, ein Baby ganz für sich zu haben, um nicht allein sein zu müssen. Es verschmelzen die Sehnsucht, ein Kind zu haben und ein Kind zu sein bzw. Mutter zu werden und bei der Mutter zu bleiben. Oder mit den Worten von Merz: „Ihre Flucht in die Zukunft verdeckt nur mangelhaft ihre Unfähigkeit, sich von der Vergangenheit zu lösen".

Wir finden diese Psychodynamik jedoch nicht nur bei jugendlichen Schwangeren, sondern auch bei altersmäßig „reiferen" Frauen:

Eine 40jährige Frau sucht die psychosomatische Sprechstunde infolge starker Schmerzen beim Koitus auf. Das Anamnesegespräch ergibt, daß zwischen dem 33. und 38. Lebensjahr 3mal der Versuch einer In-vitro-Fertilisierung unternommen wurde, wobei jedoch jedes Mal die befruchtete Eizelle abgestoßen wurde. Die Kindheit und Jugend der Patientin war von einem ständigen Gefühl der Ablehnung ihrer Weiblichkeit durch ihre Mutter („Ich bin ein verpatzter Bub") begleitet. In der Pubertät litt sie unter Akne, die Menarche war schockhaft, schmerzhaft, es folgten Zyklusstörungen und ständige Entzündungen an den Eierstöcken, die schließlich zu einer Verwachsung der Eileiter geführt haben. Die Patientin lebte bis zu ihrer Hochzeit im 30. Lebensjahr bei der Mutter, der sie Männerkontakte verschweigen mußte, da sie sonst als „triebhaft wie die Tante" (die Schwester der Mutter) abqualifiziert wurde. Das Gespräch über ihre Einstellung zu einer Mutterschaft ergab eine starke Ambivalenz, die sich so äußerte: „Mein einziger Grund, ein Kind haben zu wollen, wäre, meiner Mutter zu zeigen, was mir als Kind bei ihr abgegangen ist". Und sie schloß mit den Worten: „Vierzig Jahre muß ich werden, bis es mir endlich gelingt, Aggressionen gegenüber meiner Mutter zu erkennen und diese hier auszusprechen".

3 Die Studie „Streß und Schwangerschaft"

Obwohl die biologische, psychische und soziale Dynamik, die jede schwangere Frau an sich erfährt, eines der vitalsten und lebensveränderndsten Ereignisse darstellt, findet diese Einsicht in die Praxis der Schwangerenbetreuung kaum Eingang. Diese Überlegung brachte uns zur Konzeption einer umfassenden, prospektiven empirischen Untersuchung. Damit sollten zum einen grundlegende Daten über die soziale und psychische Situation von schwangeren Frauen, ihre Erwartungen und Erfahrungen gewonnen werden, zum anderen interessierte uns vor allem, ob Belastungen den Verlauf der Schwangerschaft in Richtung „Risikofaktoren" beeinträchtigen. Es wurde daher eine breit angelegte psychologische Studie in einer der größten Geburtskliniken Wiens durchgeführt. Die Ergebnisse dieser Follow-up-Untersuchung finden sich in den folgenden Kapiteln jeweils unter der Überschrift „Daten aus unserer Erhebung".

An die Studie war die Hoffnung geknüpft, daß sowohl in der Routinebetreuung als auch in therapeutischen Konzepten bei Risikoschwangerschaften dem subjektiven Erleben, den Belastungen und dem Leid der Frauen mehr Interesse entgegengebracht wird. Dies würde bedeuten: Schwangerschaft selbst im Fall von auftretenden Komplikationen nicht als Krankheit und somit isoliert zu sehen, sondern den Frauen aus dem Verständnis ihrer gesamten Lebenssituation heraus zu begegnen.

3.1 Ausgangsüberlegungen

Daß Beziehungen zwischen schlechten Lebensbedingungen, dramatischen Erlebnissen in der Schwangerschaft und Beeinträchtigungen des werdenden Kindes bestehen, gehört zum überlieferten Erfahrungswissen. In der medizinisch-geburtshilflichen Forschung überwiegen bislang die Arbeiten über Einflußgrößen auf den Schwangerschaftsverlauf und die Geburt, die in die Evaluierung ausschließlich somatische Parameter einbeziehen.

In den letzten Jahren hat sich jedoch die medizinische Psychologie den multifaktoriellen Prozessen von Gesundheits- und Krankheitsgeschehen zugewandt. Grundprinzipien dieser medizinpsychologischen Forschung sind:

1. Hinsichtlich der Entstehung und Auslösung von Krankheiten (Krankheits-
   ursachen) gilt es für den Psychologen, die psychosozialen Faktoren (ein-
   schließlich Streß) und die Interaktionen dieser Faktoren mit somatischen
   Komponenten generell und im Einzelfall zu analysieren. Ein wesentliches,
   mit der Sozialmedizin und anderen Fachrichtungen gemeinsam zu verwirk-
   lichendes Ziel muß dabei die Prävention sein.
2. Bei einer bereits manifesten Erkrankung gilt es, die psychischen Faktoren
   der Verarbeitung der Krankheit selbst und einzelner Symptome zu analysieren und insbesondere die Bedingungen der Aufrechterhaltung der Krankheit und ihrer Symptome (primärer und sekundärer Krankheitsgewinn) zu
   erfassen. Gerade auf diesem Gebiet der Beobachtung von sogenannten
   „Konsequenzen" von Krankheiten hat die Psychologie, insbesondere die
   lerntheoretische Verhaltensanalyse, große Fortschritte gemacht.
3. Nur etwas künstlich davon zu trennen sind die Krankheitsfolgen. Wichtige
   Fragestellungen ergeben sich sowohl hinsichtlich der psychischen Folgen,
   die mit vielen organischen Krankheiten unmittelbar zusammenhängen, als
   auch der psychischen Verarbeitung sekundärer Krankheitsfolgen (verän-
   tes Körperschema, Schmerzen, berufliche und soziale Probleme) und der
   Verarbeitung medizinischer Maßnahmen, die teilweise in Zusammenhang
   mit der Arzt-Patienten-Interaktion abgehandelt werden (Zit. n. Beckmann
   et al. 1983, S. 74).

Was die sozialmedizinischen und psychosomatischen Einflußgrößen auf die
Schwangerschaft betrifft, so ist davon auszugehen, daß der emotionale Zustand der schwangeren Frau zu einem Großteil ihr körperliches Befinden und
damit auch den Grad ihrer Ent- und Gespanntheit mitbestimmt. Das soziale
Umfeld sowie das Erleben der Situation der Frau müssen deshalb in alle Überlegungen Eingang finden. Sozialpsychologische Längsschnittstudien weisen
auf folgende 4 Ereignisse hin, die entscheidend zu einer Labilisierung in der
Schwangerschaft beitragen können:

− Erwünschtheit bzw. Akzeptanz der vorliegenden Gravidität,
− sozioökonomische Bedingungen und Erleben der sozialen Umwelt,
− Ablehnung des Kindes durch den Vater bzw. Trennung vom Partner,
− frühere Schwangerschafts-/Geburtskomplikationen, die sich in einem
  angstvolleren Erleben der neuen Schwangerschaft widerspiegeln.

Ausgangspunkte unserer Untersuchung waren zum einen unsere Erfahrungen
aus der jahrelangen psychologischen Betreuung von Frauen in der Schwangerschaft, die uns veranlaßten, den Zusammenhängen zwischen aktuellen Lebensumständen, Stimmungslage sowie Persönlichkeit der schwangeren Frau und diversen Schwangerschaftsbeschwerden nachzugehen. Zum anderen hatten wir in
Pilotstudien am Beispiel der Gestoseerkrankungen festgestellt, daß Frauen, bei
denen eine Gestose aufgetreten war, ängstlicher und in einem vegetativ labile-
ren Zustand waren als Frauen ohne Komplikationen in der Schwangerschaft.
Da wir natürlich nicht ausschließen konnten, daß erst die Gestose zu einer höheren Ängstlichkeit geführt hatte und somit die Patientin auch vegetativ auf-

fälliger wurde, sollten in einer prospektiven Untersuchung etwaige negative Vorbedingungen für die Genese einer Schwangerschaftskomplikation ermittelt werden.

Wir fragten also:

1. Inwieweit unterscheiden sich Frauen, bei denen im Laufe der Schwangerschaft Komplikationen auftreten schon vor Schwangerschaftsbeginn in psychischen oder sozialen Belangen von Frauen, deren Schwangerschaft normal, d.h. ohne nennenswerte Komplikationen verläuft?
2. Sind bestimmte auslösende Ereignisse für eine aufgetretene Komplikation im Verlauf der Schwangerschaft nachweisbar?

Das Forschungsziel sollte die Erstellung einer Liste relevanter Variablen sein, auf deren Basis Schwangerschaftskomplikationen mit bestimmter Wahrscheinlichkeit vorhergesagt werden können. Damit könnten schon frühzeitig sozialhygienische und medizinisch-prophylaktische Maßnahmen gesetzt werden.

Um die Situation der schwangeren Frau möglichst umfassend zu beschreiben, sollten am Beginn der Schwangerschaft Daten aus dem medizinischen, sozialen und psychologischen Bereich erfaßt werden. Darüber hinaus sollte der Schwangerschaftsverlauf während des 2. und 3. Trimenons dokumentiert werden. Auf dieser Grundlage waren dann folgende Fragen zu klären:

- Haben die am Beginn der Schwangerschaft erhobenen Ausgangswerte einen Einfluß auf den weiteren Schwangerschaftsverlauf hinsichtlich diverser Komplikationen (Ausgangshypothese)?
- Zeichnen sich im Schwangerschaftsverlauf in den erhobenen Dimensionen Unterschiede ab, die für das Auftreten von Beschwerden relevant werden (Verlaufshypothese)?
- Unterscheiden sich Frauen mit verschiedener klinischer Symptomatik in einer der erhobenen Dimensionen (Spezifitätshypothese)?

3.2 Dimensionen der Befragung

Das komplexe und übergreifende Zusammenwirken der verschiedenen Problembereiche erfordert Parameter, mit deren Hilfe sich der klinische, soziale und psychologische Status der Frau vor und während der Schwangerschaft beschreiben läßt. Als Datenquelle wurde eine objektivierende empirische Untersuchungstechnik gewählt. Um die Vielfältigkeit des subjektiven Erlebens zu berücksichtigen, führten wir auch Fallanalysen durch.

Die Gesamtbefragung basierte auf folgenden Parametern:

Soziodemographische Parameter

- Alter,
- Familienstand,
- Schulbildung,
- Erwerbsstatus,
- Haushaltsnettoeinkommen.

Klinischer Status

- Anamnestische Daten des allgemeinen Gesundheitszustands der Eltern,
- anamnestische Daten des allgemeinen Gesundheitszustands der schwangeren Frau aus dem
  - internistischen-chirurgischen,
  - gynäkologischen,
  - psychiatrischen Bereich.

Diese Gesundheits-/Krankheitsdaten wurden bezogen auf bereits bestehende Erkrankungen vor Eintritt der Schwangerschaft, bei Eintritt der Schwangerschaft sowie Erkrankungen im Schwangerschaftsverlauf erhoben. Außerdem wurden geburtshilflich relevante Untersuchungsergebnisse und Laborbefunde dokumentiert.

Sozialmedizinische Parameter

Darunter wurden Daten aus dem Gesundheits-/Krankheitsverhalten subsumiert wie
- Schlafverhalten,
- Medikamentenkonsum,
- Sport, Bewegung, körperliche Aktivität,
- Alkoholkonsum,
- Rauchverhalten,
- Ernährungsverhalten,
- Berufssituation,
- Wohnsituation.

Persönlichkeitsspezifische Parameter

- Selbstbild, Fremdbild der Mutter der schwangeren Frau,
- Aggressionstendenzen,
- Gespanntheit,
- vegetative Reaktion,
- Angstbereitschaft,
- Sexualität.

Schwangerschaftsspezifische emotionelle Parameter

- Einstellung zum Kinderwunsch,
- Planung der Schwangerschaft,
- Reaktion auf die Schwangerschaft, Reaktion des Partners auf die Schwangerschaft,
- Körperbild,
- Einstellung zu Schwangerschaft und Geburt,
- Geburtsangst,
- Stillwunsch,
- Geburtsvorbereitung.

Lebensgeschichtliche Parameter

- Beziehung zu den Eltern,
- Erziehungsstil der Eltern,
- Ereignisse der Kindheit und Pubertät,
- Partnerbeziehung,
- „life events".

3.3 Aufbau der Untersuchung

Da das Hauptinteresse der Untersuchung der Frage nach möglichen „pathologisierenden" Effekten von belastenden Ereignissen im Schwangerschaftsverlauf galt, wurde die Studie als Längsschnittuntersuchung angelegt. Das bedeutete, daß eine psychologische Exploration zu drei verschiedenen Zeitpunkten im Schwangerschaftsverlauf (im 1., im 2. und im 3. Trimenon) vorgesehen war. Jede schwangere Frau, die bis zur maximal 16. Schwangerschaftswoche die Frauenklinik zur Geburtsanmeldung sowie zur ersten Kontrolluntersuchung aufsuchte, wurde gebeten, an der Studie teilzunehmen. Sie wurde jedoch nur dann in die Studie aufgenommen, wenn sie sich bereit erklärte, an zwei weiteren Befragungen im Schwangerschaftsverlauf teilzunehmen (Abb. 3.1).

Ein besonders kritischer Punkt war die zweite Fragebogenerhebung (im 2. Trimenon): Obwohl wir den Frauen bei der ersten Untersuchung bereits die Termine der geplanten zweiten und dritten Befragung mündlich und schriftlich mitteilten, war zu befürchten, daß viele Frauen den zweiten Termin nicht wahrnehmen würden, da dieser in der Routineschwangerenbetreuung nicht üblich ist. Es entsprach den Usancen der Klinik, die Frauen am Beginn der Schwan-

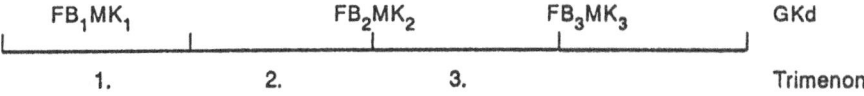

Abb. 3.1. Untersuchungsablauf (*FB* Fragebogen, *MK* medizinische Kontrolluntersuchung, *G* geburtshilfliche Daten, *Kd* perinatale Daten)

gerschaft zu untersuchen, eine ausführliche Krankengeschichte anzulegen und sie im Normalfall erst wieder 2 Wochen vor dem errechneten Geburtstermin einzubestellen. Alle sonstigen Kontrolluntersuchungen werden vom niedergelassenen Arzt wahrgenommen. Die relative hohe Drop-out-Quote ist hauptsächlich diesem Umstand zuzuschreiben.

Da die Semmelweis-Frauenklinik zu den geburtenstärksten und beliebtesten geburtshilflichen Einrichtungen in Wien zählt, suchen die Frauen die Klinik möglichst früh auf, um sich anzumelden. Um möglichst viele Frauen bereits in der Frühschwangerschaft erfassen zu können, hatten wir ferner allen zuweisenden Ärzten der Semmelweis-Klinik in einem Schreiben das Projektvorhaben mitgeteilt und sie um Unterstützung ersucht. Dadurch gelang es, die Frauen bereits zu einem sehr frühen Zeitpunkt für die Erstbefragung zu gewinnen.

Informationen über den weiteren Schwangerschaftsverlauf waren sowohl unter medizinischen, sozialen als auch psychologischen Gesichtspunkten unverzichtbar. Um mit der Zweituntersuchung den Routinebetrieb der Schwangerenambulanz möglichst nicht zu beeinträchtigen, wurde für den Zeitraum der Studie eine spezielle Nachmittagsambulanz für jene Frauen, die zur zweiten Kontrolluntersuchung einbestellt waren, eingerichtet. Dabei wurden die medizinische Untersuchung sowie die psychologische Zweitbefragung vorgenommen.

Die dritte Untersuchung erfolgte zum normalen Kontrolltermin (2 Wochen vor dem errechneten Geburtstermin).

Die psychologische Befragung wurde jeweils von einer graduierten Psychologin in einem persönlichen Interview durchgeführt. Teile des Fragebogens wurden zum Selbstausfüllen standardisiert, um die Intimität der befragten Frauen zu respektieren.

Grundsätzlich wurde jede schwangere Frau bis zur 16. Schwangerschaftswoche, die sich in einem Zeitraum von März 1982 bis Mai 1983 an der Semmelweis-Frauenklinik zur Geburt angemeldet hatte und sich der ersten Schwangerschaftsvorsorgeuntersuchung unterzog, interviewt. Damit wurden 714 Frauen erfaßt. Davon konnten 115 in die weitere Datenanalyse wegen des Fehlens wesentlicher Informationen nicht einbezogen werden. Von den verbleibenden 599 Frauen stand wiederum nur ein Teil der Informationen aus der Zweit- und Drittbefragung zur Verfügung. Trotz der hohen Ausgangszahl hatten wir eine relativ hohe Drop-out-Quote zu verzeichnen. Dies war, wie bereits erwähnt, hauptsächlich dem Umstand zuzuschreiben, daß doch viele Frauen die Zweituntersuchung nicht wahrnehmen wollten. Sie fühlten sich von ihrem Arzt gut betreut und waren daher wenig motiviert, für eine weitere spezielle medizinische Untersuchung und psychologische Befragung die Klinik aufzusuchen. Der (wesentlich geringere) Datenverlust durch die dritte Kontrolluntersuchung war vor allem dem Umstand zuzuschreiben, daß manche Frauen sich im Laufe der Schwangerschaft für einen anderen Geburtsort entschieden, umzogen oder aufgrund medizinischer Komplikationen in eine andere Klinik überwiesen wurden. Da in unserer Untersuchung die Befragungen zum ersten, zweiten und dritten Zeitpunkt aufeinander abgestimmt waren und das Hauptinteresse den Veränderungsprozessen im Schwangerschaftsverlauf galt, werden in den folgenden Kapiteln nur jene Ergebnisse dargestellt, die aus vollständigen Datensätzen resultieren.

4 Soziale Rahmenbedingungen der Mutterschaft

4.1 Sozioökonomische Lage

Mutterschaft ist kein biologisch isoliertes Phänomen, sondern unter dem Gesichtspunkt der jeweiligen sozialökonomischen wie soziokulturellen Gegebenheiten zu verstehen. Diese prägen den Stellenwert von Familienbildung bzw. Kinderwunsch und somit die Einstellung zur Schwangerschaft. Auf der individuellen Ebene kommt dies auch als schichtspezifisches Verhaltensmuster zum Tragen.

Demnach unterscheidet sich die Gratifikation von Familie deutlich je nach Status, Alter und v. a. beruflicher Qualifikation der Frau – Faktoren, die das Rollenbild der Frau mitbeeinflussen (Haslinger 1980; Münz u. Pelikan 1978; Schulz 1980). Daraus resultieren unterschiedliche Vorstellungen von Schwangerschaft, Geburt sowie Erziehungseinstellungen. Frauen, die ihr Selbstwertgefühl nicht allein aus der traditionellen Frauenrolle beziehen, klagen in der Regel kaum über Beschwerlichkeiten in der Schwangerschaft. Frauen, die einen geringeren Sozialstatus haben und starken finanziellen Belastungen ausgesetzt sind, schildern ihre Schwangerschaft dagegen deutlich negativer. Frauen mit niedriger Schulbildung und geringerem Berufsstatus sind insgesamt belastet; daß sie auch ängstlicher auf die Geburt reagieren, nimmt nicht wunder (Helmbrecht 1974; Haas 1975; Heinstein 1967; Lubin et al. 1975; Ringler 1985; Ringler u. Pavelka 1982).

Dieses Phänomen ist von anderen Aspekten des Gesundheitsverhaltens her bekannt. Eine plausible Erklärung liegt im geringen Informationsstand sowie in den eingeschränkten Möglichkeiten sachgerechter Aufklärung infolge einer stärkeren sozialen Distanz zu den Ärzten. Lukesch und Schmidt (1979), Nowak (1987) und Ringler (1985) konnten feststellen, daß das Wissen über Schwangerschaftsvorgänge sowie die Ausnutzung von Vorsorgemöglichkeiten, Vorbereitungsmaßnahmen auf die Geburt und Informationsmöglichkeiten eindeutig schichtspezifisch verteilt ist. Eine weitere Erklärung für die ermittelten Zusammenhänge von Schichtzugehörigkeit und Angstniveau ist erhöhte finanzielle Belastung durch ein Kind, wobei sich die gedankliche Beschäftigung mit den zu erwartenden Problemen deutlich in der Stimmungslage der werdenden Mutter niederschlägt.

Wie wichtig es ist, soziale Einflußfaktoren in der Geburtshilfe zu berücksichtigen, zeigen die zahlreichen Studien über Schichtspezifität und Risikofaktoren der Säuglingssterblichkeit.

Die erste Totalerhebung zu dieser Frage 1985–1987 in Österreich (soziale, demographische und medizinische Risikofaktoren) zeigte eines ganz deutlich: Das Sterberisiko von Säuglingen ist sozial ungleich verteilt, und es lassen sich Säuglinge identifizieren, die durch überdurchschnittlich hohe Mortalitätskrisen charakterisiert sind (Köck et al. 1988, S. 165). Folgende intervenierende Variablen können als soziale und demographische Risikofaktoren gelten:

- Mütter unter 18 bzw. über 35 Jahren,
- hohe Ordnungszahl der Geburt (vierte und weitere Geburten),
- uneheliche Geburt,
- niedrige Schulbildung der Mutter bzw. der Eltern,
- niedrige Sozialschicht.

Die Wirkung der demographischen Risikofaktoren variiert jedoch je nach Einfluß der sozialen Risikofaktoren. So haben Kinder von Akademikerinnen über 35 ein signifikant geringeres Sterberisiko als Kinder von Pflichtschulabsolventinnen gleichen Alters. Außerdem gilt, daß das gleichzeitige Auftreten mehrerer Risikofaktoren zu einer Verstärkung des Sterberisikos des Neugeborenen führt.

Allgemein wirken sich soziale Isolation der Frauen und eine geringere Chance auf Betreuung aufgrund von Barrieren im Gesundheitssystem und so auch eine geringere medizinische Aufklärung ungünstig aus. Dies soll an zwei Beispielen erläutert werden:

1) Schwangerschafts- und Geburtskomplikationen bei Ausländerinnen

Die sozialmedizinische sowie gesundheitspolitische Bedeutung läßt sich allein aus der Tatsache ableiten, daß in der Bundesrepublik Deutschland 58% der Türkinnen, aber nur 38% der deutschen Frauen im reproduktionsfähigen Alter zwischen 15 und 45 Jahren sind (Zit. n. Kentenich et al. 1987, S. 77).

In diesem Zusammenhang sind zwei Studien zu erwähnen, in denen die Situation von ausländischen Schwangeren untersucht wurde: die Münchner Perinatalstudie 1975–1977 (Selbmann et al. 1980) sowie die Perinatalstudie in Niedersachsen und Bremen (Collatz et al. 1983). Übereinstimmend wurde festgestellt: Der Zugang zur ersten Vorsorgeuntersuchung ist verzögert, die Schwangerschaft schlechter überwacht (bezogen auf Zahl und Intensität der Untersuchungen wie Ultraschall und CTG), weniger Laborleistungen werden erhoben und weniger Präparate wie Eisen und Kalzium verordnet. Gehäuft treten hingegen psychosomatische Erkrankungen auf (Kentenich 1987). In den erwähnten Studien konnte auch nachgewiesen werden, daß die Geburt durch mangelnde Mitarbeit der Gebärenden und fehlende Kommunikation zwischen Frau und Arzt bzw. Hebamme erschwert ist. All diese sozialen Schwierigkeiten tragen zu einer erhöhten perinatalen Mortalität bei. In der Perinatalstudie aus Niedersachsen und Bremen aus dem Jahre 1978 betrug die perinatale Mortalität bei Türkinnen 12,3, bei deutschen Frauen 10,9 auf 1000 Geburten (Collatz et al. 1983). Das Risiko einer Totgeburt war bei türkischen Frauen im Beobachtungszeitraum 1970–1980 in Westberlin sogar doppelt so hoch wie bei deutschen Frauen (Burgmeister et al. 1984; Kolleck et al. 1979). Bei den neugeborenen

Säuglingen und Kleinkindern werden Vorsorgeuntersuchungen von den Ausländerinnen vermindert wahrgenommen (Zink u. Korporal 1984, 1980). Dasselbe Bild zeigen Daten aus Österreich: Die Säuglingssterblichkeit der Gastarbeiter liegt im Beobachtungszeitraum 1974–1986 über jener der österreichi-
schen Bevölkerung. Besonders hoch ist das Frühgeburtsrisiko bei ledigen Gastarbeiterinnen bzw. Gastarbeitertöchtern. Die Frühgeburtenquote der Jahre
1984–1986 betrug bei unehelich geborenen Gastarbeiterkindern über 10%
(Köck et al. 1988). Vor allem die soziale Diskriminierung von jungen, unverheirateten Müttern durch ihre Umwelt (Familie, Landsleute) scheint die Haupt-
sache zu sein. Für den Risikofaktor „Nationalität" in Zusammenhang mit
Säuglingssterblichkeit zeigten die genannten Autoren folgende Zusammenhänge:

- Belastungen am Arbeitsplatz durch schlechte Arbeitsbedingungen, Ak-
  kord- und Schichtarbeit,
- eine unterdurchschnittliche Entlohnung und damit ein geringerer Lebensstandard,
- das Überwiegen kleiner, schlecht ausgestatteter Wohnungen in schlechter
  Lage,
- die vielfältigen Anpassungsschwierigkeiten an eine fremde Kultur (Rollen-
  unsicherheit, Wertkonflikte),
- der Verlust eines großen Verwandtschaftsverbandes und eines Netzes nach-
  barschaftlicher Kontakte (soziale Isolierung),
- allgemeine, in Sprachbarrieren begründete Schwierigkeiten im Umgang mit
  Institutionen und Behörden (Köck et al. 1988, S. 82).

2) Psychosomatische Beschwerden in der Schwangerschaft

Dieser Fragestellung wandten sich Haeffele u. Müller-Heine (1975) zu. Sie ermittelten Sozialanamnesen von 37 an Eklampsie erkrankten Frauen. Die Datenanalyse ergab ein statistisch signifikant häufigeres Auftreten der Eklampsie
bei berufstätigen Frauen, die vornehmlich schwere körperliche Arbeit leisteten,
sowie ein häufigeres Auftreten von Eklampsie bei ledigen Frauen.
  Eine weitere Studie über die sozialen Aspekte bei der Entwicklung der
Spätgestose bestätigte diese Zusammenhänge (Lamm et al. 1970). Von 293 untersuchten Frauen mit Gestoseerkrankungen waren signifikant mehr Frauen
nicht verheiratet als in einer Vergleichsgruppe von Schwangeren ohne Gestoseerkrankungen. Frauen mit unkomplizierten Schwangerschaften lebten in signifikant günstigeren Wohnverhältnissen als Frauen mit Gestoseerkrankungen. Ein Großteil der erkrankten Frauen wußte in der Schwangerschaft noch
nicht, wo das zu erwartende Kind untergebracht werden sollte. Die Interviews,
die von Fürsorgerinnen bei Hausbesuchen durchgeführt wurden, ergaben, daß
die unmittelbaren Umweltbedingungen („das häusliche Milieu") bei den Gestosepatientinnen negativer ausfiel. Diese Unterschiede werden vom Autor jedoch
in einer differenzierten Analyse durch das soziale Versorgungsgesetz und nicht
so sehr allein durch den Schichtfaktor erklärt.

Generell läßt sich zusammenfassen, daß strukturelle Bedingungen direkt wie indirekt auf die Planung des Kindes (Münz u. Pelikan 1978; Wimmer-Puchinger 1982c; Oeter u. Wilken 1974), auf die Einstellung zur Schwangerschaft (Lukesch 1981) sowie auf das Gesundheitsverhalten (Siegrist 1977) einwirken und somit das Befinden der Schwangeren maßgeblich bestimmen.

Daten aus unserer Erhebung

Wie stellen sich nun die sozialen Rahmenbedingungen werdender Mütter in der vorliegenden Untersuchung dar? Welche soziale Ausgangslage, die die Anpassung an die Schwangerschaft mehr oder weniger erleichtert, haben sie?

Alter

Die Frauen unseres Untersuchungssamples waren im Durchschnitt 25 Jahre alt (Tabelle 4.1).

Dies entspricht dem Durchschnittsalter aller erstgebärenden Frauen in Österreich (Demographisches Jahrbuch Österreich, ÖStZ, Beiträge österreichischer Statistik, Heft 784, 1984).
  Rund ein Viertel unserer Klientel ist zwischen 20 und 22 Jahre alt. Ein weiteres Viertel verteilt sich um das Alter 22 und 24 sowie 25 und 28 Jahren.
  In der Vergleichsstudie aus der Bundesrepublik Deutschland von Koller (1983) mit insgesamt 7870 Frauen machen die Erstgraviden 34,6% gegenüber 65,4% Mehrgebärenden aus. Die meisten Schwangeren standen im Alter von 25–29 Jahren.

Tabelle 4.1. Durchschnittsalter der untersuchten Erst- und Mehrgebärenden

	n	s	$\bar{X}$	[%]
Gesamtstichprobe	599	± 4,52	25,32	100
Erstgebärende	346	± 4,19	24,17	58
Mehrgebärende	253	± 4,53	26,92	42

Tabelle 4.2. Altersverteilung der untersuchten Erst- und Mehrgebärenden

Altersgruppe	Gesamt		Erstgebärende		Mehrgebärende	
	n (598)	[%]	n (346)	[%]	n (251)	[%]
>16	3	0,5	3	0,9	0	–
17–19	39	6,5	31	8,9	8	3,2
20–22	143	23,9	111	32,1	32	12,8
23–25	149	25,0	85	24,5	64	25,6
26–28	124	20,8	55	15,9	67	26,5
29–31	84	14,0	39	11,2	45	18,0
32–34	31	5,1	17	4,9	15	6,0
35–40	25	4,3	5	1,5	20	8,0

Das Schweizer Bundesamt für Statistik gab 1986 als Durchschnittsalter der Mutter bei der Geburt 27,1 Jahre an (Schweizerinnen 27,4 Jahre, Ausländerinnen 25,8 Jahre; erfaßt sind nur die ehelichen Geburten, wobei der Anteil der unehelichen Geburten viel niedriger ist als in Österreich, nämlich ca. 5%).

Eine Aufschlüsselung der Altersverteilung in unserer Untersuchungsgruppe nach Erst- und Mehrgebärenden zeigt Tabelle 4.2.

Die werdenden Väter sind im Durchschnitt 28 Jahre alt. Die altersmäßige Differenz zwischen den Paaren unterliegt einer breiten Streuung und reicht von einem 13 Jahre jüngeren Partner bis zu einem 28 Jahre älteren Partner.

Familienstand

Trotz erheblicher rechtlicher wie sozialer Verbesserungen ist die Situation für die ledige Mutter unverändert belastend. Diese Frauen stellen jedoch in unserer Untersuchungsgruppe nur einen geringen Prozentsatz (Tabelle 4.3). Drei Viertel aller von uns befragten Frauen sind in erster Ehe verheiratet, rund ein Viertel ist zum Zeitpunkt der Erstbefragung nicht verheiratet, lebt aber großteils mit dem Partner zusammen. Erwartungsgemäß bestehen deutliche Unterschiede im Familienstand bei Erst- und Mehrgebärenden (Abb. 4.1). Überraschenderweise liegt die Quote der verheirateten Frauen in der Untersuchung von Koller (1983) wesentlich höher, nämlich bei 91%.

Bildung

Volksschulbildung haben rund 7% der Untersuchungsgruppe, weitere 14% haben jedoch darauf aufbauend eine berufsbildende Lehre abgeschlossen. Ein Viertel der befragten Frauen hat mittlere Reife und Abitur. 10% besuchen die Universität oder haben die universitäre Ausbildung bereits abgeschlossen. Beim gleichfalls erhobenen Bildungsstatus des Partners fiel auf, daß der Anteil an Akademikern doppelt so hoch ist wie bei den Frauen.

Beruf

Die meisten unserer Probandinnen sind Angestellte, 15% sind Arbeiterinnen (Tabelle 4.4). Im Verhältnis zur Vergleichsstudie aus der BRD ist unsere Untersuchungsgruppe also eher der Mittelschicht zuzuordnen.

Die Frauen unserer Untersuchungsgruppe stehen zum überwiegenden Teil zum Zeitpunkt der Ersterhebung (1. Trimenon) in einem festen Arbeitsverhältnis. 40% waren zu diesem Zeitpunkt nicht erwerbstätig. Wie sehr sich diese Bedingung jedoch zwischen den Fami-

Tabelle 4.3. Familienstand

	n (598)	[%]
Ledig, geschieden, verwitwet – ohne festen Partner	11	1,8
– mit festem Partner	132	22,1
Verheiratet – 1. Ehe	427	71,4
– 2. oder 3. Ehe	28	4,6

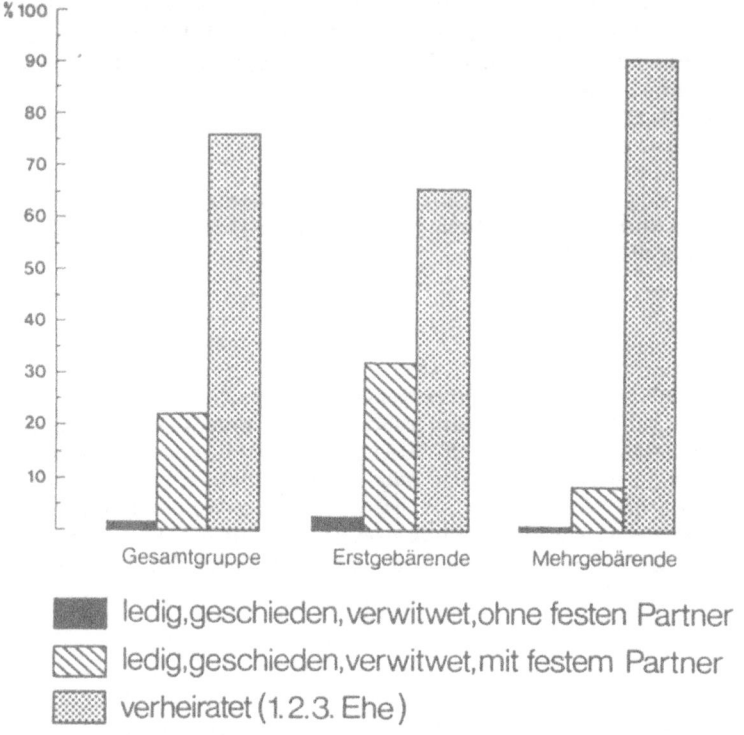

Abb. 4.1. Familienstand der untersuchten Erst- und Mehrgebärenden

Tabelle 4.4. Stellung im Beruf

	Untersuchungsgruppe				BRD (Koller 1983)	
	Probandin		Partner		Väter	
	n (505)	[%]	n (537)	[%]	n (7450)	[%]
Arbeiter/in	79	15,6	143	26,6	2393	32,1
Freiberufl. Tätigkeit	15	3,0	40	7,5	805	10,8
Angestellte	313	62,0	235	43,8	2664	35,8
Beamte	96	19,0	116	21,6	1170	15,7
Landwirte	2	0,4	3	0,6	–	–

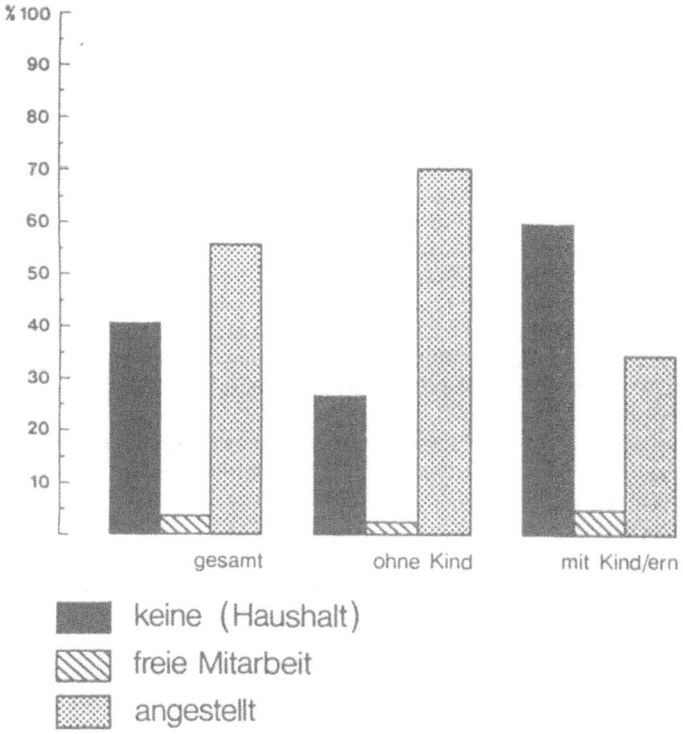

keine (Haushalt)
freie Mitarbeit
angestellt

Abb. 4.2. Berufstätigkeit bei Erst- und Mehrgebärenden

Tabelle 4.5. Berufstätigkeit der Schwangeren zu Beginn der Schwangerschaft

| Arbeitsverhältnis | Untersuchungsgruppe | | | | | | BRD (Koller 1983) | |
| | Gesamt | | Erst-gebärende | | Mehr-gebärende | | | |
	n	[%]	n	[%]	n	[%]	n	[%]
Keines (Haushalt bzw. Karenz)	242	40,4	92	26,6	150	59,8	3669	39,5
Freie Mitarbeit, selbständig, Teilzeit	23	3,8	9	2,6	14	5,6	307	3,9
Angestellt	332	55,4	243	70,2	87	34,7	4207	54,1
Lehre, Schule, Studium	2	0,3	2	0,6	0	0	194	2,5
	599	99,9	346	100	251	100,1	7777	100

lien, die ihr erstes und denen die ihr zweites oder drittes Kind erwarten, unterscheidet, ist Abb. 4.2 sowie Tabelle 4.5 zu entnehmen.

Einkommen

Das durchschnittliche monatliche Haushaltsnettoeinkommen unserer Stichprobe beträgt S 14558,– (ca. DM 2080,–). Die Aufschlüsselung in Haushaltsnettoeinkommen für Primi- und Multiparae (Abb. 4.3) zeigt deutlich, daß der Anteil der Familien mit mehr als einem Kind in den höheren Einkommensgruppen abnimmt.

Noch deutlicher ist die schlechtere Einkommenssituation für kinderreiche Familien zu erkennen, wenn man das *Einkommen pro Person* errechnet (Abb. 4.4). Dies liegt vor allem daran, daß in Familien mit Kindern die Frauen oft nicht berufstätig sind (s. Abb. 4.2). In der Gesamtuntersuchungsgruppe wird das Haushaltsnettoeinkommen zu 56% von zwei Personen (dem Paar), zu 38% von einer Person (Probandin oder Partner) und zu 4% von drei Personen erworben.

Zur Frage der sozialen Sicherung der Frauen ist noch anzuführen, daß 80% aller Frauen Anspruch auf Karenzgeld aus ihrem Arbeitsverhältnis (s. 4.3) ableiten können, für 4% besteht keinerlei Anspruch auf diese Unterstützung. 17% aller Befragten sind sich zum Zeitpunkt der Ersterhebung (bis zur 16. Schwangerschaftswoche) über die Frage noch im Unklaren.

Wohnsituation

Die Hälfte aller befragten schwangeren Frauen wohnten ausschließlich mit ihrem (Ehe-)Partner zusammen. Nur 3% sind Singles und leben allein. Mehr als ein Drittel (34%) der Frauen

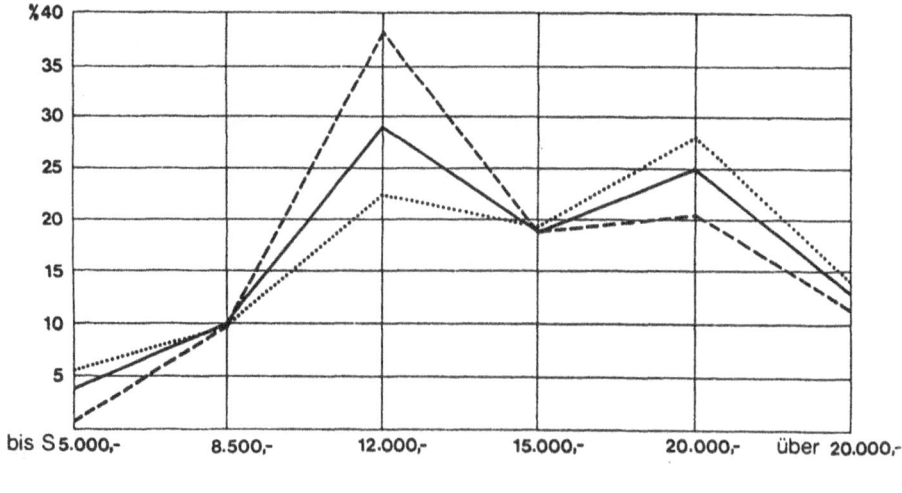

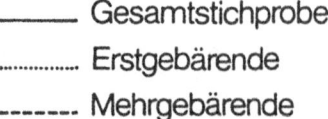

Abb. 4.3. Haushaltsnettoeinkommen (1 S = ca. 0,14 DM)

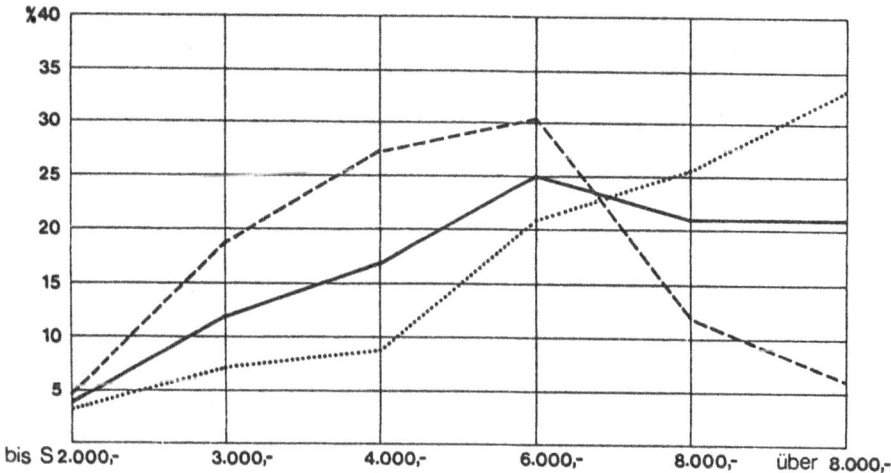

_____ Gesamtstichprobe

.... Erstgebärende

------- Mehrgebärende

Abb. 4.4. Pro-Kopf-Einkommen (1 S = 0,14 DM)

Tabelle 4.6. Wohnfläche

Wohnfläche	n (563)	[%]
< 40 m²	86	16
41 – 80 m²	277	49
81 – 100 m²	115	20
101 – 120 m²	45	8
> 121 m²	40	7

haben einen Dreipersonenhaushalt (Einkindfamilie), weitere 10% leben in einem Vierperso-
nenhaushalt. Mit mehr als 4 Personen unter einem Dach leben 3,5% der schwangeren Frau-
en. 6% aller befragten Schwangeren leben mit den Eltern zusammen.

Wie aus Tabelle 4.6 hervorgeht, steht für die Hälfte der Befragten eine Wohnung zwischen
40 und 80 m² zur Verfügung. Neben der Wohnfläche ist bei Familienzuwachs die Verteilung
der Räume wichtig: ein Drittel kann über 3 Zimmer, ein weiteres Drittel aber nur über 2 Zimmer verfügen. 4 und mehr Zimmer bewohnen etwas weniger als ein Viertel der werdenden
Mütter. Für 15% ist der Wohnraum am Schwangerschaftsbeginn sehr beengt; sie verfügen
lediglich über eine Einzimmerwohnung. Dementsprechend findet ein Drittel der befragten
werdenden Mütter ihre Wohnung für ein Baby kaum bzw. gar nicht geeignet. Dies hat zur
Folge, daß für dieses Drittel die Schwangerschaft mit einer weiteren Belastung verbunden ist:
einem Wohnungswechsel bzw. -umbau.

Der Standard der Wohnung hinsichtlich der sanitären Ausstattung wird dagegen überwiegend als zufriedenstellend bezeichnet. Hier haben lediglich 2% aller befragten Schwange-

ren (n = 598) in ihrer Wohnung keinen Wasseranschluß, doch verfügen immerhin noch 14%
über keine WC-Anlagen innerhalb der Wohnung!

4.2 Partnerschaft

„Erfahrungswissen", Alltagsrealität und vorliegende wissenschaftliche Untersuchungen lassen keinen Zweifel darüber, daß in unserer Gesellschaft eine
Schwangerschaft für eine nicht verheiratete Frau nach wie vor eine stärkere Belastung bedeutet. Schwangerschaften lediger Mütter weisen deshalb einen geringeren Grad an Erwünschtheit auf (Lukesch 1978; Wimmer-Puchinger
1982c; Lukesch u. Rottmann 1976; Koller 1983; Oeter u. Wilken 1974). Doch
auch Partnerschaftskonflikte können die Schwangerschaft belasten. Im folgenden sollen der emotionale Anteil des Partners an der Schwangerschaft, seine
Reaktionen sowie deren Konsequenzen für das Schwangerschaftserleben im
Vordergrund stehen. Denn die Reaktion (z. B. Ablehnung oder Gleichgültig-
keit) des Mannes auf die Schwangerschaft bestimmt wesentlich, wie gut oder
schwer eine Frau ihr Schwangersein akzeptieren kann. Darüber hinaus wird die
pränatale Mutter-Kind-Beziehung durch die Beziehung zum Kindesvater mit-
beeinflußt: der werdende Vater entscheidet indirekt über das Schicksal des werdenden Kindes mit.

Dennoch war bisher der Fokus aller Untersuchungen nur auf die werdende
Mutter gerichtet, fast so, als bliebe die schwangere Frau von all ihren sozialen
Bezügen, insbesondere vom Partner, unbeeinflußt. Dies liegt zum einen an der
allgemeinen Tendenz, Schwangerschaft und Geburt auf die funktionale Ebene
zu reduzieren. Damit wird die schöpferische Potenz der Frau im allgemeinen
sowie die Potenz der Gebärfähigkeit im besonderen auf der individuellen wie
auf der soziokulturellen Ebene verleugnet. Das bedeutet aber auch, daß die damit verbundene Möglichkeit einer Bedrohung oder auch Kränkung für den
Mann ignoriert wird.

Zum anderen klammert die darauf aufbauende klassische Ideologie, nämlich Elternschaft überwiegend als Mutterschaft zu verstehen, die Chance der
„Reifungskrise" für beide Partner in ihrer jeweiligen Persönlichkeitsentwicklung aus. In den letzten 5 Jahren hat sich hier die Blickrichtung gewandelt, und
die emotionale Reaktion des werdenden Vaters wurde als „neue Väterlichkeit"
aufgewertet.

Zunächst jedoch geht es um die Frage nach der Bedeutung der Beziehung für
das Erleben der Schwangerschaft aus der Sicht der Frau. Cohen (1966) führt
in seiner Arbeit über Streßfaktoren in der Schwangerschaft als zweitwichtigen
Streßfaktor die Untreue des Partners während der Schwangerschaft oder den
Verlust der Unterstützung des Ehepartners aus diversen anderen Gründen an.
Dabei beeinträchtigt nach Meinung dieses Autors jeglicher Streß (z. B. Streit,
Trennungsdrohung, Ausbleiben etc.), der dazu führt, daß die werdende Mutter

sich nicht betreut, ungeliebt und nicht unterstützt fühlt, das Anpassungsverhalten an die Schwangerschaft. Lukesch und Lukesch (1976) stellten fest, daß sich die Qualität der Partnerbeziehung auch in der Geburtsangst niederschlägt. Frauen, die angeben, sie selbst bzw. ihre Männer wären wahrscheinlich mit jemand anderem glücklicher geworden, oder die an Scheidung denken, haben mehr Angst vor der Geburt. Dies konnten Heining u. Engfer (1988) in ihren Untersuchungen jedoch nicht bestätigen. Vielmehr fanden sie, daß Geburtsangst mehr mit den Persönlichkeitseigenschaften der werdenden Mutter, z. B. mangelnder Gelassenheit, Nervosität, als mit der Beziehungsqualität in Verbindung stand.

Da aber die weitere Zukunftsplanung und Lebensgestaltung deutlich von den Perspektiven der Paarbeziehung abhängt, muß diese so, wie sie von der schwangeren Frau empfunden wird, auch mehr Beachtung in der Schwangerenberatung finden.

Frau A. wurde an mich überwiesen, da sie bei der Anmeldung in unserer geburtshilflichen Abteilung ratlos, verwirrt und völlig verzweifelt erschien. Sie ist im 8. Monat schwanger, wurde in der Mitte des 3. Lebensjahrzehnts geschieden und lebt nun seit einigen Jahren mit dem Kindesvater zusammen. Ihre Verzweiflung resultiert aus einem Gefühl der deutlich stärker werdenden Ambivalenz dieser Schwangerschaft gegenüber. Sie schwanke zwischen Freude und Angst, entwickle Phantasien der Selbst- und somit Kindestötung und komme seit Wochen zu keiner Entscheidung – so, „als habe sie das Kind von sich losgelöst". Sie nimmt seit dem 6. Monat Valium, trinkt und raucht. Sie sei wie in Trance und gleichzeitig voller Gefühle der Scham und Schuld, als deren Vergeltung sie sich nur die Geburt eines Monsters, eines Kretins, einer Mißgeburt vorstellen könne. Sie hat schreckliche Angst vor jedweder Entscheidung, die ihr einzig und allein durch den Tod des Kindes abgenommen würde. In dieser Stimmung suchte sie sogar einen Geisterheiler auf, der ihr dies auch prophezeite.

Was war geschehen, daß diese Frau sich derart in die Enge getrieben und ohnmächtig fühlte?

Als dysmenorrhoische Patientin war sie jahrelang in Behandlung bei einer Hormonambulanz gewesen. Noch vor 2 Jahren war ihr die Möglichkeit einer Schwangerschaft als unwahrscheinlich geschildert worden. So hatte sie es aufregend und wunderbar erlebt und sich gefreut, als sie – wenn auch nicht am Höhepunkt ihres Kinderwunsches – schwanger wurde. Freilich war auch, wie sie erst später zugeben konnte, an die Schwangerschaft die Hoffnung geknüpft, ein Kind könne die schwierige Beziehung zu ihrem wesentlich jüngeren Lebensgefährten mit einem harmonischen Band festigen: „Ich hab es eigentlich für ihn gekriegt". Der Partner reagierte unsicher, erlebte die Schwangerschaft als Erpressung, scherte aus, kam wieder. Im 6. Monat spitzte sich die Krise zu. In einem Streit schnitt er, wie sie es erlebte, mit den Worten: „Dich kann ich nicht mehr akzeptieren, aber unser Kind schon", ihre immer schwächer werdende emotionale Verbindung zu ihrem Kind ab. So wie sie sich nun zurückgestoßen fühlte, sollte dies nun auch mit dem Kind geschehen. „So wie er mich nicht schätzt, wirst du (das Kind, Anm. d. Verf.) mich nicht schätzen, kann ich dich auch nicht schätzen." Oder: „So wie ich mich nicht schätze, kann ich auch kein Wesen von mir schätzen." Oder: „Dich mag er, mich nicht." Gedanken an einen Abbruch kamen auf. Wenngleich für sie letztlich nicht akzeptabel, suchte sie auf Rat von Kollegen die Adoptionsstelle auf. Ihre Unfähigkeit, zu einer Lösung zu kommen, war mit zwei dicken Seilen verstrickt. Da sie sich sehr vom Partner abhängig fühlte, stand die Angst, den Partner bei einer Adoption zu verlieren, drohend im Vordergrund: „Wenn, dann bin ich ganz allein . . . ". Behielte sie das Kind, war die Angst übermächtig, vom Kind total vereinnahmt, bestraft zu werden für die bösen Gedanken und Gefühle und ständig an ihre negative Haltung erinnert zu werden.

Panik ergriff sie in dem Gefühl: „Wie immer ich mich entscheide, es ist mein Verderben." Zorn auf den Partner, der nun die Sündenbockrolle bekam, weil er ihr zu wenig Gefühle und Unterstützung geschenkt habe, kam auf: „Ich bräuchte ein Aggregat, das mir was zuführt, sonst fühle ich mich leer." Ebenso war die Angst, das Kind allein großzuziehen, beherrschend.

Der zweite Strang war die Vorgeschichte ihrer ersten Mutterschaft aus erster Ehe. Bis jetzt konnte sie es sich nicht verzeihen, das Kleinkind nach der Scheidung dem Vater und seiner zweiten Frau überlassen zu haben. Auch unter diesem Aspekt schwankte sie zwischen Wiedergutmachungstendenzen infolge ihrer Schuldgefühle einerseits und der Angst vor dem neuerlichen Versagen andererseits.

In eine verständnisvolle Partnerbeziehung eingebettet, hätte sie, so ihre Hoffnung, die Krise bewältigen können. Aufgrund der Beendigung der Beziehung durch den Partner projiziert sie nun jedoch all ihre erlebte Ablehnung (auch in der Vorgeschichte) auf das Kind.

Sehr treffend wird die indirekte Einflußnahme des Partners von Helene Deutsch (1954) beschrieben: „Vieles was an Liebe und Haß dem Sexualpartner gegolten hat, mag sich schon dem Kinde im Uterus zuwenden".

Inwiefern sich Kränkungen durch den Partner, Zurückweisungen, die Angst, verlassen zu werden etc. im Detail auf das Befinden der Frau und damit auf den Schwangerschaftsverlauf auswirken, wurde bislang zu wenig beachtet. Tatsache ist, daß sich viele Frauen, besonders im ersten Schwangerschaftsdrittel, von ihren Männern oder Partnern nicht verstanden fühlen.

Daten aus unserer Erhebung

In Österreich kommt derzeit rund ein Viertel der Kinder unehelich zur Welt. Die Frauen unserer Untersuchungsgruppe sind jedoch zum Zeitpunkt der Erstbefragung bereits zu 78% verheiratet. Nur 3% der unverheirateten Frauen steht in keiner festen Partnerbeziehung. Die überwiegende Mehrheit der ledigen werdenden Eltern denkt daran, eventuell im Verlauf der Schwangerschaft noch zu heiraten (Tabelle 4.7). 5% aller ledigen Frauen wollen dezidiert keine Ehe eingehen.

Partnerzufriedenheit

In einer Längsschnittstudie zeigte sich, daß die Schwangerschaft eine Art „Testfall" für die weitere Partnerbeziehung darstellt. In jenen Partnerschaften, in denen die Partner keinen emotionalen Anteil an der Schwangerschaft gezeigt haben, litten die Frauen nicht nur signifikant häufiger unter Wochenbettdepressionen, ein seelisch unausgeglicheneres Zustandsbild

Tabelle 4.7. Heirat im Verlauf der Schwangerschaft

	[%]
Nicht verheiratet im 1. Trimenon	22
Heirat im 2. Trimenon	7,7
Heirat im 3. Trimenon	3,1

Tabelle 4.8. Zufriedenheit mit der bestehenden Partnerschaft

Zufriedenheit	n (399)	[%]
Gut	309	84,1
Mittel	60	10,6
Schlecht	30	5,3

Tabelle 4.9. Änderung der Beziehungsqualität im Schwangerschaftsverlauf

	2. Trimenon		3. Trimenon	
	n (193)	[%]	n (191)	[%]
Besser	40	20,7	46	24,1
Gleich	143	74,1	140	73,3
Schlechter	10	5,2	5	2,6

zeigte sich auch noch 4 und 18 Monate nach der Entbindung. Die Konflikte der Partnerbeziehung konzentrierten sich auf die „klassische Rollenverteilung" wie Haushaltsführung und die Gestaltung des Familienlebens (Heinig u. Engfer 1988).

Ohne Frage fühlen sich Frauen durch die Schwangerschaft deutlich unabhängiger vom Partner; sie sind dies ja auch real! Überwiegend steht am Beginn der Schwangerschaft die Hoffnung, daß das Kind die Beziehung intensivieren möge, gleichzeitig wird aber auch die finanzielle Abhängigkeit artikuliert (Wimmer-Puchinger 1982c). Die Partnerschaft wird, wie aus Tabelle 4.8 zu entnehmen ist, insgesamt als sehr zufriedenstellend dargestellt. Nur 5% aller befragten Probandinnen betrachten die derzeit bestehende Beziehung als problematisch.

Die am Beginn der Schwangerschaft für viele Frauen und Paare bestehende Erwartung, daß dieses Ereignis die Beziehung festigen und krönen möge, wird – wie wir aus unseren Daten ablesen können – für ein Viertel der Frauen auch einlösbar (Tabelle 4.9). Bei 10 Frauen (das entspricht 5%) ist jedoch im 2. Trimenon eine Partnerkrise aufgetreten. Ziehen wir die gute Bewertung der Partnerzufriedenheit schon am Beginn der Schwangerschaft in Betracht (84% bezeichneten die Beziehung gut bis sehr gut), so sind Beziehungskrisen in unserer Untersuchungsgruppe eher die tragische Ausnahme denn die Regel. Hier kommen jedoch einschränkend die Bedenken zum Tragen, die für empirische Fragebogenerhebungen Gültigkeit haben: eine Tendenz, „sozial erwünschte Antworten" zu geben, sowie in der Schwangerschaft der zusätzliche Aspekt, daß wegen der erwarteten Ankunft des gemeinsamen Kindes Konflikte und Enttäuschungen verleugnet werden und das Verbindende im Vordergrund steht.

Gleichzeitig wird aber wie zu keinem anderen Zeitpunkt im Leben die Verschiedenheit der beiden Geschlechter manifest: Fervers-Schorre (1986) führt zwei zentrale Momente in der Partnerbeziehung während der Schwangerschaft an:

Die Fähigkeit zur Hingabe ohne Verlust der eigenen Grenzen bei der Frau, die Bereitschaft und Fähigkeit, schützend dazuzugehören und dennoch draußen bleiben zu müssen, beim Mann und die Fähigkeit des Paares, die äußerste Verschiedenheit ihrer selbst als Geschlechtswesen gleichzeitig mit der äußersten Verbundenheit der wachsenden Frucht zu erleben. Dies alles ist außer einer Quelle des Glücks und der Bereicherung immer auch eine Quelle der Konflikte und Enttäuschungen, die es zu bewältigen gilt.

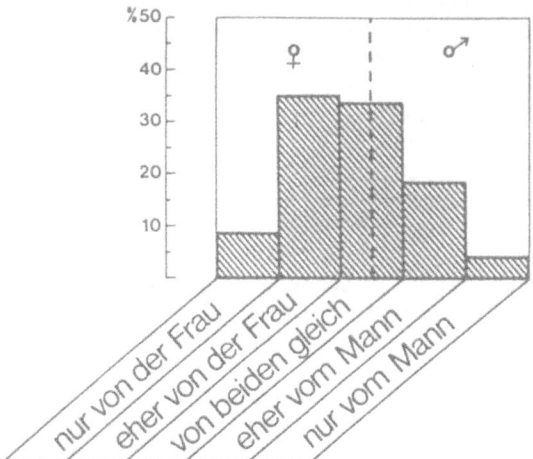

Abb. 4.5. Initiative zum Kinderwunsch

Kinderwunsch

50% aller Befragten bezeichnen ihre Schwangerschaft als geplant. Für 18% trat die Schwangerschaft völlig ungeplant ein, und ein Drittel der Befragten bezeichnen sie als ungeplant, wobei jedoch die Möglichkeit einer Schwangerschaft hin und wieder mitbedacht wurde. Der Wunsch nach einem Kind ist für die Hälfte der Frauen erst seit weniger als einem Jahre aufgetreten. 15% der Frauen dagegen planten seit mehr als 2 Jahren ein Kind.

Daß der Kinderwunsch jedoch nach wie vor eher von der Frau forciert wird, zeigt Abb. 4.5. Rund ein Drittel der Frauen empfanden, daß der Wunsch wohl von beiden Partnern gleich stark gehegt wurde; bei 43% überwiegt die Initiative von seiten der Frau, bei einem Viertel war jedoch mehr der Partner die treibende Kraft.

Reaktion des Partners auf die Schwangerschaft

Betrachten wir den Prozentsatz der ungeplanten Schwangerschaften sowie den zunächst überwiegend von der Frau ausgehenden Kinderwunsch, so verwundert es nicht, daß ein Viertel der Partner zunächst sehr unsicher in ihren ersten Reaktionen auf die Schwangerschaft war (Tabelle 4.10). 7% der Frauen hatten zum Zeitpunkt der Befragung den Eindruck, daß der Partner der Schwangerschaft sehr ambivalent gegenübersteht. Hingegen gaben 70% an, der Partner habe sich spontan über die Mitteilung einer eingetretenen Schwangerschaft gefreut. Demnach fühlen sich auch zwei Drittel der befragten Frauen von ihren Partnern gut verstanden und rücksichtsvoll behandelt. 13% der Frauen hingegen finden, daß ihre Partner zuwenig auf ihre Gefühle und Bedürfnisse Rücksicht nehmen. Ebenso befürchten 12% der befragten Frauen, daß ihre Partner die körperlichen Veränderungen, die mit der Schwangerschaft einhergehen, unschön bzw. nicht positiv finden könnten.

Die Schwangerschaft ist eine Zeit, in der sich auch die neuen Rollen als Mutter, Vater und Eltern entwickeln können. Dabei gewinnt das Kind erst langsam eine eigene Identität, noch ist es Teil der Mutter und kann ohne ihr aktives Zutun in ihrem Leib wachsen und gedeihen. Schwangerschaft stellt also eine Chance für Mann und Frau dar, eine „probatorische" Identitätsfindung der „Eltern als Eltern" (Fervers-Schorre 1986, S. 29) zu entwickeln.

Tabelle 4.10. Reaktion des Partners auf die Bestätigung der Schwangerschaft

Wie reagiert Ihr Partner auf die Bestätigung dieser Schwangerschaft?	[%]
Er hat sich an den Gedanken erst gewöhnen müssen, ist jetzt noch manchmal etwas unsicher	6,8
Er hat sich am Anfang gefreut, fragt sich jetzt aber, ob die Entscheidung richtig war	2,4
Er war zunächst unsicher, jetzt freut er sich	19,5
Er hat sich von Anfang an gefreut	71,3

Die sichtbaren körperlichen Veränderungen bei einer hochschwangeren Frau, glaube ich, findet mein Partner:	
Sehr ansprechend	27,3
Ansprechend	35,2
Nicht ansprechend	11,6
Kann ich nicht beurteilen	25,9

Wie hat sich Ihr Partner Ihnen gegenüber seit Bestehen der Schwangerschaft verändert?	
Er nimmt gar keine Rücksicht, und ich möchte das auch so	6,0
Er nimmt mehr Rücksicht, als mir lieb ist	3,5
Er nimmt weniger Rücksicht, als ich es mir wünsche	13,3
Er nimmt mehr Rücksicht als sonst, und ich möchte das auch	77,2

Daß durch die Geburt dennoch ein „Realitätssprung" erfolgt, der viele Phantasien zunichte macht, zeigen Familiensoziologische Studien: Zell u. Keller (1979) untersuchten die Auswirkungen der Geburt des 1. Kindes auf die familiäre Rollenteilung. Durch die Geburt des Kindes trat in den meisten untersuchten Familien ein starker Traditionalisierungseffekt in bezug auf die familiale Rollenteilung bzw. eine Fixierung auf alte Rollenteilungskonzepte ein. Selbst jene Paare, die vor der Geburt auf eine Gleichverteilung der Aufgaben im Haushalt achteten und die Absicht hatten, diese Rollenaufteilung auch nach der Geburt des Kindes aufrechtzuerhalten, hatten es schwer, dieses Vorhaben in die Realität umzusetzen. Immer noch geben viele junge Frauen mit der Geburt des Kindes ihre Berufstätigkeit auf, was zwar auf den ersten Blick, zumindest für Frauen mit wenig befriedigenden Berufen die Befreiung von einer belastenden Arbeitstätigkeit bedeuten kann; für Frauen mit befriedigenden Berufen bedeutet es immer auch die Aufgabe eines wichtigen Teils der Verwirklichung ihrer Fähigkeiten, und für alle bringt es die finanzielle Abhängigkeit von ihren Männern.

4.3 Berufstätigkeit

Ein wichtiger Schritt für die Emanzipation der Frau stellen in der Sozialgesetz-
gebung die Schutzbestimmungen für die schwangere Frau dar. Die Tabellen
4.11 und 4.12 fassen die wesentlichen, in der BRD bzw. in Österreich geltenden
Vorschriften zusammen.

Fragen zur schädigenden Wirkung von Berufstätigkeit auf den Schwangerschaftsverlauf müssen differenziert gestellt werden: Der Faktor Berufstätigkeit
versus Nichtberufstätigkeit kann sicher nicht global als kausal für die Frühgeburtenrate bzw. Schwangerschaftskomplikationen herangezogen werden. Vielmehr ist nach der sozialen Situation und der daraus folgenden Streßbelastung
zum einen sowie nach den Arbeitsbedingungen und der Art der Tätigkeit zum
anderen zu differenzieren. Streßfaktoren am Arbeitsplatz können über sensible, indirekte Mediatoren (z. B. Spannungen mit Kollegen, eigene Unzufriedenheit, Monotonie, Zeitdruck usw.) vermittelt werden. Auch Aspekte wie Diskri-
minierungen und Kränkungen von schwangeren Frauen sind nicht von der
Hand zu weisen.

Generell läßt sich die Aussage treffen: Die Arbeitssituation für schwangere
Arbeiterinnen, insbesondere Gastarbeiterinnen, stellt eine Noxe für den
Schwangerschaftsverlauf dar (Köck et al. 1988; Wenderlein 1983; Collatz 1985;
Collatz et al. 1983; Kentenich et al. 1984).

Eine differenzierte Analyse von Faktoren stellte eine französische Feldstu-
die des berühmten sozialwissenschaftlichen Forschungsinstituts Unité de Re-
cherches Epidémiologie et Statistiques sur l'Environnement et la Santé in Lyon
in den Mittelpunkt: An 3437 schwangeren Frauen wurde nach arbeitssoziologi-
schen Kriterien der Frage nach Risikofaktoren, die die Wahrscheinlichkeit einer Frühgeburt signifikant erhöhen, nachgegangen: Die Autoren (Mamelle et
al. 1983) konnten 4 Risikofaktoren ausmachen:

- viel Arbeitsmenge in kurzer Zeit,
- schwere körperliche Arbeit,
- schwere geistige Arbeit,
- ein schlechtes Arbeitsklima.

Bei Verkäuferinnen, Angehörigen sozialer und medizinischer Berufe sowie
bei ungelernten Arbeiterinnen lag die Frühgeburtenrate signifikant höher als
bei Selbständigen, Büroangestellten und Lehrerinnen. Die Arbeit lieferte jedoch noch ein weiteres wichtiges Ergebnis: Die Frühgeburtenrate bei den erstgebärenden Hausfrauen lag signifikant höher als bei den erstgebärenden berufstätigen Frauen. Für die hohe Frühgeburtenrate unter den Hausfrauen
konnten keine eindeutigen Zuordnungen gefunden werden, da die körperliche
Arbeit im Haushalt nicht als Erklärung standhalten konnte. Viel eher konnten
psychologische Variablen Hinweise geben. Die Frauen waren mit ihrer Situation als Hausfrauen unzufrieden und klagten über häufige gynäkologische Beschwerden. Diese Ergebnisse stehen in Einklang mit den Ergebnissen von Wenderlein (1980). Daraus ist zu schließen, daß außer unter objektiv belastenden

Bedingungen, wie dies für Gastarbeiterinnen und Frauen aus sozial benachteiligten Schichten zutrifft, Berufstätigkeit per se keinerlei Beeinträchtigung für die Schwangerschaft darstellt. Man könnte sogar mit Einschränkung sagen, daß ihr eine positive, unter günstigen Bedingungen sogar stimmungsaufhellende Wirkung zukommt. Dies zeigt sich z. B. auch daran, daß berufstätige Frauen hoch stillmotiviert sind (Gerstner 1984; Wenderlein 1983; Wenderlein 1980).

In unserer Studie gingen wir deshalb auch der Frage nach, welche Arbeitsbedingungen die schwangeren Frauen antreffen, wie sie ihre Arbeitsatmosphäre seit dem Eintreten der Schwangerschaft subjektiv erleben und wie sie sich den weiteren beruflichen Werdegang vorstellen.

Daten aus unserer Erhebung

Zum Zeitpunkt der Ersterhebung (ab der 16. Schwangerschaftswoche) sind 64% der Frauen unserer Untersuchungsgruppe berufstätig. Noch im Karenzjahr (Erziehungsurlaub) befinden sich 4,4%. 19,5% sind Hausfrauen, und 4% waren zum Zeitpunkt der Befragung arbeitslos.

Arbeitszeit

Das Zeitausmaß der Berufstätigkeit zeigt Tabelle 4.13.

Der überwiegende Teil der berufstätigen Probandinnen (72%) arbeitet in einer 40-Stunden-Woche.

Arbeitsqualität

Wir gingen ebenfalls der Frage nach, inwieweit die Berufssituation eine körperliche Belastung für die Schwangerschaft darstellt. Es zeigte sich, daß die Arbeit zu 50% hauptsächlich in sitzender Tätigkeit besteht. Ein Viertel der Frauen übt ihre Arbeit überwiegend stehend aus. Nur für einen Bruchteil der Frauen (4,3%) ist die Arbeit noch mit Heben von schweren Gegenständen (auch während der Schwangerschaft) verbunden. 17% der Frauen gaben an, an ihrem Arbeitsplatz viel herumgehen zu müssen. Die Erhebungen über diverse Belastungen am Arbeitsplatz zeigten, daß der Großteil der Frauen keinen schwangerschaftsgefährdenden bzw. gesundheitsgefährdenden Bedingungen ausgesetzt ist. Ein Viertel der Frauen ist jedoch am Beginn der Schwangerschaft mit unspezifischen belastenden Bedingungen wie Hitze, Nässe, Kälte, Staub etc. konfrontiert (Tabelle 4.14).

Von besonderem Interesse war für uns das soziale Klima am Arbeitsplatz. Es zeigte sich, daß die Frauen die Arbeitsatmosphäre überwiegend als positiv angaben (89%). Nur 6,4% aller berufstätigen Frauen bezeichnen das Klima am Arbeitsplatz als schlecht. Daß sich das Betriebsklima durch Eintritt der Schwangerschaft verschlimmert hat, wird von 3,3% der berufstätigen schwangeren Frauen angegeben. Demgegenüber stehen jedoch 7%, die eine Verbesserung registrierten. Von der Mehrzahl der schwangeren Frauen wird keinerlei Auswirkung der Schwangerschaft auf das Arbeitsklima beobachtet.

Ausstieg aus dem Berufsleben

Der vorübergehende Ausstieg aus dem Berufsleben durch die Mutterschaft wird überwiegend als große Entlastung erlebt. Dabei läßt sich jedoch die Tendenz erkennen, daß dieser Ausstieg Frauen in qualifizierten Berufen etwas schwerer fällt (Tabelle 4.15).

Tabelle 4.11. Mutterschutz und Karenzurlaub in Österreich

	Anspruchsberechtigte	Besondere Bedingungen	Dauer der Leistung	Leistungsmodus
Mutterschutz Wochengeld	Frauen, die in einem Arbeitsverhältnis stehen	Mütter in der gewerblichen Wirtschaft oder in der Land- und Forstwirtschaft	Schutzfrist von 8 Wochen vor bis 8 Wochen nach der Entbindung: bei Früh- bzw. Mehrlingsgeburten und nach Kaiserschnittentbindungen 12 Wochen	Wochengeld in Höhe des Durchschnittsnettoverdienstes der letzten 13 Wochen (3 Kalendermonate) zuzüglich anteiliger Sonderzahlungen Kündigungsschutz ab Beginn der Schwangerschaft bis zum Ablauf von 4 Monaten nach der Entbindung
Karenzurlaub	Frauen, die unselbständig erwerbstätig sind Männer, die unselbständig erwerbstätig sind Adoptiveltern	Anwartschaft muß erfüllt sein (innerhalb der letzten 2 Jahre vor Antragstellung mindestens 52 Wochen in Österreich gearbeitet; wenn weitere Kinder dazukommen und neuerlicher Antrag auf Karenzurlaub und Karenzurlaubsgeld gestellt wird, so genügen 20 Wochen innerhalb des letzten Jahres vor Antragstellung)	Beginnt im Anschluß an die Schutzfrist oder im Anschluß an den Karenzurlaub des Vaters bzw. der Mutter bei Teilung Bis zum 2. Geburtstag des Kindes Bei Teilung des Karenzurlaubs mindestens: 3 Monate	Karenzurlaub kann entweder ausschließlich ein Elternteil oder Mutter und Vater abwechselnd beanspruchen Kündigungsschutz für die Dauer des Karenzurlaubs bis 4 Wochen nach Ende des Karenzurlaubs Geringfügige Beschäftigung während des Karenzurlaubs möglich; 1991 bis 2772 S brutto monatlich Anstelle des 2. Karenzurlaubsjahres kann mit dem Arbeitgeber auch Teilzeitarbeit vereinbart werden. Machen beide Elternteile gleichzeitig davon Gebrauch, ist dies bis zum 2., wenn nur 1 Elternteil oder Mutter und Vater abwechselnd, bis zum 3. Geburtstag des Kindes. Das Ausmaß der Teilzeitbeschäftigung darf höchstens 3/5 der Normalarbeitszeit betragen

Karenz-urlaubsgeld	Mütter, die nach der Geburt ihres Kindes im Karenzurlaub sind und die Anwartschaft (innerhalb von 24 Monaten vor Antragstellung 52 Wochen arbeitslosenversicherungspflichtige Beschäftigung) erfüllen Väter, die sich aus Anlaß der Geburt ihres Kindes in einem Karenzurlaub befinden. Hat die Mutter selbst Anspruch auf Karenzurlaubsgeld, so muß sie, wenn der Vater KUG beziehen will, auf die Inanspruchnahme zur Gänze oder für einen bestimmten Zeitraum unwiderruflich verzichten)	Vor Vollendung des 25. Lebensjahrs, bei Lehrlingen, Schüler(inne)n und wenn weitere Kinder dazukommen und die Frau (der Mann) wieder Karenzurlaubsgeld beantragen möchte, genügen 20 Wochen innerhalb des letzten Jahres vor Antragstellung	Bis längstens zum 2. Geburtstag des Kindes	1991: je Tag S 163,10 je Monat S 4893,00 Wenn der Ehegatte bzw. Lebensgefährte kein oder nur ein geringes Einkommen hat oder die Mutter (Vater) nicht mit dem Kindesvater (Kindesmutter) im gemeinsamen Haushalt lebt bzw. wenn die alleinstehende Mutter/Vater für sich einen Unterhalt unter S 7245 erhält, wird ein *erhöhtes Karenzurlaubsgeld* gezahlt. 1991: je Tag S 243,90 je Monat S 7317,00
Teilzeit-Karenz-urlaubsgeld	Jener Elternteil, der Teilzeitbeschäftigung ausübt		Bei Inanspruchnahme durch beide Elternteile nebeneinander bis zum vollendeten 2. Lebensjahr, bei jeweils nur 1 Elternteil Teilzeitbeschäftigung bis zum 3. Lebensjahr des Kindes	Höhe richtet sich nach dem Ausmaß der verkürzten Arbeitszeit, maximal die Hälfte des vollen Karenzurlaubsgeldes

Tabelle 4.11 (Fortsetzung)

	Anspruchsberechtigte	Besondere Bedingungen	Dauer der Leistung	Leistungsmodus
Teilzeitbeihilfe für unselbständig Erwerbstätige	Mütter, die die Anwartschaft auf das Karenzurlaubsgeld nicht erfüllen, jedoch Anspruch auf Wochengeld aus einem Dienstverhältnis (Arbeits-, Lehrverhältnis) haben		Bis zum 2. Geburtstag des Kindes	Hälfte des Karenzurlaubsgeldes
Teilzeitbeihilfe für selbständig Erwerbstätige und Bäuerinnen	Frauen, die Anspruch auf Betriebshilfe haben, mit ihrem Kind in Hausgemeinschaft leben und es überwiegend selbst pflegen		Im Anschluß an die Betriebshilfe bis zum 2. Lebensjahr des Kindes	Verheiratete und nicht alleinstehende Mütter erhalten eine Teilzeitbeihilfe von S 78 pro Tag (S 2340 monatlich); alleinstehende Mütter von S 116 pro Tag (S 3480 monatlich)
Sondernotstandshilfe	Mütter, die Karenzurlaubsgeld bezogen haben, jedoch nachweislich keine Unterbringungsmöglichkeit für das Kind haben und auch keine Beschäftigung annehmen können		Bis maximal zur Vollendung des 3. Lebensjahrs des Kindes	92% bzw. 95% des Arbeitslosengeldes. Einkommen des Ehegatten bzw. Lebensgefährten wird berücksichtigt
Erziehungszeiten in der Pensionsversicherung	Mütter und Väter, die Erziehung des Kindes übernehmen	Väter für die Dauer des Bezugs des Karenzurlaubsgeldes	Bis zum 2. Lebensjahr des Kindes	24 Monate (bis zum 2. Lebensjahr des Kindes) für die Mutter Für die Dauer des Bezugs von Karenzurlaubsgeld für den Vater

| Geburten-beihilfe | Mütter, die die im Mutter-Kind-Paß vorgesehenen Untersuchungen durchführen lassen | Untersuchungen nach dem Mutter-Kind-Paß | S 13000 mit Untersuchungen nach dem Mutter-Kind-Paß S 2000 ohne Untersuchungen nach dem Mutter-Kind-Paß bzw. bei Totgeburt Sonderzahlung von S 2000 nach Vollendung des 4. Lebensjahrs des Kindes; ebenfalls an Untersuchungen gebunden |

Quellen:
Mutterschutz; Hrsg.: Österreichischer Arbeiterkammertag, 1040 Wien, Prinz-Eugen-Straße 20 – 22;
Eltern-, Kinder-, Partner-, Familienförderung in Österreich. Eine Information des Bundesministeriums für Umwelt, Jugend und Familie, 1990

Tabelle 4.12. Mutterschutz und Erziehungsurlaub in der BRD

	Anspruchsberechtigte	Besondere Bedingungen	Dauer der Leistung	Leistungsmodus
Mutterschutz Mutterschaftsgeld	Frauen, die in einem Arbeitsverhältnis stehen und ihren Arbeitsplatz in der BRD haben. Anspruch auf Mutterschaftsgeld haben Frauen, die zwischen dem 10. und 4. Monat vor der Entbindung für mindestens 12 Wochen in der gesetzlichen Krankenversicherung versichert gewesen sind oder in einem Arbeitsverhältnis gestanden haben	Bestimmte Personengruppen oder nicht krankenversicherte Frauen müssen speziellen Voraussetzungen genügen	Schutzfrist von 6 Wochen vor bis 8 Wochen nach der Entbindung; bei Früh- und Mehrlingsgeburten 12 Wochen danach	Das Mutterschaftgeld der Sozialversicherung beträgt max. 25 DM pro Tag. Übersteigt der durchschnittliche Nettolohn diesen Höchstsatz, hat der Arbeitgeber den Ausgleichsbetrag bis zur Höhe des Durchschnittverdiensts der letzten 13 Wochen oder bei monatlicher Entlohnung der letzten 3 Monate vor Eintritt der Schwangerschaft zu zahlen (bei kleinen Betrieben zahlt Ausgleichskasse) Kündigungsschutz während der Schwangerschaft und der Mutterschutzfrist bis zum Ablauf von 4 Monaten nach der Entbindung
Erziehungsgeld	Mütter oder Väter, die ihr neugeborenes Kind selbst betreuen; Anspruch sowohl für erwerbstätige wie nichterwerbstätige Eltern, Adoptiveltern, Stiefeltern, Großeltern, Auszubildende (Lehrlinge), Arbeitslose, die das Sorgerecht für das Kind haben	Bei Betreuung mehrerer Kinder durch eine Person nur einmalige Auszahlung	Ab der Geburt des Kindes (oder Ablauf des Mutterschutzes) bis zum 18. Lebensmonat des Kindes	Bis zur Vollendung des 6. Lebensmonats beträgt das Erziehungsgeld einkommensunabhängig 600 DM; ab dem 7. Lebensmonat des Kindes gelten Einkommensgrenzen

Erziehungs-urlaub	Mütter oder Väter, die vor der Geburt des Kindes erwerbstätig waren und Anspruch auf Erziehungsgeld haben	Beamte nach den Erziehungsverordnungen des Bundes und der Länder	Bis zum 18. Lebensmonat des Kindes In einigen Bundesländern kann der Erziehungsurlaub verlängert werden	Erziehungsurlaub kann abwechselnd von Vater/Mutter in Anspruch genommen werden Kündigungsschutz für die Dauer des Erziehungsurlaubs; beitragsfreie Weiterversicherung in der gesetzlichen Krankenversicherung Teilzeitarbeit von 19 Stunden pro Woche möglich
Erziehungs-zeiten in der Rentenversi-cherung	Mütter und Väter, die Erziehung des Kindes übernehmen			Für alle Mütter oder Väter wird ein Erziehungsjahr in der Rentenversicherung anerkannt; ab 1992 sind es 3 Jahre Für Mütter und Väter in den neuen Bundesländern galt bis zum 31.12.1991 das bisherige DDR-Rentenrecht weiter

Quellen:
Mutterschutzgesetz, Leitfaden zum Mutterschutz. Bundesministerium für Jugend, Familie, Frauen und Gesundheit, Postfach, 5300 Bonn, November 1990
Erziehungsgeld, Erziehungsurlaub. Hrsg.: Der Bundesminister für Jugend, Familie, Frauen und Gesundheit. Bonn, Dezember 1989
Die neue Familienpolitik, ein Ratgeber. Hrsg.: Der Bundesminister für Jugend, Familie, Frauen und Gesundheit. Bonn, Oktober 1990

Tabelle 4.13. Arbeitszeit der untersuchten Schwangeren

Arbeitszeit pro Woche [h]	n	[%]
<20	26	6
<35	52	15
<40	252	72
>40	21	6
	351	99

Tabelle 4.14. Belastungen am Arbeitsplatz im 1. Trimenon

	n (270)	[%]
Unspezifisch belästigende Umgebung (Lärm, Neonlicht, etc.)	153	25,5
Gefährliche Arbeitsstoffe	21	3,5
Zeitdruck	78	13,0
Schicht-, Nachtarbeit	18	3,0

Tabelle 4.15. Haltungen zum Ausstieg aus dem Berufsleben

	Gesamtgruppe berufstätige Frauen (n = 355)		Nur erstgebärende Frauen			
			Untere Bildungsschicht (n = 100)		Mittlere bis obere Bildungss. (n = 109)	
	n	[%]	n	[%]	n	[%]
Freue mich darauf	220	62,0	59	57,3	62	56,8
Kann ich noch nicht entscheiden	109	30,7	37	35,9	36	32,4
Wird mir schwer fallen	26	7,3	4	3,9	11	9,9

Für rund 40% ist jedoch die Vorfreude zumindest mit einem leisen Gefühl der Unsicherheit, durch den Ausstieg den Arbeitsplatz bzw. den beruflichen Status zu gefährden, verbunden (Tabelle 4.16). Dieses Gefühl ist bei erstgebärenden Frauen der mittleren bis oberen Bildungsschichten (Matura bzw. Universitätsabschluß) etwas deutlicher ausgeprägt.

Veränderung der Arbeitssituation im Laufe der Schwangerschaft

Zum Zeitpunkt der Zweitbefragung sind 7 von 381 Frauen vorzeitig von der Arbeit freigestellt worden, 13 (3,4%) nahmen infolge der Schwangerschaft einen Tätigkeitswechsel vor. Drei Frauen wurden noch in ein Angestelltenverhältnis aufgenommen, ebenfalls drei Frauen

Tabelle 4.16. Gefährdung der beruflichen Stellung bzw. des Arbeitsplatzes

| | Gesamtgruppe (n = 336) | | Nur erstgebärende Frauen | | | |
| | | | untere Bildungsschicht (n = 98) | | mittlere – obere Bildungsschicht (n = 105) | |
	n	[%]	n	[%]	n	[%]
Ja	51	15,2	12	11,7	16	14,4
Etwas	87	25,9	24	23,3	34	30,6
Nein	198	58,9	62	60,2	55	49,5

wurde die Kündigung nahe gelegt. Den Arbeitsschutzbestimmungen wurde insofern Rechnung getragen, als bei der Hälfte der Frauen mit stehender Tätigkeit darauf geachtet wurde, daß sie ihre Arbeit mehr sitzend verrichten können.

Beanspruchung eines Karenzjahrs

Von allen befragten berufstätigen Frauen (n = 360) wollten 66,4% das Karenzjahr beanspruchen, 33,6% hatten dies nicht vor. Von den berufstätigen erstgebärenden Frauen (n = 213) wollten 75% der Frauen der unteren Bildungsschicht bzw. 83% der Frauen der mittleren bis höheren Bildungsschicht den Karenzurlaub in Anspruch nehmen. Ein Vergleich mit jenen, die ihn nicht beanspruchen, zeigt, daß sich das durchschnittliche Haushaltsnettoeinkommen dieser beiden Gruppen nicht signifikant unterscheidet. So beträgt das durchschnittliche Haushaltsnettoeinkommen der berufstätigen Frauen, die das Karenzjahr nicht beanspruchen, S 15 142 (ca. DM 2 160). Das Durchschnittsnettoeinkommen der berufstätigen Frauen, die das Karenzjahr beanspruchen, beträgt S 15 912 (ca. DM 2 270).

Die Aufteilung nach Einkommensklassen zeigt allerdings, daß mit steigendem Einkommen das Karenzjahr häufiger in Anspruch genommen wird (Tabelle 4.17).

Die zeitliche Planung der Karenzdauer ist Tabelle 4.18 zu entnehmen. Deutlich wird der Wunsch der Frauen, die Berufstätigkeit für 1 Jahr zu unterbrechen, um sich ganz dem Baby zu widmen (vgl. Münz 1985). Bei den berufstätigen erstgebärenden Frauen, die das Karenzjahr nicht beanspruchen, werden zu 5% die Eltern das Baby versorgen. Bei 7% wird der Partner das Baby ganztags betreuen und die Rolle des Hausmanns übernehmen. 2% waren sich über die Betreuung des Säuglings zur Zeit der Befragung noch nicht im klaren.

Tabelle 4.17. Inanspruchnahme des Karenzjahrs nach Einkommen

Einkommensklassen	Karenzjahr ja [%]
S 8500 (ca. DM 1 210)	70,3
S 12 000 (ca. DM 1 710)	76,6
S 15 000 (ca. DM 2 110)	84,4
S 20 000 (ca. DM 2 850)	81,7
> S 20 000	83,9

Tabelle 4.18. Planung der Karenzzeit

	n	[%]
Bin noch unsicher	10	4,1
Weniger als 1 Jahr	10	4,1
1 Jahr	209	85,3
2 Jahre	16	6,5
	245	100

Tabelle 4.19. Einstellungsveränderung zum Ausstieg aus dem Berufsleben

	1. Trimenon		2. Trimenon		3. Trimenon	
	n (355)	[%]	n (212)	[%]	n (244)	[%]
Freue mich schon darauf	220	62,0	140	66,0	195	79,9
Kann ich noch nicht beurteilen	109	30,7	50	23,6	39	16,0
Es wird mir schwer fallen	26	7,3	22	10,4	10	4,1

Mit zunehmender Schwangerschaft blicken die Frauen der Unterbrechung der Berufstätigkeit durch ihre Mutterschaft positiver entgegen (Tabelle 4.19). Durch den Beginn des Mutterschutzurlaubs, der in unsere Drittbefragung fällt, können die Frauen auch besser abschätzen, wie sie diesen Wechsel empfinden. Auch hier läßt sich jedoch die Tendenz erkennen, daß der Ausstieg aus dem Berufsleben den Frauen in qualifizierten Berufen etwas schwerer fällt.

4.4 Alleinerziehende Mütter

Ein Viertel der Kinder in Österreich werden unehelich geboren. Für ihre Mütter mag die Entscheidung zur Mutterschaft existenziell leichter geworden sein, moralisch ist sie jedoch noch schwer einzulösen. Das soziale Netzwerk ist brüchig geworden, die Ehe als Basis einer langen Lebensperspektive hat sich vom kurzfristigeren Arrangement vor dem Hintergrund veränderter Werte und veränderter Ansprüche an Mann und Frau sowie an die Partnerschaft entwickelt. Oft ist es dann die Frau allein, die für Pflege, Unterhalt und Erziehung der Kinder aufkommen muß. Für viele der werdenden Mütter endet mit der Bestätigung der Schwangerschaft die Perspektive einer verantwortlichen Elternschaft gemeinsam mit dem Partner. Eine Studie an 180 alleinerziehenden Müttern (Verweijen et al. 1986) ergab, daß bei 17% die Beziehung vom Kindesvater noch zu Beginn der Schwangerschaft beendet wurde, bei weiteren 5% trat die Trennung noch kurz vor der Geburt ein. 45% trennten sich kurz nach der Geburt, davon 5% im ersten Lebenshalbjahr des Kindes, 37,5% im zweiten Lebenshalbjahr und 2,5% später. So komplex die Frage nach der Trennungsinitiative auch ist, aus der mütterlichen Wahrnehmung stellte sie sich folgendermaßen dar: 42% aus eigener Initiative, zu 37% ging die Initiative vom Kindesvater aus.

Daß alleinstehende Schwangere höheren psychischen Belastungen ausgesetzt sind, ist eine triviale, doch deshalb nicht weniger zutreffende Erkenntnis. Die Trennung, die meist mit tiefen Kränkungen verbunden ist, überschattet das Schwangerschaftserleben. Die Zukunft muß minutiös geplant werden. Zahlreiche Untersuchungen weisen daher bei alleinerziehenden Schwangeren mit aktuellen Partnerzwistigkeiten auch höhere Schwangerschaftsbeschwerden aus. Tritt die Trennung vom Kindesvater noch während der Schwangerschaft ein, so steht für viele der werdenden Mütter auch die Frage an, ob der Kindesvater angegeben werden soll und wie oder ob der Kontakt zum Kind geregelt wird.

Untersuchungen über die frühe Vaterabwesenheit stimmen darin überein, daß dies für die weitere Sozialisation und emotionale Entwicklung des Kindes eine Problemsituation bedeuten kann. Allerdings ist hier differenzierter zu fragen, unter welchen Umständen es zur Trennung kam, ob für das Kind andere „Vatersubstitute" vorhanden sind und wie die Mutter auf die Trennung reagiert hat (Lamb 1976; Fthenakis 1988; Fthenakis et al. 1982; Greif 1979; Wallerstein u. Kelly 1980). So kommt Fthenakis zu dem Schluß, daß

... als wesentlich nun die Einsicht gilt, daß eine Familie ohne Vater (wie eine solche ohne Mutter) nicht per se als defizitär für die betroffenen Familienmitglieder anzusehen ist. Vielmehr erweist sich das Fehlen bestimmter Konstellationen von Rahmenbedingungen als negativ für die Entwicklung der Familienmitglieder. Damit einher geht die Erkenntnis, daß unvollständige Familien andere Stile familiärer Organisation darstellen, die nicht in allen Fällen Gefahren für die kindliche Entwicklung bergen müssen. Eine Familie ohne Vater ist demnach nicht per se als defizitär anzusehen (Fthenakis 1988, S. 369 ff.).

Einen wichtigen Hinweis gibt in diesem Zusammenhang Frick-Bruder (1988), indem sie betont, daß Identifikation und Auseinandersetzung nicht nur mit dem real anwesenden Dritten stattfindet, sondern auch mit dem phantasierten Vater. Der, wenn auch nur gelegentlich anwesende, Vater kann dennoch seine Funktion wahrnehmen und die Beziehung aufrecht erhalten. Freilich unter der Voraussetzung, daß die Mutter dem Kind auch eigene Erfahrungen mit einem „Vaterbild", das gut und böse ist, lassen kann. Dies ist als Plädoyer für einen, wenn auch real kaum vorhandenen, dennoch für die kindliche Auseinandersetzung zumindest präsenten Vater zu verstehen und eine Absage an Strategien, den Vater aus Kränkung, Enttäuschung, Wut oder Angst vor täglichen Konflikten gänzlich auszuklammern.

5 Kinderwunsch, Planung und Erleben
der Schwangerschaft

Elternschaft eröffnet für Frauen und Männer geschlechtsspezifische unterschiedliche Perspektiven, obwohl es um ein gemeinsames Kind geht. Wir wollen in diesem Abschnitt nur die Perspektive der Frau betrachten.

5.1. Kinderwunsch

Generell sei vorausgeschickt, daß die Frage, von welchen inneren und äußeren Bedingungen es abhängt, daß manche Paare einen innigen, starken Kinderwunsch verspüren, andere dem Kinderwunsch eher fatalistisch gegenüberstehen, wieder andere scheinbar eher der Konvention folgen („weil es für eine Familie natürlich ist"), ohne damit konkrete Vorstellungen zu verbinden, kaum zu beantworten ist.

In einer Studie an 800 Frauen über Motive zum Schwangerschaftsabbruch ließen sich einige Bedingungen umreißen, die das Akzeptieren einer vorliegenden Schwangerschaft möglich oder unmöglich erscheinen lassen. Günstige Voraussetzungen waren eine stabile Partnerbeziehung als Basis für eine gemeinsame Zukunft mit Kind, sozial günstige Rahmenbedingungen (eigene Wohnung), Beruf und damit eigenes Einkommen sowie ein Alter ab 22 Jahren. War hingegen die Beziehung zu kurz oder zu instabil, um Zukunftsperspektiven entwickeln zu können, wohnte die Frau noch bei den Eltern bzw. war sie noch in Berufsausbildung (verbunden mit einem geringen Einkommen) so konnte zu 90% mit einer Nichtakzeptanz gerechnet werden (Wimmer-Puchinger 1982 b). Das Gewicht dieser Indikatoren wurde in einer aktuellen Untersuchung vom Max-Planck-Institut für Internationale Strafrechtsforschung in der BRD bestätigt (Holzhauer 1989). Soziologische Studien ergaben des weiteren folgende Einflußfaktoren auf den Kinderwunsch: berufliche Qualifikation und reale Chancen im Berufsleben, Bindung an religiöse Werte und Wohnortgröße (Münz 1985; Oeter 1982).

Eine offene Thematisierung des Kinderwunsches ist von gesellschaftlichen Normen überschattet:
1. Sich eigene Kinder zu wünschen, repräsentiert in jeder Gesellschaft einen hohen ethischen Wert. Diesem Wunsch kommt daher auch ein normativer

Charakter zu. Paare, die nach langen Überlegungen davon Abstand nehmen, sind statistisch in der Minderheit. (Auch dann, wenn in den Medien düstere Zukunftsprognosen von kinderlosen Gesellschaften skizziert werden! Will man diese Prognosen seriös betrachten, so sind komplexere demographische Verknüpfungen heranzuziehen.) Kinderlose Paare werden von der Gesellschaft demnach gerne verurteilt, zumindest aber stoßen sie auf Unverständnis und Bedauern. Sehr deutlich und belastend spüren dies vor allem jene Frauen und Paare, deren Kinderwunsch unerfüllt blieb (Stauber 1979).

2. So sehr der Kinderwunsch in unserer Gesellschaft normativ erwartet wird, so sehr gilt die unausgesprochene Forderung, daß der „wahre" Wunsch selbstlos, altruistisch sein müsse, als wäre der wahre Kinderwunsch jener, an dem kein Fehl eines damit verbundenen eigenen Motivs haften dürfe. Die Frage nach den „lauteren" Bewegründen wird also in einem weiteren moralischen Diskurs geführt.

Wie prekär diese Frage ist, zeigt sich am Kinderwunsch idiopathisch steriler Paare im Zusammenhang mit der Indikation zur In-vitro-Fertilisierung (s. auch S. 76). Frick-Bruder (1987) versucht folgende Abgrenzung zwischen „gesundem" und „krankhaftem" Kinderwunsch:

Gesunder Kinderwunsch entsteht in einer reifen, partnerschaftlichen Beziehung. Die Partner wollen etwas Gemeinsames, Drittes miteinander schaffen, das sie als Bereicherung ihrer gemeinsamen Lebensqualität erfahren können. Der Wunsch nach einem Kind entsteht also aus dem Dialog ihrer Beziehung, ist deshalb ohne den anderen, am anderen vorbei oder ohne Rücksicht auf den anderen nicht denkbar. Ein gesundes Paar trauert, wenn es entgegen seinem Wunsch kein eigenes Kind bekommt, aber es wird mit dieser Trauer fertig.... Bei „krankem" Kinderwunsch sind die Partner von dem Gefühl beherrscht, ohne Kind wertlos, leer und unglücklich zu sein. Das Kind wird zum Träger aller Hoffnungen und zum Substitut der eigenen nicht vollzogenen Selbstverwirklichung. Partnerbeziehungen, in denen der Kinderwunsch diese Funktion hat, sind von ihrer Struktur her unreif, nicht erwachsen. Der Wunsch hat deshalb auch nicht partnerschaftlichen, sondern nutznießerischen Charakter (Frick-Bruder 1985).

Jürgensen (1985) schließt sich dieser Argumentation unter der Bedingung an, wenn „unerhörte Wunscherfüllungsphantasien auf ein Kind projiziert werden". Viele Frauen erwarten von einem Kind, daß es alle Wunden heilen soll, die das Leben ihnen geschlagen hat. Das Kind hätte dann sozusagen eine Erlöserfunktion. Andere meinen, nur mit einem Kind wären sie vollständig.

„Das heißt, das Kind soll – im psychologischen Jargon ausgedrückt – eine narzißtische Wunde schließen. Bei einer weiteren Gruppe hat die Sterilitätsbehandlung bzw. der Kinderwunsch den Charakter einer Zwangssymptomatik; diese kann alles andere im Leben wie Partnerschaft und Beruf in den Schatten stellen und wertlos machen. ... Tagesablauf und Denkinhalte kreisen über Jahre nur um die Sterilitätsbehandlung (Jürgensen 1985).

Wir können den Kinderwunsch auf zwei Ebenen betrachten: Einmal auf der realen, eher bewußteren und benennbaren Ebene, zum anderen auf der mehr unbewußten, intrapsychischen Ebene. Auf der bewußteren Ebene finden wir zum Beispiel folgende Begründungen:

– um sich in der Liebe mit einem Menschen ein Stück weiter zu entfalten,
– um selbst empfundene Lebensfreude weiterzugeben,

- in Einstellungen, die eher einer Konvention folgen, z. B. weil es für ein verheiratetes Paar normal ist, eine Familie zu gründen.
- um dem Leben einen tieferen Sinn zu geben.

Ottomeyer (1977) betont dies als eine Besinnung auf andere Werte als jene in unserer Gesellschaft verfestigten leistungsbezogenen Lebensziele. Der Kinderwunsch hat sich nach den Thesen dieses Autors verselbständigt als einzige Form der Selbstverwirklichung und der Beziehung des Paares (zit. nach Beringhausen 1980).

Urdze u. Rerrich (1981) gingen in einer empirischen Studie an 300 verheirateten Frauen mit einem Kind der Frage nach, warum sich junge Mütter für ein zweites Kind entscheiden bzw. nicht. Dabei wünschten sich 52% der Befragten noch ein Kind, 46% gaben jedoch an, kein weiteres Kind mehr zu wollen. 2% waren unentschieden. Die Tendenz zur 1-Kind-Familie (also Faktoren, die gegen einen weiteren Kinderwunsch sprachen) war dann gegeben,

- wenn man selbst als Einzelkind aufgewachsen war,
- wenn Kinder nicht als einziger und wichtigster Lebensinhalt im Leben einer Frau gesehen wurden,
- wenn Kinder nicht als Selbstverständlichkeit, als Muß gesehen wurden,
- wenn traditionelle Vorstellungen vom Leben einer Frau eher abgelehnt wurden,
- wenn gar keine oder nur eine lose Bindung zur Religion zu erkennen war,
- wenn eine deutliche Berufsorientierung und eine sehr positive Einstellung zum aktuellen oder früher ausübten Beruf vorhanden war,
- wenn die Umwelt als kinderfeindlich eingeschätzt wurde,
- wenn man in der Großstadt lebte und/oder in als schlecht bewerteten Wohnverhältnissen,
- bei niedrigem Ausbildungsniveau.

Frauen, die ein zweites Kind wünschten, begründeten diesen Entschluß mit den erwarteten Vorteilen für das erste Kind (Urdze u. Rerrich 1981, S. 12).

Die Autoren versuchten dann, durch Tiefeninterviews biographische Einflußfaktoren auf die weitere Lebensplanung der Frauen zu analysieren, und fanden folgende Zusammenhänge:

- Eine Erfahrung von finanzieller Knappheit in der Kindheit bewirkte bei vielen Frauen den Wunsch nach einem höheren Lebensstandard. Diese Erfahrung beeinflußt den Kinderwunsch in der Jugend noch nicht, wird jedoch nach den ersten Erfahrungen mit einem eigenen Kind für die weitere Familienplanung aktualisiert.
- Die Planung des Lebenswegs führt zu einer Auseinandersetzung mit der eigenen Mutter. Deren Situation wird schlechter als die eigene beurteilt, wofür Überbelastung durch eine zu große Familie verantwortlich gemacht wird.
- Die Mütter werden als zu abhängig, zu aufopfernd und zu familienorientiert bewertet. In bewußter Distanzierung zum Leben der eigenen Mutter entwickelt sich der Wunsch nach einem anderen Lebensstil und damit nach weniger Kindern.

- Die Beziehung zum Vater hat keinen Einfluß auf den Wunsch nach einer
  bestimmten Kinderzahl. Sie beeinflußt allerdings die Vorstellung vom späteren Familienleben sowie die Erwartungen an den eigenen Partner.
- Entscheidend erwies sich die Anzahl der Geschwister und hier vor allem,
  ob die Beziehung zu den Geschwistern als gut oder schlecht erlebt wurde.

Die Frage nach dem Kinderwunsch läßt sich also dahingehend beantworten,
daß wir innerhalb eines individuellen Motivationsgefüges gesellschaftliche, sozial erlernte, bewußte Motive sowie soziologische Einflußfaktoren ausmachen
können, die den Zeitpunkt wie auch die gewünschte Kinderzahl mitbestimmen.
Neben diesen mehr bewußteren Motiven sind jedoch auch jene intrapsychischen Impulse zu berücksichtigen, die sich nur aus der genaueren Kenntnis der
Lebens- und Beziehungsgeschichte der Frauen oder des Paares ableiten lassen
und die, wie schon erwähnt, großteils unbewußt bleiben (s. auch 2.2). Vielfach
müssen sie verleugnet werden, da sie sich nur schwer in soziale Erwartungen
einbinden lassen oder eher „schlechte" Gefühle (im Sinn von: „So etwas dürfte
eine Frau nicht empfinden") verursachen.

Hinter den lapidaren Angaben „Wunschkind" oder „geplantes Kind" steht
eine Fülle von einander oft widersprechenden Wünschen und Motiven, die
kaum, oft auch nicht den engsten Bezugspersonen mitgeteilt werden. Obwohl
Kinderwunsch und -planung häufig synonym verwendet werden, ist eine Diffe-
renzierung angebracht: Eine Gleichsetzung von Ungeplant = Unerwünscht ist
fehl am Platze. Ein nichtgeplantes Kind kann ebenso erwünscht sein wie ein
gewünschtes und geplantes Kind oft im weiteren Verlauf der Schwangerschaft
auch zur Ablehnung führen kann. Diese Widersprüchlichkeit zeigt sich deutlich im täglichen Umgang mit der Verhütung.

5.2 Empfängnisverhütung

Margaret Senger (1883 – 1966) kann wohl mit Recht als die Pionierin der Familienplanung bezeichnet werden. Sie trat mit großer Überzeugungskraft, aber
auch gegen massive Widerstände in der Öffentlichkeit für die Idee der Familienplanung ein. Ihr Ziel war, Frauen und Paare von dem Druck einer ungewoll-
ten Schwangerschaft zu befreien, um eine verantwortliche, geplante Elternschaft zu ermöglichen.

Ging es in diesen Pioniertagen zunächst vorrangig darum, für eine soziale
Akzeptanz der Familienplanung einzutreten und deren Methoden und Möglichkeiten weiterzuentwickeln, so hat sich nun die Thematik auf die individuellen Verhaltensweisen sowie veränderte Einstellungen der Frauen verlagert. Bei
kritischer Betrachtung können wir sehen, daß die optimistische Vorstellung
einer geplanten Zukunft nicht zu erfüllen ist. Dies mag auf den ersten Blick
verwundern, bestätigen doch einschlägige Befragungen (Oeter et al. 1981;
Schmidt-Tannwald u. Urdze 1983; Münz 1985; Wimmer-Puchinger 1983) einen

hohen Informationsstand der Frauen über die verschiedenen Methoden der Kontrazeption. Stellen wir diesen Daten jedoch jene über die konkrete Anwendung gegenüber, so zeigt sich auch bei rational deutlich verneintem Kinderwunsch eine klare Diskrepanz in Richtung inkonsequenter oder schlicht Nichtanwendung der an sich bekannten Verhütungsmöglichkeiten (Oeter et. al. 1981; Wimmer-Puchinger 1983a). Das heißt, daß die Erwartung, das Wissen führe automatisch zu entsprechendem Verhalten, in der Praxis an der Komplexität menschlicher Handlungsweisen vorbeigeht.

Soziale Vermittlungsfaktoren wie die weibliche Sozialisation, z. B. das Zulassen der Möglichkeit einer aktiven und autonomen Lebensplanung (also ein Lebenskonzept, das von den eigenen Wünschen ausgeht), sowie das Bewußtsein einer Eigenverantwortlichkeit, Zugang zu Institutionen (Ärzten, Beratungsstellen, soziales Netzwerk) und vor allem die Fähigkeit, über Sexualität und Kinderwunsch mit dem Partner zu sprechen, sind die wichtigsten Wegbereiter für ein bewußteres Umgehen mit der Fertilität.

Dies setzt sich auch in der gynäkologischen Praxis fort: In einer Studie an 800 erstmals schwangeren Frauen (Wimmer-Puchinger et. al. 1983a) zeigte sich folgender Zusammenhang: Je weniger die sexuelle Beziehung mit Scham und Tabus belastet war, desto eher wurde das Thema Empfängnisverhütung in der gynäkologischen Sprechstunde von der Frau selbst angesprochen.

Für die gynäkologische Praxis ist weiter folgender Gesichtspunkt wichtig: Klagen Frauen über die verschiedensten Präparate und bleibt die Unzufriedenheit auch beim Wechsel der einzelnen Methoden aufrecht, so liegt es nahe, Konflikte zu vermuten, die außerhalb der verschiedenen Methoden liegen. Dies ist in vielen Fällen ein im Hintergrund schwelender Partnerkonflikt und/oder eine sexuelle Beziehungsstörung, die verleugnet wird (nicht das Paar hat ein Problem, sondern die Pille macht müde, lustlos, depressiv usw.). Ein weiteres Motiv der Unzufriedenheit und des Wunschs nach Unterbrechen einer Methode ist ein ambivalenter Kinderwunsch oder auch der Wunsch, durch eine Schwangerschaft eine Bestätigung der eigenen Fertilität zu erfahren. Wir finden dies z. B. nach „leger" gehandhabten Diagnosen einer möglicherweise eingeschränkten Fertilität oder auch nach einem Schwangerschaftsabbruch (als „Wiedergutmachung" oder aus Angst vor schicksalshafter Bestrafung durch Infertilität). Folgende Fallbeispiele sollen diese Aspekte illustrieren:

Eine 26jährige verheiratete Frau, Mutter eines 3jährigen Kindes, wird in die psychosomatische Sprechstunde der Frauenklinik überwiesen. Sie klagt über unspezifische Beschwerden (Ziehen, Pulsieren), deren Ursachen die Frau in der Spirale vermutet. Die Patientin glaubt an das Vorliegen eines schweren entzündlichen Prozesses, der durch die Untersuchung in keiner Weise bestätigt werden kann. Dennoch wünscht sie, daß die Spirale entfernt wird, da sie sie unerträglich findet. Im Gespräch wird deutlich, daß sich das Ehepaar in letzter Zeit öfter über Familienzuwachs auseinandersetzte, wobei der Mann dem eindeutig ablehnend gegenüberstand. Dies führt zu einer Kampfstimmung in der Partnerschaft („Ich will etwas, was du nicht willst"). In der empathischen Gesprächssituation der Beratung kann die Frau auch ihre eigene Ambivalenz sehen. So ist für sie die Vorstellung, ein zweites Kind zu bekommen, auch ein Versuch, aus einem im Moment unbefriedigenden Berufsleben wieder auszusteigen, ohne vor dem sehr leistungsorientierten Mann das Gesicht zu verlieren. Gleichzeitig taucht der Wunsch auf, das durch die erste Schwangerschaft unterbrochene Studium wieder fortzusetzen.

Das folgende Fallbeispiel soll den Aspekt der Angst vor Bestrafung als Hintergrund für das Risikoverhalten nach Schwangerschaftsabbruch illustrieren.

Eine 22jährige ledige junge Frau kommt wegen einer starken reaktiven Depression post interruptio in die Psychosomatiksprechstunde. Sie beschreibt sich selbst als sehr labil, unsicher und entscheidungslos. In diesem Fall hatte ihre Familie für sie die Entscheidung übernommen, und sie fühlte sich von ihr zum Abbruch gedrängt. Die Schwangerschaft entstammte aus einer von ihr als sehr abgewertet erlebten Beziehung (ihr Freund war ein Hallodri, ein Frauenheld, ein Taugenichts, dem sie viel Geld geborgt hatte). Während dieser Periode der Unsicherheit geht sie eine neue Beziehung ein, die ein ähnliches Beziehungsmuster aufweist. Sexuell erlebt sie sich jedoch ängstlich, unsicher und auch emotional wie erotisch unbefriedigt.

Trotz ihrer leidvollen Erfahrung denkt sie nicht an Empfängnisverhütung. Auf meine Frage antwortet sie mit Schulterzucken: „Vielleicht würde ich einfach nur gerne wissen, ob ich noch schwanger werden könnte".

Sicher ist nicht jede Verhütungsmethode für jede Frau gleich gut geeignet: In einer gewissen Weise bedeuten Pille und Spirale ein Wegschieben und Ignorieren der Verbindung von Sexualität und Fertilität. Die zunehmende Weigerung von Frauen, diese Verbindung aufzuheben, sehen wir in dem Trend, den natürlichen Methoden den Vorzug zu geben.

Münz (1985) fand in einer Langzeitstudie an 2000 Frauen, die 1978 erstmals und 1981/82 ein zweites Mal interviewt wurden, folgende Veränderungen: Die Dominanz der Pille hat sich in diesem Zeitraum von 51% auf 46% verringert. Auch Coitus interruptus, 1978 noch die zweithäufigste Methode, hat an Bedeutung verloren (von 10% auf 6%). Die meisten anderen Verhütungstechniken waren 1981/82 stärker verbreitet als 3 Jahre zuvor, wobei der größte Zuwachs bei der Spirale von 5 auf 9% zu verzeichnen war. 28% der Pillenbenutzerinnen von 1978 (n=830) wechselten zu einer anderen Verhütungsmethode.

Selten geschieht der Wechsel der Verhütungsmethode zufällig. Er resultiert häufig auch nicht ausschließlich aus rationalen und gesundheitlichen Überlegungen, sondern erfolgt vielmehr im Zusammenhang mit einem stärker werdenden Kinderwunsch oder einem realen oder phantasierten Partnerwechsel, einem Abbruch der Beziehung oder bei einem Wunsch nach Intensivierung der Beziehung. Je nachdem ermöglicht dann die bisher verwendete Methode zuviel oder zuwenig Sicherheit.

Der Anteil der Partner an der Verhütung ist gering. Die vom Institut für Sexualforschung in Hamburg durchgeführte Studie an 580 Männern über die Einstellung zur Empfängnisverhütung (Strauss u. Barth 1986) ergab kurz und bündig: Obwohl 75% aller befragten Männer zugaben, mehrmals in den letzten Jahren befürchtet zu haben, ungewollt Vater zu werden, wird die Frage der Verhütung nach wie vor gerne den Frauen zugeschoben bzw. überlassen (vgl. auch Pross 1978). Dabei wurden von den Männern Pille und Spirale deutlich favorisiert. Abgelehnt wurden jene Methoden, die den Ablauf der sexuellen Interaktion stören und die Verbindung von sexueller Aktivität und Reproduktion zu sehr ins Bewußtsein rücken (Diaphragma, Präservativ und chemische Methode). Eine englische Studie (Cartwright 1976), in der 162 Ehepartner nach ihren Einstellungen zur Empfängnisverhütung gefragt wurden, zeigte, daß

42% Männer über den menstruellen Zyklus der Frau und seine Fruchtbarkeits-
phasen nicht Bescheid wußten.

Halten wir fest, daß Alter, Schulabschluß, Kirchenbindung, berufliche Stellung (Oeter u. Wilken 1984; Münz 1985; Wimmer-Puchinger 1983a) und vor
allem rational nicht zugängliche, spontane, widersprüchliche Gefühle kritische
Bedingungen für die Anwendung von Verhütungsmethoden sind, so wird klar,
daß für einen Großteil der Frauen eine Schwangerschaft zunächst überraschend eintritt.

Münz (1985) fand in einer Longitudinalstudie von Ehepaaren folgende Angaben: Insgesamt stuften die befragten Mütter 25% der Kinder als ungeplant
ein, 10% als ganz ungelegen und 15% als nachträglich akzeptiert. Ein Drittel
der Kinder war prinzipiell zwar erwünscht, kam aber zu früh (27%) oder zu
spät (6%). Bei 46% der Frauen stimmten Wunsch und Wirklichkeit überein.
Sie fanden den Zeitpunkt der eingetretenen Schwangerschaft wie geplant. Eine
wichtige Unterscheidung ist hier natürlich, ob es sich um das erste oder zweite
Kind handelt. Die erstgeborenen Kinder kamen mehrheitlich ungeplant und
überraschend (27%) oder zu früh (27%), dagegen bezeichneten die Mütter ihre
zweiten Kinder mehrheitlich als geplant (61%). Das dritte Kind wird nur noch
zu 38% als geplant eingeschätzt.

Daten aus unserer Erhebung

Von 714 interviewten Frauen unseres Samples gaben 50% an, daß sie die vorliegende
Schwangerschaft durch Berücksichtigung der fruchtbaren Tage bzw. bewußtes Absetzen jeglicher Verhütungsmethoden geplant haben. Ein Drittel gab an, nicht bewußt geplant, jedoch
an die Möglichkeit einer Schwangerschaft durchaus gedacht zu haben. 16% haben die vorliegende Schwangerschaft weder geplant noch in ihre Vorstellungswelt integriert, sondern
wurden von ihrem Eintritt überrascht. Uns interessierte daher auch der Umgang mit der Verhütung bzw. der bewußten Planung als „Vorgeschichte" der vorliegenden Schwangerschaft
(Tabelle 5.1).

Zum Zeitpunkt der Empfängnis hatten 91% auf jegliche Empfängnisverhütungsmetho-
de verzichtet. 16% hatten jedoch zu diesem Zeitpunkt keinen Kinderwunsch. 9% (das ent-

Tabelle 5.1. Verhütung im Jahr vor der Empfängnis (n = 599)

	[%]
Pille	50,7
Intrauterinpessar (IUP, Spirale)	5,3
Diaphragma	0,7
Präservativ	9,7
Schaum, Gelees, Cremes, Zäpfchen	7,0
Temperaturmessung	15,0
Tage zählen (fruchtbare – unfruchtbare Tage)	10,0
Aufpassen (Coitus interruptus)	1,3

Tabelle 5.2. Haben Sie mit Ihrem Partner über Kinderwunsch gesprochen?

	[%]
Nein, wir haben bis zum Feststehen der Schwangerschaft eigentlich nicht darüber gesprochen	6,2
Ja, wir haben hin und wieder darüber gesprochen	31,8
Ja, wir haben sehr ausführlich darüber gesprochen	62,0

spricht 64 Frauen) hatten eine Verhütungsmethode verwendet, die – obwohl dies nicht intendiert war – zu einer Schwangerschaft geführt hat.

Wie übereinstimmend festgestellt wurde, ist Planung dann eher erfolgreich, wenn mit dem Partner darüber gesprochen wird, ob und zu welchem Zeitpunkt beide sich ein Kind wünschen. Wir wissen aus der Beratungspraxis, daß eine Thematisierung dieser Wünsche und Vorstellungen eher in einer sicheren und auch partnerschaftlichen Beziehung möglich ist. Ängste vor Zurückweisung, Unsicherheit und Tabus sind kaum überwindbare Barrieren. Die Frage der Realisierung des Kinderwunsches und die Bestimmung des Zeitpunktes ist nach wie vor eher den Frauen zugedacht.

In unserer Untersuchungsgruppe zeigen sich zu dieser Fragestellung folgende Gesprächssituationen (Tabelle 5.2).

5.3 Schwangerschaftserleben

Geplant oder ungeplant, entsprechend dem Lebenskonzept zu früh oder zu spät – eines sollte für all jene deutlich sein, die mit schwangeren Frauen in der Berufspraxis arbeiten: Die Feststellung der Schwangerschaft löst unweigerlich zwiespältige Gefühle aus. Bedenkt man, welche Veränderungen auf ein Paar einströmen, welch verantwortungsvoller Lebensabschnitt das Paar erwartet, so erscheint die Bezeichnung „krisenhafte" Reaktion als adäquat und folgerichtig.

Welche Veränderungen auf der Realebene zeichnen sich ab? Am einschneidensten ist zunächst, daß die Frau eine neue Identität als Schwangere (Übergangsidentität) und als Mutter finden muß, d. h. ein Übergang von der Identität als eigenverantwortliche, erwachsene Person zu einer Identität als Mutter. Diese „mütterliche", größtenteils durch die Gesellschaft geprägte Rollenzuschreibung wird verinnerlicht, das Kind immer mitgedacht, geplant und gefühlt. Mit dieser Identitätsverschiebung ist auch verbunden, in der Gesellschaft anders beurteilt zu werden und mit anderen Erwartungen konfrontiert zu werden. Die Rollenzuschreibung als Mutter erfolgt in moralischen Kategorien. „Mütterliche Standards" werden übernommen. Dies zeichnet sich sogar an äußeren Attributen wie der Kleidung ab:

Eine junge (23jährige) Schwangere wurde in einer Krisensituation in die Psychosomatikambulanz der Frauenklinik überwiesen. Ihre Fragen kreisten hauptsächlich um die von ihr sehr angezweifelte persönliche Reife. Sie fragte sich, ob sie eine „mütterliche Eignung" (was immer sie darunter verstand) aufbringen könne, und sie rundete dies mit der bangen Frage ab, in der sie auf ihre, entsprechend ihrem Alter, „punkige", leger und gewollt schlampige Kleidung deutete: „Allein schon wie ich ausschau' – sagen Sie ehrlich, schaut so eine Mutter aus? Ich kann es mir nicht vorstellen, daß die Leute mich ernst nehmen werden"....

Eine 18jährige alleinstehende Schwangere, die von ihrem Freund im Laufe der Schwangerschaft verlassen wurde, suchte die psychologische Beratung in der Frauenklinik auf. Auch sie quälten Zweifel, ob sie genügend Kraft und Stabilität in sich habe, um allein für die Betreuung des Babys zu sorgen. Ihr Äußeres war symptomatisch: Sie trug einen Lodenhut (ein typisches Frauenattribut der 60er Jahre), eine Handtasche (passend für ältere Damen), Handschuhe und einen sehr biederen Mantel. Sie selbst deutete ihre Kleidung als den Versuch einer gewaltsamen Anpassung, wie eine „erwachsene" Mutter aussehen zu wollen: „Vor drei Monaten hätten sie mich nicht erkannt. Da trug ich schulterlange Haare, Jeans und hätte so was wie jetzt nie angezogen...".

Ihre gewaltsamen Bemühungen zur Anpassung führten sie jedoch noch mehr in die Isolation und Überforderung.

In diesem Schwebezustand der Schwangerschaft, in der eine Identität als „Mutterfrau" gesucht wird, sind oft nur Modelle verfügbar, die gesellschaftlichen „Mütterstandards" entsprechen. Dennoch wird mit zunehmender Rollenveränderung der Frauen die Frage einer Synthese der beiden Rollen immer dringlicher. Gegen den Rollenwiderspruch in unserer Gesellschaft versuchen immer mehr Autorinnen anzuschreiben (Badinter 1986; Berninghausen 1980; Beck-Gernsheim 1984; Chodorow 1985; Gambaroff 1984). Olivier (1988) bringt das Problem des sozialen Identitätswandels auf den Punkt:

Die Schwangerschaft, die an sich nur eine Veränderung des physiologischen Zustands darstellt, verändert in gleicher Weise den sozialen Status. Während der Schwangerschaft ist die Entscheidung unausweichlich. Die werdende Mutter kann entweder den Status der Frau aufgeben und den der Mutter annehmen, was den Eindruck einer unmittelbaren Zufriedenheit erwecken kann, einer Zufriedenheit, der viele Enttäuschungen folgen werden, wenn die Frau einige Jahre später wieder ein aktives Leben aufnehmen will. Oder sie kann ihren Status als Frau behalten und zusätzlich Mutter sein. Das vermittelt dann zunächst den Eindruck der Überbelastung und löst mitunter Schuldgefühle aus, hält aber die soziale Stellung der Frau aufrecht, die sich dann nicht nutzlos fühlen wird, wenn ihre Kinder fortgehen (S. 216f.).

„Mütterfrauen" können diese Rollenspaltung (Beruf und Mutterschaft) äußerlich beibehalten; die psychische Identität wird sich dennoch grundsätzlich wandeln. Das neue, noch labile „innere" Wissen begleitet sie durch ihren Alltag. Bisherige Eindrücke, Gespräche werden anders wahrgenommen und bewertet. Äußerlich zeigt sich dies in dem bekannten Phänomen, daß schwangere Frauen Mütter mit Babys sowie andere Schwangere selektiver wahrnehmen, d. h. ihnen mehr Aufmerksamkeit schenken, oder daß sich soziale Kontakte und Freundschaften radikal ändern. In einer Studie über den Schwangerschaftskonflikt stellten wir fest, daß 57% der Frauen, die ihre (ungeplante) Schwangerschaft austragen, freundschaftliche Kontakte zu anderen schwangeren Frauen suchten und sich an diesen Bezugspersonen auch in ihrer Entscheidung für oder gegen das Kind orientierten (Wimmer-Puchinger 1983a).

Besonders die Partnerbeziehung und die Zuwendung des Mannes stehen nun auf einem kritischen Prüfstand. Wunschbilder und Wirklichkeit sind jedoch häufig nicht deckungsgleich. Männer wehren ihre Ängste vor der schwangeren Frau sowie vor ihrer neuen Rolle ab. Unsicherheit, an dem Prozeß der Schwangerschaft Anteil nehmen zu dürfen, macht sich breit. Dies wird mit

Rückzug in den Beruf, in Hobbys oder Männerrunden beantwortet. Frauen interpretieren dies fälschlicherweise als Desinteresse. Nicht selten ist daher gerade der Schwangerschaftsbeginn durch Leid und Kränkungen überschattet. Was auch immer jedoch dieses „männliche Ausbrechen" erklären mag: Fehlendes Engagement des Mannes zu einem Zeitpunkt, in dem die Frau besonders der Anteilnahme und Liebe bedarf, hinterläßt eine traurige Spur.

Ein zentraler Impuls für das Schwangerschaftserleben liegt in dem Erinnern und Wiederbewußtwerden die Beziehung zu den eigenen Eltern als Kind, wobei vor allem für die schwangere Frau die Beziehung zur Mutter am deutlichsten aktualisiert wird (s. 2.2; vgl. auch Bibring 1969; Benedek 1960; Deutsch 1947; Breen 1975; Niemelä 1980; Nilsson 1970; Molinski 1972; Chodorow 1978).

Daten aus unserer Erhebung

Entsprechend dem hohen Prozentsatz von bewußt geplanten Schwangerschaften sind auch die ersten spontanen Gefühlsreaktionen auf der Bestätigung der Schwangerschaft eindeutig positiv (Tabelle 5.3).

In einer englischen Longitudinalstudie (Wolkind u. Zasicek 1981) an 96 verheirateten Erstgebärenden gaben 70% positive erste Reaktionen an, 22% neutrale Gefühle und 8% negative Gefühle.

Die Ambivalenz und Unsicherheit, die eine Schwangerschaftsbestätigung bei einer Frau auslösen kann, wurde mit Hilfe zweier verschiedener Items erfaßt. Eine Frage bezog sich auf Gedanken, die die Möglichkeit einschließen, die Schwangerschaft nicht auszutragen (Tabelle 5.4). Eine andere Fragestellung zielte auf die Einschätzung des Zeitpunktes der Schwangerschaft ab.

Tabelle 5.3. Wie reagierten Sie auf die Bestätigung Ihrer Schwangerschaft?

	[%]
Ich habe mich von Anfang an gefreut	67,7
Ich war zunächst sehr unsicher, jetzt freue ich mich	20,7
Ich muß mich an den Gedanken erst gewöhnen und bin noch etwas unsicher	14,6

Tabelle 5.4. Haben Sie je daran gedacht, das Kind nicht zu bekommen?

	n (531)	[%]
Habe es mir lange überlegt, mich dann doch für das Kind entschieden	28	5,3
Habe anfangs kurz daran gedacht	97	17,7
Nein, keinen einzigen Moment lang	409	77,0

Tabelle 5.5. Wie reagierte Ihr Partner auf die Bestätigung dieser Schwangerschaft?

	[%]
Er hat sich von Anfang an gefreut	71,3
Er war zunächst unsicher, jetzt freut er sich	19,6
Er muß sich an den Gedanken erst gewöhnen und ist noch immer etwas unsicher	9,2

Tabelle 5.6. Belastungsfaktoren

Jede Schwangerschaft bringt mit sich, daß einem gewisse Dinge durch den Kopf gehen. Geben Sie bitte an, *wie stark* Sie folgende Gedanken beschäftigen	Sehr stark bzw. stark [%]
Wird das Kind gesund sein	89,4
Wird das Kind Beziehungen zu Familienmitgliedern ändern	21,9
Auswirkungen auf meine zukünftigen beruflichen Möglichkeiten	17,9
Bleibt mir genügend Zeit für mich und meinen Partner	18,7
Tägliches In-Anspruch-genommen-Werden durch das Baby	19,0
Mehrbelastung im Haushalt	14,2
Finanzielle Schwierigkeiten	17,3
Wohnungsprobleme	27,3
Einschränkungen der Freiheit	10,5
Gedanken darüber, eine „gute Mutter" zu sein	44,2
Wie wird sich mein Partner als Vater verhalten	36,4
Zusätzlich große Verantwortung durch das Kind	33,8

Wir können zusammenfassen: Die Mehrheit unserer Untersuchungsgruppe hatte eine mögliche Schwangerschaft bewußt ins Auge gefaßt. So setzten 57% deshalb die Pille ab, sie hatten dies auch mit ihrem Partner besprochen und reagierten entsprechend erfreut auf die Schwangerschaft. Für ein Drittel unserer Untersuchungsgruppe stellt sich die Situation etwas ambivalenter dar. Diese Frauen waren nicht so sehr auf die Schwangerschaft gefaßt und reagierten am Anfang daher entsprechend unsicher. 23% hatten den Gedanken an eine mögliche Abtreibung kurz ventiliert. 16% hatten die Möglichkeit einer Schwangerschaft gar nicht ins Auge gefaßt; für sie erscheint daher der Zeitpunkt auch äußerst ungünstig. Ähnliche Gefühlsreaktionen wie die eigenen schrieben die Frauen ihren Partnern zu (Tabelle 5.5).

In den Gefühlen, die die Frauen ihren Partnern zuordnen, überwiegen noch deutlicher die positiven Gefühlsanteile. Dies mag zum einen darauf hindeuten, daß die Männer jene Momente, die sich als Sorgen in die Freude mischen, ausklammerten. Eine andere mögliche Interpretation wäre, daß die Frauen die Gefühle ihrer Männer so sehen wollen, weil dies ihnen über ihre eigene Ambivalenz hinweghilft. Wichtig für die Praxis im Umgang mit Schwangeren ist es deshalb, die Sorgen im Hinterkopf zu behalten, welche die Schwangere am Beginn ihrer Schwangerschaft belasten können (Tabelle 5.6).

Es überrascht nicht, daß sich die Gedanken in erster Linie darauf konzentrieren, ob sich das Kind gesund entwickelt. An zweiter Stelle finden wir all jene Gefühle, die die Vorstellung eigener Mutterqualitäten berühren. Auch die zukünftige Vater-Kind-Beziehung bewegt die werdende Mutter schon am Schwangerschaftsbeginn (36,4%), ebenso generell die Verantwortung, die ein Kind bedeutet (33,8%), aber auch Wohnungsprobleme (27%) (s. auch S. 44).

Das Erleben von Macht und Ohnmacht
im Zusammenhang mit Kinderwunsch

V. Frick-Bruder

„Gib mir Kinder, wenn nicht, sterbe ich."

Der psychologische Hintergrund dieser verzweifelt, aber auch ein wenig dramatisch klingenden Bitte Rahels an ihren Mann Jakob (1. Buch Mose 30, 1) sei kurz erzählt, denn diese jahrtausende alte Geschichte hat an Aktualität nicht nur nichts eingebüßt — man ist versucht zu sagen, die Reproduktionsmedizin schickt sich gerade jetzt erst richtig an, sie um jeden Preis zu erfüllen.

Jakob liebt Rahel, die jüngere Tochter seines Onkels. „Lieber geb ich sie dir als einem Fremden", sagt dieser. Doch Jakob muß ihm erst einmal sieben Jahre dienen, bis er sie zur Frau erhält. In der Hochzeitsnacht schiebt ihm der Onkel durch eine List Lea, die ältere Tochter, unter. Sie ist nicht so schön wie Rahel, sie ist ohne Glanz. Jakob bemerkt erst am Morgen, daß er sich täuschen ließ und findet sich mit Lea vermählt. Nur gegen das Versprechen, weitere sieben Jahre Dienst für den Onkel zu tun, erhält er schließlich von ihm auch Rahel, die Geliebte, zur Frau. Lea fühlt sich neben der schönen, begehrten Schwester bald benachteiligt. Als Gott ihre Zurücksetzung sieht, öffnet er ihren Mutterschoß und läßt Rahel unfruchtbar bleiben. Lea gebärt Jakob nacheinander 6 Söhne und 1 Tochter, immer in der Hoffnung, seine Liebe auf diese Weise doch noch zu gewinnen. In der Eifersucht auf ihre fruchtbare Schwester fordert Rahel von ihrem Mann endlich ein Kind, doch er antwortet zornig: „Nicht ich bin es, der dir das Kind versagt, sondern Jahwe, der Gott." In ihrer Not bittet Rahel schließlich ihre Magd, für sie von Jakob ein Kind zu empfangen und auszutragen, und so wird dem Paar endlich ein Sohn geboren. Aber nun hat Jahwe endlich ein Einsehen; er erlöst Rahel von ihrer Unfruchtbarkeit und öffnet ihren Mutterschoß. Sie empfängt und gebiert einen Sohn.

Eine vielschichtige Geschichte, und es sind alle aktuellen Probleme einer Sterilität bis zu den modernsten Austragungsmodi darin enthalten. Lebte Rahel heute, würde sie vermutlich schon seit Jahren in Behandlung sein. Vermutlich ohne Jakob, der sich ja nicht oder jedenfalls nicht so wie sie verantwortlich fühlt. Sie wäre vielleicht — noch unentwickelt, wie sie die Geschichte zunächst darstellt — anovulatorisch und würde deshalb hormonell stimuliert. Oder sie wäre funktionell oder wissenschaftlich exakt ausgedrückt aus bislang noch ungeklärter Ursache steril. Für eine solche Sterilität gibt es heute GIFT, den Gametentransfer vor Ort, d. h. in die Tube. In seiner doppelten Wortbedeutung an das Danaer Geschenk erinnernd überbrückt er in der tiefen Bewußtlosigkeit der Vollnarkose im Operationssaal, was Rahel und Jakob aus noch ungeklärten Gründen, die möglicherweise viel mit ihnen selbst und ihrer Beziehung zueinander zu tun haben, in ihrem Bett bislang miteinander nicht vermochten. Rahel scheut sich in ihrer Not schließlich auch nicht, eine Leihmutter zu dingen und wird — als der enorme Druck von ihr gewichen zu sein scheint — endlich schwanger (ein statistisch nicht signifikant belegtes Phänomen, doch in der Praxis häufig erfahrbar).

Auf einer anderen Ebene beschreibt die Geschichte archaische Beziehungskonstellationen und die mit ihnen verbundenen Gefühle. Sie handelt auch von männlicher und weiblicher Selbstfindung, in der die Auseinandersetzung mit dem Kinderwunsch — manchmal mehr, manchmal weniger bewußt — je nach Motiv und Funktion des Wunsches Machtlust ebenso wie Ohnmachtsgefühle mobilisiert, so wie sie auch mit dem eigenen Kindsein verbunden waren.

Die biblische Geschichte handelt von Personen in Dreierkonstellationen, der schwierigsten von allen, die es im Leben zu bewältigen gilt, so wie ja auch das real hinzukommende Kind anders als das nur vorgestellte die Zweierbeziehung seiner Eltern erweitert und damit grundsätzlich verändert.

Da ist Jakob, zunächst ganz im Banne seiner Kleinheits- und Hilflosigkeitsgefühle als Dritter gegenüber dem als mächtigen Rivalen erlebten primären Vaterobjekt. Sein Aufschrei meint: Er ist es, der mich und damit auch dich hindert, ein Kind miteinander zu bekommen. Die ödipale Rivalität hat Jakob noch nicht so weit bewältigt, daß er als Sohn in der Identifikation mit dem Vater selbst väterlich sein kann. Noch schwankt er zwischen seinen eigenen regressiven Bedürfnissen, selbst das Kind seiner Mutterfrau Lea zu sein, und seiner Lust auf Rahel, die deshalb nicht Mutter für ihn sein kann. Da ist Lea, die fruchtbare, die das Gefühl ihres Wertes aus der Fähigkeit speisen muß, Kinder zu bekommen, und zwar Söhne. Begehrenswert fühlt sie sich nur im Dunkel einer einzigen Nacht und dies mit der Täuschung, eigentlich eine andere zu sein. Und da ist Rahel, geliebt, aber noch nicht liebesfähig. In ihrem noch schwachen weiblichen Selbstgefühl mit der Mutter rivalisierend, darauf hoffend, daß die Lösung aus dem Dilemma ihrer Gefühle von Eifersucht, Neid, Wut und Ohnmacht vom Manne käme (Frick-Bruder 1984). Und da ist schließlich Jahwe, die Gott-Vater-Gestalt, oder anders ausgedrückt, das mächtige Eltern-Prinzip, der es scheinbar in der Hand hat — wir sprechen ja aus der Sicht der Realität des Erlebens — die beiden Frauen fruchtbar sein zu lassen, der Rahel aber erst nach einem langen Weg der Selbstfindung zu einem eigenen Kind verhilft. Die Reproduktionsmedizin ist oft in Verruf geraten, ein ähnlich machtvolles Prinzip verkörpern zu wollen, das sich auf einem schmalen Grat zwischen Hilfe und Manipulation der ihr scheinbar ohnmächtig ausgelieferten Opfer bewegt. Wir übersehen dabei, daß das breite Spektrum alter und neuer Reproduktionstechniken lediglich eine im Einzelfall mehr oder weniger potente Hilfsmöglichkeit darstellt, von der wir wie von jedem technischen Fortschritt profitieren, die wir aber auch zu unseren Zwecken mißbrauchen können. Es ist wohl eher der Umgang, und zwar auf beiden Seiten der Beteiligten mit diesen technischen Möglichkeiten, der diese dann gelegentlich fast pervers erscheinen läßt. Wir vollziehen eine gefährliche Abspaltung von Gefühlen, indem wir sie projektiv einem bösen Objekt — der Reproduktionsmedizin oder den sie vertretenden Ärzten — zuschreiben.

Ich will versuchen darzulegen, daß der Konflikt, der sich aus dem Erleben von Macht und Ohnmacht im Zusammenhang mit Kinderwunsch und seiner Erfüllung oder Nichterfüllung ergibt, in uns allen präsent, also kein spezifisch reproduktionsmedizinischer ist, auch wenn er hier in einer ganz besonderen Weise ausgetragen werden kann. Dies schließt das Aufzeigen der Ohnmacht des Mächtigen und der Macht des Ohnmächtigen mit ein.

Der Kinderwunsch

Man kann darüber streiten, ob der Kinderwunsch triebimmanent in der Biologie der Frau verankert ist, oder ob er eine sekundäre Bildung, d. h. vorwiegend sozial determiniert, ist. Fest steht, daß die Fähigkeit, ein Kind zu empfangen und auszutragen, eine einzigartige Potenz der Frau darstellt, über die sie zu Zeiten zuverlässiger Kontrazeption verfügen kann, anstatt sich von ihr verfügen zu lassen (Frick-Bruder 1986a). Diese Potenz sowie die Tatsache, daß Schwangerschaft und Geburt Prozesse sind, die sehr viel stärker mit ihrer körperbezogenen Identität verknüpft sind als der vergleichsweise flüchtigere Vorgang der Zeugung beim Mann, mögen mit erklären, warum der Kinderwunsch bei ihr oft sehr viel drängender und fordernder wirkt als beim Mann. In seinem Selbstwerterleben sind dagegen generative und sexuelle Potenz stärker miteinander verknüpft: Aktiv sein, eindringen, befruchten, schwängern und dazu auch noch sexuell befriedigen. Die Weichen für eine ganz bestimmte Konstellation der Geschlechter sind damit gestellt: Neid auf, aber auch Bewunderung für die Potenz des anderen, Gefühle von Abhängigkeit und Angewiesensein, Unterlegenheit und Überlegenheit, aber auch Wünsche nach Verschmelzung und gemeinsamer Verwirklichung müssen im Kinderwunsch verarbeitet werden und lassen den anderen zu einer Person werden, die für die Erfüllung des Kinderwunsches Grundbedingung oder mehr oder weniger bedeutungslos ist.

Häufig von Frauen genannte Motive zur Schwangerschaft, Geburt und Elternschaft illustrieren diesen Spielraum (Mittag u. Jagenow 1985a):

- Durch ein Kind habe ich eine Aufgabe, und mein Leben bekommt einen Sinn.
- Durch ein Kind kann ich neue Dinge lernen und mich selbst verwirklichen.
- Ich möchte Schwangerschaft und Geburt erleben.
- Durch ein Kind kann ich meine Partnerschaft vervollständigen und eine Familie gründen.
- Ich möchte ein Kind als Liebesobjekt oder Partnerersatz.
- Ich möchte die Entwicklung eines Kindes miterleben.
- Ich liebe Kinder eben.
- Die Zeit ist reif für ein Kind.
- Ich möchte ein Kind, um die Welt menschlicher zu gestalten.
- Ein Kind gibt mir Identität als Frau und Mutter.

Aus psychodynamischer Sicht enthalten die genannten Motive Anteile aus unterschiedlichen Reifungsphasen der Persönlichkeitsentwicklung (Frick-Bruder 1986a).

Zum einen entsteht der Wunsch in einer erwachsenen, partnerschaftlichen Beziehung vor dem Hintergrund bewältigter, kindlicher Ausgeschlossenseinsgefühle als kleinerer, schwächerer Dritter. Die Partner wollen etwas gemeinsames Drittes, das sie als Bereicherung ihrer Lebensqualität erfahren können. Das Kind ist deshalb ohne den anderen, an ihm vorbei oder ohne Rücksicht auf ihn nicht denkbar. Es ist auch Ausdruck des Wunsches, nicht nur für sich selbst und den Partner dazusein, bedeutet also Überwindung eines nur auf sich selbst oder den Partner Bezogenseins.

Zum anderen ist das Kind eine narzißtische Selbsterweiterung, d. h. es dient überwiegend egoistischen, selbstbezogenen Gründen. Es wird nicht um seiner selbst willen gewünscht und gemocht, sondern hat bereits als vorgestelltes Kind eine ganz bestimmte Funktion: Es soll besonders intelligent sein und schön, es soll eine bessere Welt schaffen, Leere und Einsamkeitsgefühle verhindern, den Partner ersetzen oder fester binden. Das Kind ist Substitut der eigenen, nicht vollzogenen Selbstverwirklichung und wird deshalb um jeden Preis gewünscht, was nicht zwingend heißt, daß es real auch kommen darf.

Diese in gewisser Weise künstlich entmischte Gegenüberstellung von partnerbezogenen, reifen und selbstbezogenen, unreifen Motiven sollte jedoch nicht darüber hinwegtäuschen, daß der Kinderwunsch bei jedem von uns Anteile beider Strebungen enthält, in einer Mischung, die allerdings abhängig ist von der jeweiligen Persönlichkeit und ihren Lebensumständen. Anders – wenn nicht als narzißtische Herausforderung – wäre unsere große Verführbarkeit als Patienten oder Behandelnde durch die Möglichkeiten der Reproduktionsmedizin nicht zu verstehen.

Die Vorstellung eines Kindes mobilisiert nicht nur Gedanken an Elternschaft, sie weckt auch Erinnerungen an das eigene Kindsein. Sich selbst als mütterlich oder väterlich vorstellen zu können, das heißt also, sich eigene Mutter- oder Vaterschaft zuzutrauen, bedeutet, die eigenen Kindheitsgefühle von Angst, Wut, Schwäche, Gier, Im-Mittelpunkt-stehen-Wollen so weit gelöst zu haben, daß ihre Wiederholung bei einem eigenen Kind nicht gefürchtet, sondern akzeptiert wird.

Rechnet man zu diesen inneren Gründen, die auch Angst vor einem Kind machen können, die hinzu, die aus dem gesellschaftlichen Kontext stammen (materielle Abhängigkeit, Störung der beruflichen Ausbildung, Verlust des Arbeitsplatzes, eingeschränkte Möglichkeit, sich jenseits der generativen Funktion autonom zu entfalten), so wird deutlich, daß der Kinderwunsch seinem Wesen nach (wenn auch mehr oder weniger) ambivalent ist. Neben dem Wunsch nach einem Kind existiert auch die Angst vor den damit verbundenen Belastungen und Einschränkungen. Ambivalenz als Nebeneinander widerstreitender Gefühle, für die es keine rasche Lösung gibt, es sei denn die, sie erst einmal bewußt zu akzeptieren, wird in der Sterilitätsbehandlung von beiden Seiten allerdings nur schwer ertragen: Bei nicht wenigen Frauen wirkt der Kinderwunsch deshalb präambivalent, das heißt einseitig, überwertig. Das Kind ist idealisiertes Objekt und wird so zum Wunschkind um jeden Preis, für das die Frau jedes Opfer bringt – notfalls bis zur Selbstaufgabe – und für das dem Behandelnden kein Aufwand zu groß scheint, wenn auch unter der Prämisse der Abspaltung schwieriger Gefühle, die mit dem Erleben von Grenzen eben verbunden sind.

Die Situation von Paaren in der Sterilitätsbehandlung

Partner, die sich mit unerfülltem Kinderwunsch in Behandlung begeben, stehen schon von Beginn an unter erheblichem Druck. Die Erfahrung, spontan miteinander kein Kind zu bekommen, bedeutet eine Kränkung für das weibliche und männliche Selbstgefühl, aber auch für die Beziehung der beiden zueinander, die nun eine Begrenzung des Wunsches erfährt, gemeinsam etwas Neues zu schaffen, in dem beide weiterleben und auch die Einzigartigkeit ihrer Beziehung dokumentieren können. Kränkung und Enttäuschung bei den Betroffenen und Abwehr eigener Hilflosigkeit in der Umgebung lösen Phantasien von Schwäche und Disharmonie aus, die sich dann in unsensiblen und bösartigen Anspielungen wie: „Ihr denkt wohl auch nur an euch", oder: „Sollen wir euch einmal zeigen, wie's geht", Luft machen und von den Betroffenen verkraftet werden müssen.

Der starke Leidensdruck, der mit den vielfältigen Kränkungen verbunden ist, erklärt, warum psychologisch auffällige ebenso wie psychologisch unauffällige Paare im Lauf einer Behandlung in eine Spirale sich steigernder Bereitschaft zu medizinischen Maßnahmen und weiterführenden Behandlungsschritten hineingeraten, aus der sie sich in der Regel auch dann nicht mehr befreien können, wenn sie deutlich spüren, daß sie von all dem längst genug haben. Hinzu kommt, daß die diagnostischen und therapeutischen Maßnahmen Folgen für die Beziehung haben. Das sexuelle Zusammensein ist häufig nicht mehr durch das spontane Bedürfnis bestimmt, sondern durch das Ziel der Zeugung reglementiert. Befaßt man sich eingehender mit den Partnern, so äußern manche von ihnen, daß sie schließlich nur noch widerwillig miteinander schlafen und innerlich Abneigung, ja Haß empfinden, der eigentlich dem Kind gilt, das nach dem Mißverständnis seiner Eltern solche Opfer verlangt. Eine Patientin, die sich seit längerer Zeit in einer Sterilitätsbehandlung befindet, schilderte mir den inneren Dialog, den sie über die Jahre mit ihrem vorgestellten Kind führt: Anfangs als niedlichen, blonden kleinen Jungen vorgestellt nahm dieser mit ihrer zunehmenden Frustration über den ausbleibenden Behandlungserfolg immer gröbere und mächtigere Züge an. Er wuchs sozusagen in ihrer Phantasie zu einem Riesen heran, über ihre Ohnmachtsgefühle und ihren Ärger triumphierend. Sie ertappte sich dabei, daß sie ihm in Gedanken in letzter Zeit immer häufiger entgegenschleuderte: „Dann bleib doch wo du bist, du Ungeheuer, du kannst mir gestohlen bleiben". Auf meine Frage, was das Kind antworten könnte, meinte sie nach einer langen, nachdenklichen Pause: „Warum zwingst du mich auch so, ich möchte den Augenblick bestimmen, in dem ich in dein Leben trete".

Wie häufig es unter der Behandlung tatsächlich zu Störungen des sexuellen Erlebens kommt, läßt sich nicht genau sagen, da viele Paare dies verschweigen, oder sogar voreinander verbergen. Stauber berichtet (1986a, c), daß immerhin 10% der sterilen Partner bereits mit funktionellen Sexualstörungen in die Behandlung kommen. Andere Autoren gehen davon aus, daß wenigstens ein Drittel aller Paare im Laufe der Behandlung mit funktionellen Sexualstörungen reagieren.

Das Ausmaß an Opferbereitschaft nimmt bei einigen Partnern, vor allem den Frauen, masochistische Züge an. In einem extrem gesteigerten Maß sind sie dann bereit, diagnostische und therapeutische Maßnahmen auf sich zu nehmen, die dann tiefgreifend ihre Lebenssituation bestimmen. Häufige Arztbesuche, Schwierigkeiten mit dem Arbeitgeber, wiederholte Spermiogramme, Inseminationen, Pertubationen, Blutabnahmen, Urin sammeln, Basaltemperatur messen sind dann ersatzweise der Austragungsort für den fehlenden Dialog über das eigentliche Problem und die dadurch aufgestaute Wut und Enttäuschung. Ein Patient schilderte seine Frau wie die Hexe im Märchen: Am Wochenende werde er gemästet, müsse sich schonen, dürfe nicht ausgehen, er müsse sozusagen seinen Finger durch die Käfigstäbe stecken um zu zeigen, ob er schon fett genug sei, um von ihr verschlungen zu werden. Dem entsprach ihr Bild von ihm als passivem, indifferentem Partner, der sie − darin höchst aktiv − am ausgestreckten Arm verhungern lasse.

Die Arzt-Patient-Beziehung

Es wundert wohl nicht, wenn die Partner in diesem Dilemma uneingestandener Enttäuschung und Wut zunächst erleichtert sind, wenn in der Person des Arztes ein scheinbar potenterer die Szene betritt, der nicht nur zeugungsfähig wirkt und darin den Mann bei aller Rivalität auch entlastet, sondern der Frau auch die Hoffnung zurückgibt, mit seiner Hilfe fruchtbar zu sein, d. h. wieder ein besseres Selbstgefühl als Frau zu haben. Daß dabei unterschiedliche Gefühle mobilisiert werden, ist vermutlich deutlich geworden. Das intensive Leiden an der Kinderlosigkeit verstärkt die Bereitschaft, Vertrauen zu haben, sich helfen zu lassen, abhängig zu sein und Opfer zu bringen, aber auch den Arzt zu idealisieren und omnipotent zu sehen. Dementsprechend richten sich auf ihn neben den realistischen Reaktionen auch Übertragungsgefühle, die eigentlich gar nicht ihm, sondern einer anderen, wichtigen Person der Kindheit gelten. So phantasierte eine Patientin, die häufig die Ärzte wechselte, diese seien eigentlich gar nicht an ihr interessiert und würden sie vermutlich außerhalb des Sprechzimmers gar nicht mehr erkennen. Sie war davon überzeugt, nicht schwanger zu werden, da sie hierfür nicht den Segen ihrer Mutter habe. Sie erinnerte sich an diese als eine kalte, nicht einfühlsame Frau, die ihre kleine Tochter wie eine Puppe ausstaffierte und „ja bitte" und „nein danke" sagen ließ. Als junge Frau träumte die Patientin − und war sich bis heute nicht klar, ob es nicht vielleicht doch Wirklichkeit war − eines Nachts sei ihre Mutter an ihr Bett gekommen, habe die Hand auf ihren Bauch gelegt und mit drohender Stimme gesagt: „Du wirst niemals schwanger". Eine andere Patientin mit unaufgelöster ödipaler Problematik projizierte in ihren Arzt das Bild ihres aggressiv sadistischen Vaters, den sie fürchtete, aber auch als einen sehr potenten Mann bewunderte. Sie hatte Angst, der Arzt könne ihr bei der Untersuchung womöglich ihr einziges reifes Ei zerquetschen, andererseits erwartete sie von ihm, er solle mit einem Fangnetz vor dem reifen Ei auf der Lauer liegen und es schnappen.

Wie ist es denkbar, daß Phantasien wie diese nahezu realistisch eine Punktion unter Stimulationsbedingungen beschreiben (die diese Patientin nie erlebt hatte), d. h. daß Phantasie und Wirklichkeit derart Hand in Hand zu arbeiten scheinen? Handelt es sich lediglich um eine optimale Wunscherfüllung oder fehlt es mitunter an eben jener Distanz gegenüber dem Wunsch, der z. B. dem Neurotiker, der sich in eine psychotherapeutische Behandlung begibt, das Recht zuschreibt, davon ausgehen zu können, daß sein Therapeut eben *nicht* antritt in dem Bemühen, seine Wünsche immer unmittelbar zu befriedigen.

Der Kinderwunsch kann neurotische Dimensionen annehmen, und es ist schwer, sich dann dem Sog zu entziehen, der von der dahinterliegenden Verzweiflung, Abhängigkeit und Idealisierungsbereitschaft, die ja auch etwas Vergewaltigendes hat, ausgeht. In Abhängigkeit von der Persönlichkeit und ihrer Struktur ist dann die narzißtische Versuchung für den Arzt und dementsprechend die Bereitschaft, den hohen Erwartungen gerecht zu werden, mehr oder weniger groß. Durchaus gut gemeinte, aus dem Größen-Selbst stammende Äußerungen des Arztes wie: „Das wäre ja gelacht, wenn wir das nicht miteinander schaffen, das muß einfach klappen, in 9 Monaten sehe ich sie wieder", erregen früh meist uneingestandenen Ärger bei der Patientin, weil in ihr selbst phantasierte Wunscherfüllung und vorweggenommene reale Enttäuschung ohnehin immer dicht beieinander liegen. Bleibt der Erfolg aus – und das ist für eine größere Gruppe von Sterilitätspatienten der häufigere Verlauf (die Gesamterfolge der Sterilitätsbehandlung betragen etwa 30 %) – kann es in dieser Phase zu erheblichen Ärgerreaktionen kommen, die sich dann meist auf Nebenwegen Luft machen. Von seiten des Arztes, der mit seiner eigenen Kränkung zu kämpfen hat, fallen dann schon einmal abfällige Bemerkungen über einen Spermabefund wie: „Diese müden Kameraden taugen alle nichts, kein Wunder, daß keine ankommen, so schlapp, wie die sind". Oder über eine zu kleine Gebärmutter: „Mit dieser Gebärmutter können Sie sich den Kinderwunsch abschminken". Die Patienten schimpfen meistens hinten herum über die langen Wartezeiten, die insuffizienten, medizinischen Behandlungsmöglichkeiten, die Schwestern, seltener über den Arzt, aber fast nie mit ihm direkt. Wenn die Partner nicht ohne Erklärung eines Tages ganz wegbleiben, weil sie aufgeben oder, was wahrscheinlicher ist, weil sie zu einem anderen Arzt gehen, kommt es in dieser Phase meistens bei der Frau zu einem inneren Rückzug bei gleichbleibender oder sogar verstärkter Bereitschaft zu diagnostischen Maßnahmen und Eingriffen. Dieses Verhalten wird häufig fehlinterpretiert als Angepaßtheit einer besonders unauffälligen, normalen Patientin.

Auch der Arzt zieht sich in dieser Phase nicht selten mit seinem Enttäuschungsgefühl zurück, was ihm oft gar nicht bewußt ist. Die atmosphärische Unfruchtbarkeit, die sich jetzt auch in der Arzt-Patient-Beziehung breit macht, ist eben schwer zu ertragen, weil Gefühle von Hoffnungslosigkeit und Hilflosigkeit thematisiert und akzeptiert werden müßten. In einer Befragung, die ich mit Ärzten durchgeführt habe (Frick-Bruder 1986a), äußerten manche von ihnen selbstkritisch, daß sie in solchen Behandlungsphasen dazu neigen, die Diagnostik zu verstärken, häufiger Blut abzunehmen und gelegentlich sogar häßliche Gedanken registrieren wie: „Geschieht ihr ganz recht, daß sie kein Kind kriegt", oder: „So jemand sollte auch gar nicht schwanger werden".

Wird in einer solchen schwierigen Beziehungsphase ein Psychologe oder Psychotherapeut hinzugezogen, anstatt das Gefühl der gemeinsamen Unfruchtbarkeit zu thematisieren, so hat dieser es schwer. Er steht in seiner Funktion für die nicht zugelassenen Gefühle von Hilflosigkeit und verkörpert damit das von beiden Seiten Abgewehrte. In dieser Bedeutung kann er als lästiger Sand im Getriebe oder schlimmer noch als Bedrohung erlebt werden, gegen die es sich noch mehr zu wappnen gilt. Auch ein noch so gutes psychotherapeutisches Gespräch kann deshalb nicht ersetzen, was vor Ort, d. h. zwischen dem Arzt und seiner Patientin in der Beziehungsdynamik des Behandlungsprozesses angesprochen werden kann und soll. Die Aufspaltung in Fachkompetenzen und die Abspaltung der Gefühle von der medizinischen Behandlung fördert diese Abwehr auf beiden Seiten und steigert die Bereitschaft, die technischen Möglichkeiten im Dienste der Abwehr eher noch verstärkt einzusetzen.

Für manche Paare ist die Reproduktionsmedizin ohne Zweifel eine wertvolle Hilfe. Für andere wird sie zur Gefahr des Mißbrauchs. Hierzu eine Patientin nach dem ersten Embryotransfer in der Hoffnung auf eine Schwangerschaft: „Noch niemals hat man sich so um mich gekümmert, stand ich so im Mittelpunkt, es war toll, ich würde es immer wieder tun. Ich hatte nur noch ein Gefühl: Jetzt wird es endlich mit mir gemacht". Und einige Wochen später: „Ich hänge durch, bin abwechselnd traurig und wütend, ich fühle mich mißbraucht".

Rahel, Lea, Jakob und Jahwe sind eben nicht einfach Alternativen. Jeder von uns hat etwas von ihnen in sich. Man kann die gefürchteten oder ungeliebten Anteile verleugnen, verdrängen oder abspalten und ihre Austragung an einen anderen delegieren, allerdings ohne sie dadurch jemals wirklich loszuwerden. Dies ist das tragische Dilemma der Abwehrvorgänge wechselseitiger Dehumanisierung im Zusammenhang mit pathologisch gesteigertem Kinderwunsch – tragisch, weil es auf dem bedürftigeren und damit schwächeren Rücken der Patienten und nicht zuletzt des real noch vollkommen ohnmächtigen Wunschkindes ausgetragen wird.

6 Anpassung an die Schwangerschaft

6.1 Phasen der Anpassung

Sich auf Schwangerschaft und Mutterschaft einzustellen, geschieht nicht als statisches Entweder-Oder, sondern in einem kontinuierlichen Prozeß. Phasen, in denen Belastungsmomente im Vordergrund stehen, werden von Momenten der Beglückung und Erleichterung abgelöst.

Intensive körperliche Sensationen (z. B. Übelkeit, Hitzewallungen, Schwindel, Müdigkeit usw.) signalisieren permanent, daß ein anderer körperlicher Zustand eingetreten ist. Weitere Markierungen sind die zunächst zaghaften, später deutlicheren Kindesbewegungen. Diese kindlichen Signale unterstützen den inneren Dialog. Welche übergreifenden psychologischen Bedeutungen die Weiterentwicklung der pränatalen Diagnosemöglichkeiten darstellen, kann noch nicht voll abgeschätzt werden. Angesprochen soll hier lediglich werden, daß dadurch für die Mutter bisher nicht zugängliche Informationen und Visualisierungen möglich werden. Sie setzen in der Schwangerschaft wesentliche Markierungen, beschleunigen oder verzögern (z. B. wenn eine Mißbildungsdiagnose befürchtet wird) die innere Einstellung auf das Kind. Die Veränderungen des Körperumrisses stellen eine weitere Brücke zur Umorientierung auf die Mutterschaft dar.

Die einzelnen Phasen dieser körperlichen Veränderungen und Empfindungen erfordern unterschiedliche psychische Anpassungsleistungen. In der Literatur wurde daher der Prozeßcharakter auch des psychischen Erlebens in der Schwangerschaft hervorgehoben (Benedek 1970; Lukesch 1981; Blum 1980; Osofsky u. Osofsky 1983; Gloger-Tippelt 1988; Reading 1983).

Lukesch (1981) kommt aufgrund seiner Studien über Schwangerschaftseinstellungen und Geburtsangst zu dem Schluß, daß in der Schwangerschaft sowohl Perioden erhöhter Krisenanfälligkeit und Symptombelastung als auch Beruhigungsphasen zu beobachten seien. Als konfliktbeladen gelten nach Meinung des Autors die beiden Pole der Schwangerschaft − der Beginn sowie die Phase kurz vor der Geburt.

Reading (1983b) nimmt einen kurvilinearen Verlauf der Anpassung an (Abb. 6.1). Er geht davon aus, daß die wichtigsten Impulse von den Kindesbewegungen ausgehen. Zu diesem Zeitpunkt (etwa ab der 16. Schwangerschaftswoche) nimmt die Intensität der Gefühle zu.

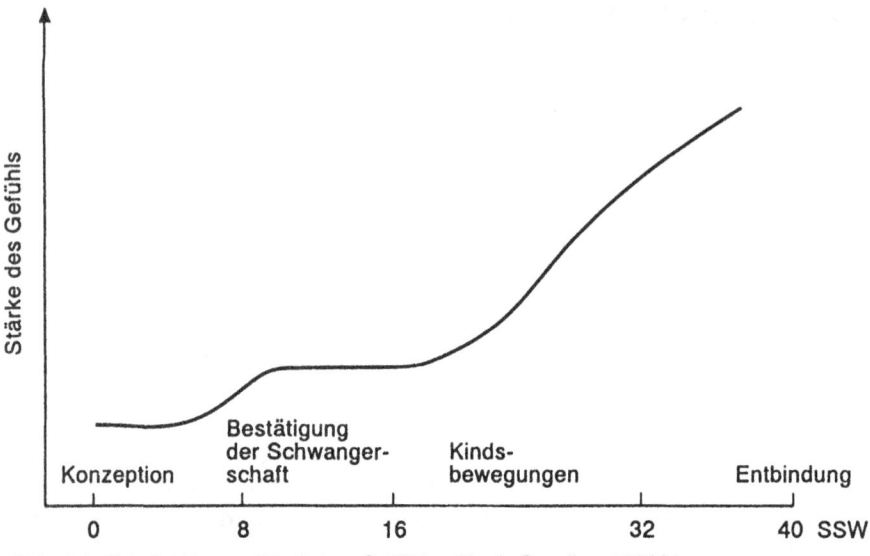

Abb. 6.1. Entwicklung mütterlicher Gefühle. (Nach Reading 1983b)

   Am deutlichsten akzentuiert Gloger-Tippelt (1988) die einzelnen Schritte im Übergang zur Elternschaft. Die Autorin skizziert die körperlichen, psychischen und sozialen Veränderungen im Verlauf einer Schwangerschaft. Dies bedeutet qualitativ unterschiedliche Phasen, die auf der kognitiven, emotionalen und verhaltensmäßigen Ebene für die Mehrheit der werdenden Eltern verschiedene Anpassungsleistungen erfordern. Das Ereignis „Eltern werden" wird in folgende Abschnitte untergliedert:

- eine Verunsicherungsphase bis ca. zur 12. Schwangerschaftswoche,
- eine Anpassungsphase bis zur 20. Schwangerschaftswoche,
- eine Konkretisierungsphase ungefähr von der 20. bis 32. Schwangerschaftswoche,
- eine Geburtsphase,
- eine Phase der Erschöpfung und Überwältigung von ungefähr 4–8 Wochen nach der Geburt,
- eine Phase der Herausforderung und Umstellung bis ca. zum 6. Lebensmonat,
- eine Gewöhnungsphase in der zweiten Hälfte des ersten Lebensjahres des Kindes.

Dieses Konzept entspricht Modellen zur psychischen Verarbeitung von kritischen Lebensereignissen (vgl. Lazarus 1966; Hahn 1977; Filipp 1981). Bewältigungsprozesse (Coping) finden dann statt, wenn eine Person mit besonderen Belastungen konfrontiert wird, wie Verletzung, Verlust, Bedrohung und Herausforderung (Lazarus et al. 1980). Die einzelnen Phasen der Verarbeitung werden in einer Art Rückmeldung so lange wiederholt, bis Bedrohung oder

Tabelle 6.1. Merkmale psychischer Verarbeitung des Übergangs zur Elternschaft. (Aus Gloger-Tippelt 1988)

1. Anforderungen an kognitive Verarbeitung phasenspezifisch relevanter Information	
Erlebte Neuheit, geringe Bekanntheit der Situation, Konfrontation mit neuer Information (körperlich, psychisch, sozial)	Relevante Bekanntheit der Situation, Information wird erweitert und elaboriert, Vertrautheit mit körperlichem Zustand und mit psychischer und sozialer Lage
2. Bewertung der aktuellen Situation, vorherrschende Stimmungen und Emotionen	
Ambivalenz der Bewertung, Ängstlichkeit, Unsicherheit	Relative Sicherheit der Bewertung, körperliches und psychisches Wohlgefühl
3. Stabilität des Selbstbildes als werdende Eltern	
Schwankendes unsicheres Selbstbild	Relativ stabiles, konsolidiertes, Selbstbild
4. Selbstvertrauen und Kontrollüberzeugung als werdende Eltern	
Geringes Selbstvertrauen, geringe interne Kontrollüberzeugung	Hohes Selbstvertrauen, hohe internale Kontrollüberzeugung

Verlust beseitigt und/oder positive Bedingungen aufrechterhalten und wiederhergestellt sind.

Gloger-Tippelt (1988) geht in ihrem Konzept von der Annahme aus:

Zentrale Aspekte der Selbstwahrnehmung der Mutter bzw. des Vaters sind ihr Selbstvertrauen bzw. ihre Kompetenzüberzeugung in den jeweiligen Phasen des Übergangs.

Die Anforderungen der einzelnen Phasen stellt sie in einem Überblick zusammen (Tabelle 6.1).

Erstes Schwangerschaftsdrittel

Im Kapitel über Kinderwunsch und Planung wurde betont, daß sich Frauen in ihrem Umgang mit der Fertilität je nach sozialer Ausgangslage, nach Alter, nach Bildung und somit auch nach Rollenorientierung grundsätzlich unterscheiden. Jenen Frauen, die ihr Leben aufgrund sozial und psychisch günstiger Bedingungen autonomer gestalten können, ist die Umstellung auf die neue Situation aktiver möglich (aufgrund besserer sozialer Kompetenz können Informationen eingeholt und verschiedene Alternativlösungen für die weitere Lebensplanung ventiliert werden). Den Frauen oder Paaren, die sich vom Ereignis „Schwangerschaft" überrollt sehen oder unfähig sind die neue Situation zu strukturieren, fällt eine aktive innere wie äußere Entscheidung schwerer. Selbst wenn die Entscheidung innerhalb der ersten 12 Wochen infolge der gesetzlichen Frist zum Schwangerschaftsabbruch aktiv gefällt wird, vollzieht sich intrapsychisch die Einstellung auf das Kind längerfristig.

Das spontane Akzeptieren bzw. das zögernde Reagieren auf die Schwangerschaft drückt sich, wie Studien zeigen konnten, bereits darin aus, wann und wie ein Schwangerschaftstest gemacht wird (Miller 1978; Wimmer-Puchinger 1982b; Nöstlinger 1988). Eine Studie an 800 erstmals schwangeren Frauen zeigte, daß Frauen, die eher zum Schwangerschaftsabbruch tendieren, sich signifikant früher Gewißheit verschaffen wollten, und zwar so, daß Fremdkontrolle weitgehend ausgeschaltet war (Schwangerschaftstest, der selbst oder in der Apotheke durchgeführt wurde). Bis zur 8. Schwangerschaftswoche hatten 84% der Frauen, die sich für einen Abbruch entschieden hatten, den Test überwiegend selbst oder in der Apotheke durchgeführt. Die Frauen, die eine ungeplante Schwangerschaft austragen wollten, nahmen sich dafür länger Zeit und überließen den Test überwiegend dem Facharzt (Wimmer-Puchinger 1982b).

Eine vor allem bei jungen Mädchen nicht seltene Reaktion ist die Verleugnung einer eingetretenen Schwangerschaft. In einer fatalistisch anmutenden Weise ergeben sie sich dem Lauf der Dinge, ohne zu einer aktiven Entscheidung gekommen zu sein. Daher sind im weiteren Verlauf Idealisierungen und unrealistische Vorstellungen der nun nicht mehr zu ändernden, aufgrund der sozialen Situation jedoch bedrohlichen Zukunft vorherrschend (Nöstlinger 1988). Mehr als ein Drittel der 60 interviewten Teenagermütter suchte überhaupt erst ab der 14. Schwangerschaftswoche den Arzt auf.

Obwohl die hormonelle Umstellung und deren Symptome für die Schwangerschaft typisch sind, sind die psychischen Reaktionen auf diese Schwangerschaftssignale sehr unterschiedlich. Schwerdtfeger (1981) berichtet in ihren Verlaufskasuistiken, die die psychischen Reaktionen auf die Frühschwangerschaft zum Thema hatten, daß diese objektiv belastenden Symptome eher als erwünschter körperlicher Beweis einer tatsächlich eingetretenen Schwangerschaft interpretiert werden. Dies wurde auch von Uddenberg et al. (1971) in einer empirischen Untersuchung an 152 schwangeren Frauen bemerkt. Er interpretiert das bewußte Wahrnehmen der Symptome als Ausdruck einer inneren aktiven Einstellung auf die Schwangerschaft, hingegen wird das Fehlen jeglicher Symptome (vor allem Erbrechen) als Ignorieren und Verleugnen der „anderen Umstände" gewertet. Der völligen Symptomlosigkeit schreibt er wie dem sehr starken Erbrechen eher eine schlechte Prognose der Schwangerschaftsbewältigung zu.

Das morgendliche Erbrechen wird oft als pathologischer Hinweis, als neurotisch sowie als Hinweis auf eine unerwünschte Schwangerschaft gewertet. Dies ist für die Frauen, die unter diesen Zuständen objektiv leiden, wenig hilfreich. Differenzierungen je nach Intensität und Andauern der Symptome sind erforderlich. Wir wollen dieser Frage in einem eigenen Kapitel gesondert nachgehen (vgl. S. 192). Fest scheint jedenfalls zu stehen, daß die frühe Schwangerschaft physisch und psychisch belastend ist (Grimm u. Venet 1966; Lukesch 1981; Wolkind u. Zajicek 1981). In einer Studie an 94 verheirateten schwangeren Frauen wurden folgende Symptome berichtet:

- Weinen 53%,
- Unglücklichsein 50%,
- Müdigkeit 46%,
- Schlafstörungen 37%,
- situative Nervosität 34%,
- Sorge 29% (Zajicek 1981).

Emotionale Reaktionen in der Frühschwangerschaft wie Depressivität und Ängstlichkeit sind also keine Besonderheit.

Zweites Schwangerschaftsdrittel

Nach der Zeit der Umstellung, die eine maximale Bewältigungsleistung erfordert, kommt es nach Beobachtungen vieler Autoren zu einer Stabilisierung (Grossmann 1980; Shereshevsky u. Jarrow 1973). Das Gefühl, schwanger zu sein, kann allmählich in das eigene Selbstkonzept integriert werden. Soziale Impulse wie die Mitteilung an Familienangehörige sowie am Arbeitsplatz bestärken die Frau und das Paar in ihrem „neuen Lebensgefühl".

Das Sichtbarmachen des Kindes bei der Ultraschalluntersuchung sowie das Hören seiner Herztöne ergänzen die innere Wahrnehmung, schwanger zu sein, und sind auch für den Partner wichtige Impulse, sich aktiver mit der Schwangerschaft auseinanderzusetzen. Phantasien über das Kind können leichter zugelassen werden, da nun eine konkretere Bestätigung einer „realen" Schwangerschaft vorliegt. Frauen, die einen Abort hinter sich haben oder bei denen aufgrund der Anamnese eine Amniozentese oder Chorionbiopsie erforderlich ist, versuchen sich aus Angst vor Enttäuschung gegen konkrete Vorstellungen vom Kind noch länger abzuschirmen. Für die Routine der Schwangerschaftsvorsorge wäre es daher hilfreich, besonders bei der Ultraschalluntersuchung die Reaktionen der Frau sehr sensibel zu beobachten, um ihre Gefühle nicht via Technik zu überrollen. Die Ultraschalluntersuchung kann dann, wenn sie sensibel gehandhabt wird, als ein „Kommunikationsmedium" in der Arzt-Patient-Beziehung betrachtet werden (Cox et al. 1985).

Generell stimmen psychologische Untersuchungen darin überein, daß die Frauen überwiegend positiv auf die Ultraschalluntersuchung und auf die ersten visuellen Rückmeldungen über das Kind reagieren (Abb. 6.2) (Campbell et al. 1982; Reading et al. 1982). Durch die intensivere Konfrontation mit dem werdenden Kind fällt es den Frauen leichter, in ihrem Gesundheitsverhalten noch mehr Rücksicht auf die Schwangerschaft zu nehmen (Reading et al. 1982). In einer eigenen Studie an 110 schwangeren Frauen ließen sich diese Befunde – allerdings mit einigen Einschränkungen – bestätigen: Die Reaktionen sind natürlich auch von den Ergebnissen der Ultraschalluntersuchung abhängig. War das Baby nicht gewachsen, oder hat es sich nicht aus einer Steißlage in eine Kopflage gewendet, so waren bei einer Vorher-Nachher-Erhebung die Sorgen nach der Untersuchung größer als vorher. In dieser Studie zeigte sich wieder, daß ausführliche Erklärungen von seiten des untersuchenden Arztes die Einstellung der werdenden Mütter positiv beeinflussen konnten (Bronneberg et al. 1989).

Um die 20. Schwangerschaftswoche erleichtern die stärker werdenden Kindesbewegungen den inneren Dialog mit dem Kind und die Phantasiebildung. Erste Vermutungen über das Temperament, erste Projektionen über die Persönlichkeit werden angestellt. Durch diesen kontinuierlichen Dialog aufgrund der Sensationen im Körperinneren wird ein wichtiger Prozeß eingeleitet: Das Kind wird allmählich als eigenständiges Wesen wahrgenommen und erste Tren-

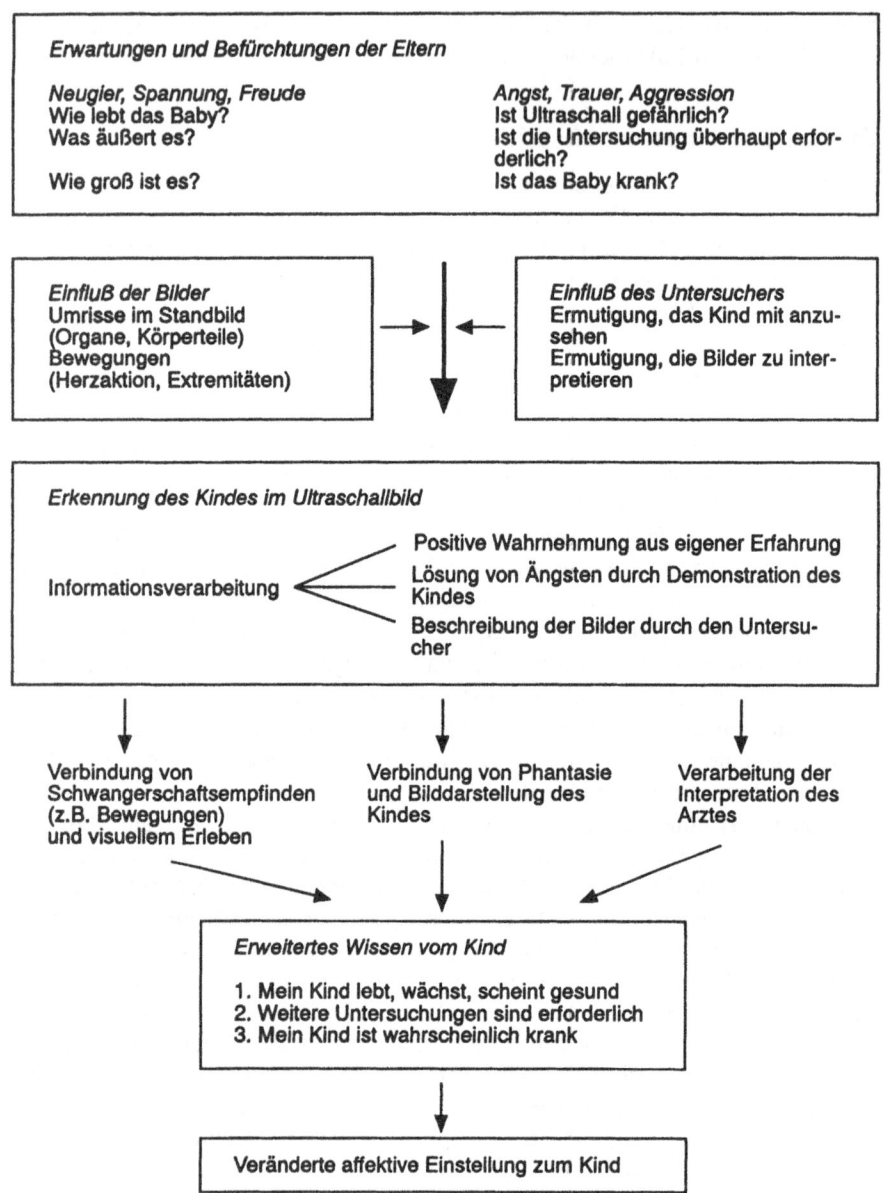

Abb. 6.2. Reaktionen auf die Ultraschalluntersuchung in der Schwangerschaft. (Aus Rothkopff et al. 1985)

nungskonturen von Mutter und Kind werden fühlbar und erlebbar. Die psychische Verschmelzung mit dem Kind beginnt sich allmählich zu lösen. Dies ist eine wichtige Vorbedingung für das innere Loslassen und Abnabeln der Mutter vom Kind (vgl. Bibring et al. 1961).

Das Wachsen des Kindes und die Veränderungen des Körpers können aber auch verunsichern. Das neue Körperbild muß in das bisherige Körperschema erst integriert werden. Das Wachsen des Körpers erfordert die Fähigkeit zur Passivität – zum Geschehenlassen. Einflußnahme und Kontrolle sind ausgeschaltet. Dies ist eine neue Erfahrung. Konnten doch bis dato Veränderungen der Figur je nach Selbstdisziplin und Lebensweise selbst gesteuert werden. Köster-Schlutz (1987) deutet dies als das kritische Moment bei Risikoschwangerschaften: als Kampf zwischen Anpassung und Widerstand, zwischen aktivem Sich-selbst-Bestimmen und Gewährenlassen. Das Vertrauen in das Funktionieren und das „richtige genetische Programm" des Körpers wird auch immer wieder in Frage gestellt. So beschreibt Raphael-Leff (1983) Phantasien von schwangeren Frauen, die in Richtung eines Monsters, eines Frosches etc. gehen können.

Untersuchungen zum Körperbild in der Schwangerschaft sind spärlich. Verallgemeinerungen spiegeln meist nur momentane soziokulturelle Trends wider. War es z. B. zur Zeit der Jahrhundertwende vor allem für bürgerliche Frauen eine geradezu soziale Verpflichtung, als Schwangere nicht mehr am öffentlichen Leben teilzunehmen und in Erscheinung zu treten, so beobachten wir nun eher die Tendenz, die Schwangerschaft selbstbewußt auch als ein Stück Demonstration weiblicher Potenz öffentlich zu machen. Jarka (1986) zitiert eine Untersuchung an 50 schwangeren Frauen, die das veränderte Körpererleben in den Blickpunkt rückte. Das beginnende Dickerwerden sei den Frauen so lange peinlich, wie der Bauch als Bauch und nicht als Kind im Bauch erlebt wird. Mit fortschreitender Schwangerschaft komme es zu einer Ausgliederung des Kindes aus dem Körperganzen. Danach wird das Körpererleben wie folgt beschrieben:

1. Nicht ich werde dicker sondern das Kind.
2. Ich empfinde meinen Bauch nicht mehr als Bauch, sondern als Kind.
3. Dieser Bauch ist das Kind, das bin nicht ich.
4. Das Kind wächst nicht mehr in mir, es wächst nach vorne heraus.
5. Ich bin hinter dem Kind.
6. Unvermutetes Anstoßen mit dem Bauch an Hindernissen.
7. Die Körperraumgrenze wird nicht mehr an der Peripherie des Bauches erlebt, sondern weiter proximal oder sogar hinter dem Kind (zit. n. Jarka 1986, S. 167).

Bei Frauen, die diese Ausgliederung oder Trennung nicht vollziehen können, stellt sich die Frage, inwiefern dies Hinweise für narzißtische Identifikationen mit dem Kind sind, die Eigenexistenz und Selbstsein des Kindes nicht ermöglichen. Die Autorin merkt ferner in diesem Zusammenhang Fälle von verleugneten Schwangerschaften an, die ein körperliches Wachsen nach außen und somit ein Sichtbarwerden verhindern.

Am besten fühlen sich die Frauen nach übereinstimmenden Beobachtungen im mittleren Schwangerschaftstrimester (Grossmann et al. 1980; Lukesch 1981; Shereshevsky u. Jarrow 1973). Durch zahlreiche Rückmeldungen von außen (Reaktionen der Umwelt sowie Informationen über die pränatale Diagnostik) entwickelt sich allmählich ein mütterliches Selbstbild.

Letztes Schwangerschaftsdrittel

Eine weitere Wende ist durch die heranrückende Geburt und durch den Beginn der Mutterschutzfrist (in Österreich 8 Wochen, in der BRD 6 Wochen vor dem Geburtstermin) gegeben. Der Alltag ist nun hauptsächlich auf das bevorstehende Geburtsereignis ausgerichtet; Babysachen werden gekauft, die Gestaltung der Wohnung wird auf die Ankunft des Kindes vorbereitet. Das Näherrücken des Geburtstermins heißt aber auch, daß Besorgnis über die Geburt spürbarer wird.

Auch die körperlichen Belastungen werden deutlicher. Vegetative Symptome wie Reizbarkeit, Stimmungslabilität, Gefühle von Hilflosigkeit und sozialer Rückzug nehmen zu (Wolkind u. Zajicek 1981; Ringler u. Krilzmantis 1984; Breen 1975; Gorsuch u. Key 1974; Uddenberg et al. 1976).

Daten aus unserer Erhebung

Veränderung der Einstellung zur Schwangerschaft

Haben im ersten Schwangerschaftsdrittel 16% der Frauen den Zeitpunkt der Schwangerschaft für ungünstig erachtet, so sind im 2. Trimenon noch 11% über den Zeitpunkt unglücklich. Im 3. Trimenon geben dies 14% an. Daraus läßt sich für diese Frauen eine Belastung ableiten, die sich zumindest durch den Faktor Zeit nicht wesentlich verändert hat. Die Longitudinaluntersuchung von Zajicek an 95 schwangeren, verheirateten Frauen ergab eine Verdoppelung der negativen Einstellung zur Schwangerschaft vom 1. bis zum 3. Trimenon (8% versus 16% im 7. Schwangerschaftsmonat).

Die negative Stimmungsveränderung (19%) am Beginn der Schwangerschaft entspricht dem Anteil der Frauen, die ungeplant, d. h. überraschend mit der Schwangerschaft konfrontiert wurden (vgl. Wimmer-Puchinger 1985). In einer eigenen Studie war die depressive Stimmung derjenigen Frauen mit geplanten Schwangerschaften, die sehr unschlüssig waren, am ausgeprägtesten. Diese Frauen waren deutlich depressiver als der Durchschnitt der Frauen dieser Altersgruppe. Gerade am Beginn der Schwangerschaft ist eine Stimmung der Unsicherheit bzw. Zukunftsangst jedoch nicht ungewöhnlich.

Die negative Stimmungslage im 2. Trimenon widerspricht allerdings bisherigen Thesen, die das 2. Trimenon als eine Phase der psychischen Adaptierung und Ruhestellung charakterisieren. Ein Drittel der befragten Frauen empfindet im dritten Trimenon einen weiteren Stimmungsabfall. Labile Stimmungen in der Schwangerschaft sind eine der Alltagserfahrung bis hin zum Volksmund bekannte Erscheinung. Das Ausmaß der negativ gefärbten Stimmung auch im 3. Trimenon ist jedoch überraschend.

Veränderungen des körperlichen Wohlbefindens (Abb. 6.4)

Das allgemeine Wohlbefinden ist ein Indikator dafür, wie die körperliche Umstellung empfunden wird, d. h. psychologisch relevant. Wenn eine Frau ständig erbricht und sich körperlich ständig unwohl fühlt, so drückt dieses negative körperliche Befinden auf die allgemeine Stimmungslage (somatopsychische Schiene). Umgekehrt wird sich bei negativer, depressiver Gesundheit auch kein positives körperliches Befinden entwickeln (psychosomatische Schiene). In der Praxis erscheinen diese Frauen larmoyant, achten auf jede körperliche Reaktion und interpretieren sie als negatives Signal für diverse drohende Symptome. Abbildung 6.4

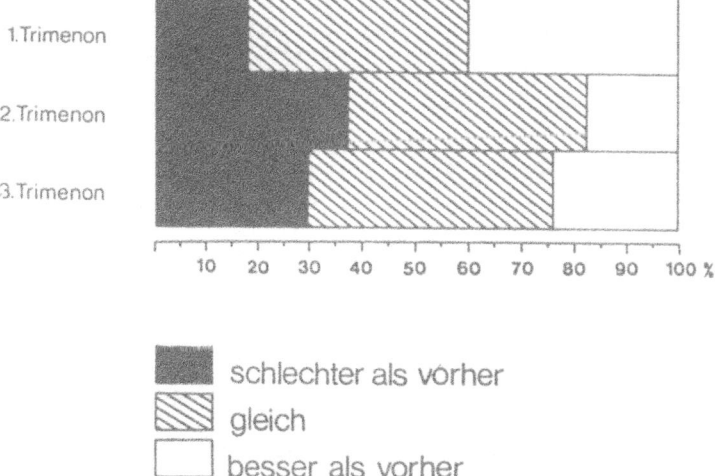

Abb. 6.3. Stimmungsänderung im Verlauf der Schwangerschaft

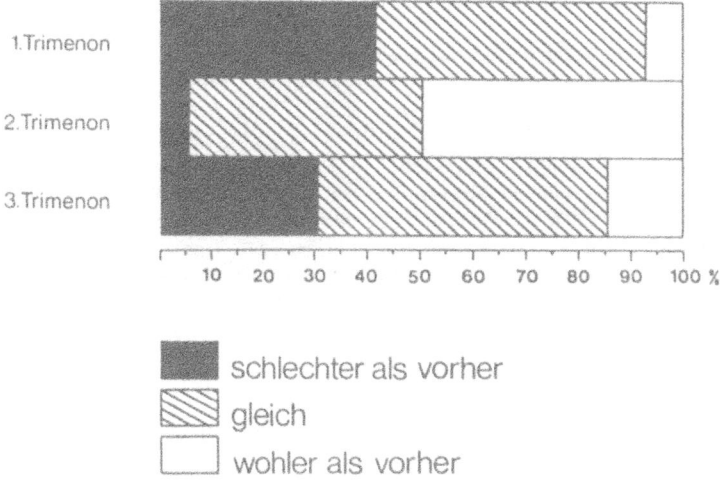

Abb. 6.4. Veränderungen des Befindens im Verlauf der Schwangerschaft

zeigt einen deutlichen Wechsel des Befindens im zweiten Trimenon. 50% fühlen sich körperlich wohler als am Beginn der Schwangerschaft. Im dritten Trimenon fühlt sich ein Drittel
der Frauen stark beeinträchtigt. Dies sind vor allem Beschwerden wie Schweregefühl, Behä-
bigkeit, Sodbrennen. Nach der Konsolidierungsphase des zweiten Trimenons tragen diese
Beschwerden zu einer drastischen Verschlechterung des Allgemeinbefindens bei. Mehr als
die Hälfte der Frauen fühlt sich jedoch gleich in ihrem Befinden, und 14% geben an, sich
nun noch wohler zu fühlen.

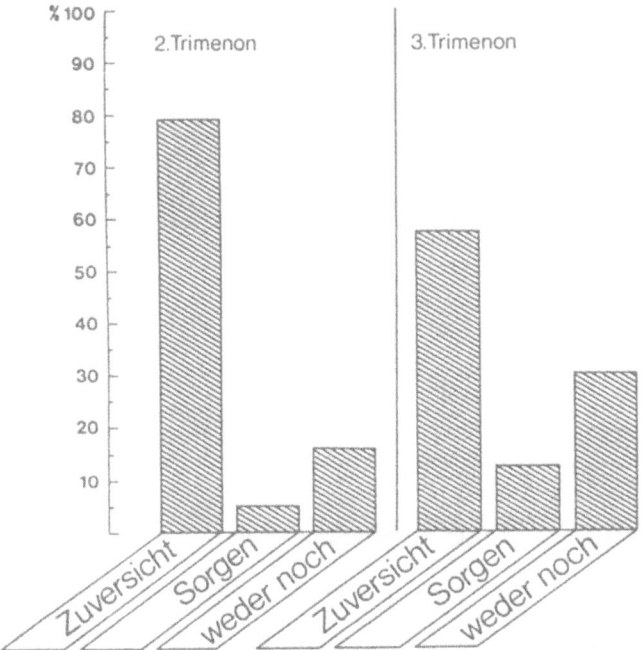

Abb. 6.5. Sorgen über den Schwangerschaftsverlauf

Zuversicht (Abb. 6.5)

Die Angaben in Abb. 6.5 spiegeln die Alltagserfahrungen in der Schwangerschaftsbetreuung wider. Die Sorge über den Ausgang der Schwangerschaft, oft fälschlicherweise als Geburtsangst apostrophiert, wird mit Näherrücken des Geburtstermins virulenter. So steigt der Anteil der Frauen, die sich Sorgen machen, vom zweiten auf das dritte Trimenon um das Doppelte. Dennoch läßt sich aus den Zahlen ableiten, daß sich die Frauen im Gros unserer Untersuchungsgruppe in bezug auf den Ausgang der Schwangerschaft insgesamt sehr zuversichtlich fühlen.

Einstellung zur Schwangerschaftsdauer

Bibring et al. (1961) betont, daß die innere Haltung der werdenden Mutter – entweder das Kind noch als Teil ihrer selbst behalten zu wollen oder bereit zu sein für die Geburt, also es herzugeben – ein wesentliches psychologisches Moment für die Gebärhaltung der Frau darstellt.

In unserer Studie konnte sich ein Viertel der Frauen zum Zeitpunkt der Drittbefragung (2 Wochen vor Geburtstermin) geduldig und abwartend auf einen möglichen Geburtsbeginn einstellen. 15% würden, wenn es in ihrem Ermessen läge, den Geburtstermin lieber noch verzögern. Ein Viertel der Hochschwangeren ist sehr ungeduldig, für sie dauert die Schwangerschaft bereits zu lange.

Einstellung zu den Kindesbewegungen

Alle Frauen unserer Untersuchungsgruppe empfinden die Kindesbewegungen am Ende des ersten und im zweiten Trimenon als positiv und beruhigend. Auch herrscht Übereinstimmung darüber, daß diese Empfindungen die Beziehung zum Kind ganz wesentlich mitgestalten. Interessant ist jedoch die Beobachtung, daß 30% im dritten Trimenon zum Zeitpunkt der Drittbefragung (etwa 1–2 Wochen vor dem Geburtstermin) negativ auf die Kindesbewegungen reagieren. Dadurch deutet sich die innere Abnabelung oder psychische Entkoppelung der intrauterinen Mutter-Kind-Symbiose an. Die Kindesbewegungen werden nun als störend empfunden. Wie wir später zeigen werden, ist diese Einstellung auch mit der Einstellung zum Geburtstermin gekoppelt.

Insgesamt werden die Kindesbewegungen sehr stark beachtet. 90% geben an, viel darauf zu achten. Damit sind jedoch auch Ängste verbunden. Über 40% im zweiten und 50% im dritten Trimenon geben an, sehr stark zu erschrecken, wenn sie das Kind einen Moment nicht spüren.

6.2 Einfluß vorhergehender Schwangerschaften

Auch wenn der Kommentar: „Einmal und nie wieder!" oder etwas abgeschwächt: „So bald nicht wieder" nach subjektiv oder objektiv schwierigen Geburten dem Kreißsaalpersonal vertraut klingt, gibt es keine demographischen Hinweise für den in den 70er Jahren vermuteten Babyschock aufgrund eines Gebär- oder Mutterschaftstraumas. Münz (1985) und Haslinger (1985) konnten in ihrer Longitudinalstudie über Kinderwünsche und deren Realisierung nachweisen, daß Frauen, die zwischen 1978 und 1981 ihr erstes Kind bekamen, in ihrem weiteren Kinderwunsch nicht durch das Geburtserlebnis beeinflußt waren. Nach wie vor – so der einheitliche Tenor aller demographischen Studien über Kinderwünsche – strebt die Mehrheit (78% der Österreicher) bei der Heirat eine 2-Kind-Familie an.

Geht man jedoch der Realisierung dieses Vorhabens nach, so zeigen sich komplexere Zusammenhänge, die nach der ersten Geburt die Frage eines zweiten Kindes beeinflussen. Urdze und Rerrich (1981) haben dies in einer qualitativen Studie an 300 1-Kind-Müttern mit im Durchschnitt 3jährigen Kindern untersucht. Sie machten den normalen Mütteralltag zum Thema, um die Motive von Müttern für oder gegen ein zweites Kind zu erfassen. In ihrem Sample wünschten 52% noch ein weiteres Kind, 46% planten hingegen zum Zeitpunkt der Befragung kein weiteres Kind mehr. Dabei hoben die Frauen ihre Motive für ein zweites Kind deutlich von sich selbst ab. Der Kinderwunsch wurde eher verkleidet in den Wunsch nach einem Geschwisterchen für das erste Kind, einem Spielkameraden. Oder es wurde als Motiv genannt, man wolle eine richtige, eben eine 2-Kind-Familie sein. Der Abstand zwischen den Kindern, im Durchschnitt 2,5 Jahre, wird mit dem gemeinsamen Aufwachsen und dem Praktischsein assoziiert. Nur zu einem geringen Prozentsatz wurden Argumente geäußert, die unmittelbar von den Frauen selbst ausgingen, wie: „ich will es noch einmal erleben", „meine Schwangerschaft und Geburt und die erste Zeit mit dem Kind waren so ein überwältigend schönes Ereignis", oder: „ich finde es einfach schön, noch einmal von vorne beginnen zu können". Diese Ergebnisse decken sich mit dem Befund einer großen DFG-Studie an 10000 Schwangeren, die deutlich machte, daß die zweite Schwangerschaft eher nicht bewußt geplant eintritt. Da bei einem geringeren Geburtenabstand als mehr oder weniger unbewußte Komponente die Trauer über die zunehmende Selbständigkeit des Kindes und die damit beginnende Distanz zur Mutter mitschwingen mag, sind die Gedanken und Gefühle stark auf die Frage konzentriert, ob man wohl seine Liebe gerecht teilen kann, ob man sich dem zweiten Kind genauso wird zuwenden können, wie dies beim ersten geschehen ist und ob der Wunsch nach Wiederholung nicht eine nicht einlösbare Phantasie bleibt, da jede Schwangerschaft anders empfunden wird und ein wichtiger Aspekt der Schwangerschaft, nämlich die Regression, Verinnerlichung kaum einlösbar ist, da das Erstgeborene ja in dieser Zeit einen Teil ihrer Aufmerksamkeit beansprucht und braucht. Wir fanden dies auch in einer eigenen Untersuchung an 600 Schwangeren (47% Erstgebärende und 53% Mehrgebärende) als häufige innere Auseinandersetzung. Dabei werden eigene Geschwisterrivalitäten aktiviert.

Die erste Schwangerschaft wird mit Recht als Zeit der Umstellung im Leben einer Frau und als normative Krisenzeit bezeichnet, doch Studien zeigen, daß z. B. in den Dimensionen Ängstlichkeit und Labilisierung keine signifikanten Unterschiede zwischen Erst- und Mehrgebärenden anzutreffen sind. Rechnitzer (1986) fand, daß sich Erst- und Mehrgebärende in bezug auf Geburtsangst und Schmerzerwartung zwar noch im ersten und zweiten Trimenon unterscheiden (Mehrgebärende besuchen auch signifikant weniger Geburtsvorbereitungskurse), aber im dritten Trimenon findet sich diese Unterscheidung nicht mehr. Allerdings ist es so, daß Erfahrung hilft, d. h. die Copingstrategien sind besser.

Fragen wir also nach dem Einfluß der ersten Schwangerschaft und Geburt auf die weitere generative Entwicklung, so müssen wir zunächst noch einmal auf die Frage zurückkommen, was denn eine Schwangerschaft psychisch schwierig macht. Ganz verkürzt, läßt sich dies auf folgenden Nenner bringen: Die psychische Anforderung besteht im wesentlichen darin, die biologischen körperlichen Veränderungen, die soziale Realwelt und die psychische Innenwelt zur Deckung zu bringen. Dies setzt Stabilität und Grenzen der eigenen Identität voraus, die nicht alle Frauen im gleichen Maße haben. In einer aktuellen Studie von Mamelle et al. (1987) an 1600 schwangeren Frauen, die 6mal interviewt wurden, zeigte sich in den Kategorien Somatisierung, Ärger, Feindlichkeit, leicht phobische Ängstlichkeit, zwanghaftere Strukturierung, zwischenmenschliche Sensibilität, Depressivität, allgemeine Ängstlichkeit ein signifikanter Anstieg während der Schwangerschaft. Zwar ging in dieser Studie die Parität nicht als gruppenunterscheidendes Merkmal ein, wohl aber das Alter. Die Werte waren bei Frauen unter 20 und über 30 Jahren stärker erhöht als bei Frauen zwischen 20 und 30.

Alle einschlägigen prospektiven Studien weisen nun eindeutige Zusammenhänge zwischen hoher Ängstlichkeit, damit verbunden einem negativen Selbstwertgefühl, einem negativen Körpererleben und Beschwerdehäufigkeit nach. Das heißt, die Abwehr von inneren Konflikten wird hauptsächlich über Somatisierung geleistet, da die Frau sich nun als Patientin („mir geht es körperlich schlecht") Bedürfnisse erfüllen oder Unterstützung von der Umgebung einfordern kann, die sonst abgewehrt werden. Die Konzentration auf körperliche Beschwerden stellt die einzige Möglichkeit dar, sich Regression zu gestatten und über die Krankheitsrolle an die Umgebung zu appellieren.

Im günstigsten Fall kann dieser Konfliktmechanismus nach der Geburt aufgelöst werden, nämlich dann, wenn die Frau durch die Geburt eine narzißtische Bereicherung erfährt, d. h. die Geburt als eine positive Bewältigung, als ihre Leistung und das Kind als für alle sichtbares Produkt narzißtisch besetzt werden kann. Im ungünstigen und nicht seltenen Fall jedoch beobachten wir einen anderen Mechanismus. Die eigene Ängstlichkeit wird auf das Kind projiziert, mütterliche Insuffizienzgefühle beeinflussen die Einstellung zum Stillen, Schwierigkeiten treten auf, die nun als Bestätigung der Befürchtungen gewertet werden, die Krise setzt sich fort. Oder Schuldgefühle werden abgespalten und in das Kind projiziert ("Du hast es mir so schwer gemacht").

Meyer (1983) fand zum Beispiel in einer Studie über die Mutter-Kind-Beziehung nach Zangenentbindungen, daß die 50 Mütter signifikant häufiger ihre Kinder im Vergleich zu durchschnittlichen Kindern als schwierig einstuften.

Inwiefern ist diese Frage jedoch auch von geburtshilflicher Relevanz? Beziehen wir uns nur auf die harten medizinischen Parameter der Anamnese der vorhergehenden Schwangerschaft, sind Schwierigkeiten nur zu 20% vorhersagbar. Wir haben deshalb versucht, von den subjektiven Parametern auszugehen, und gefragt, inwiefern die vergangene Schwangerschaft in ihrer subjektiven Empfindung (belastet oder nicht belastet) einen Einfluß auf den Verlauf der darauffolgenden Schwangerschaft ausübt. Das heißt: Weisen subjektive Parameter einen Einfluß auf den Schwangerschaftsverlauf auf, unabhängig von objektiven Komplikationen?

Aus den 228 Multiparae der Gesamtgruppe bildeten wir 3 Gruppen:

Gruppe 1: Die vorhergehende Schwangerschaft wurde sehr negativ, besorgt erlebt (n = 65).

Gruppe 2: Die vorhergehende Schwangerschaft wurde durchschnittlich besorgt erlebt (n = 113).

Gruppe 3: Die vorhergehende Schwangerschaft wurde positiv, unbesorgt erlebt (n = 50).

Die Ergebnisse eines Extremgruppenvergleichs (Gruppe 1 versus Gruppe 3) sind in der Tabelle 6.2 dargestellt.

Sie zeigen deutlich, daß dieselben Reaktionsmuster auch in der vorliegenden Schwangerschaft beibehalten wurden:

- Frauen, die negativ auf ihre vergangene Schwangerschaft und Geburt zurückblicken, leiden im ersten Trimenon 4mal so häufig unter täglichem Erbrechen und Übelkeit als Frauen mit positivem Schwangerschaftserleben.
- Von Gruppe 1 werden 3mal so oft diverse Schwangerschaftsbeschwerden angegeben als von Gruppe 3.
- Frauen der Gruppe 1 sind insgesamt vegetativ instabiler, haben eine hochsignifikant höhere Angst vor der Geburt und weisen insgesamt eine hochsignifikant stärkere allgemeine Ängstlichkeit auf.

Tabelle 6.2. Signifikante Auswirkungen des Befindens in der letzten Schwangerschaft auf die derzeitige Schwangerschaft

	1. Trimenon		2. Trimenon	
	Gruppe 1 (n = 65) [%]	Gruppe 3 (n = 50) [%]	Gruppe 1 (n = 65) [%]	Gruppe 3 (n = 50) [%]
Täglich Erbrechen	23	6	16	8
Schwangerschaftsbeschwerden	31	10	28	4
Herz-Kreislauf-Medik.	11	2	–	
Vegetative Labilität	$\bar{X} = 14{,}62$ (S = 5,2)	$\bar{X} = 12{,}12$ (S = 5,7)	–	
Kinderwunsch länger als zwei Jahre	28	8	–	
Geburtsangst	$\bar{X} = 15{,}1$ (S = 6,1)	$\bar{X} = 9{,}6$ (S = 3,6)	$\bar{X} = 14{,}0$ (S = 5,1)	$\bar{X} = 10{,}8$ (S = 4,9)
Spielberger-State-Trait-Excited-Test	$\bar{X} = 40{,}0$ (S = 10,7)	$\bar{X} = 33{,}0$ (S = 6,7)	–	
Angst vor Geschlechtsverkehr	22	4	–	
Durchschlafstörungen			31	8
Zuversicht			40	66

– Diese Ängstlichkeit drückt sich auch in der Partnerschaft aus: Ein Viertel dieser Frauen gibt an, von Anfang an auf Geschlechtsverkehr zu verzichten, weil dies dem Kind schaden könnte.

Dieses Bild setzt sich auch im zweiten und dritten Trimenon fort: So haben 30% aus dieser Gruppe Durchschlafstörungen, und nur 40% blicken zuversichtlich in die Zukunft. Sie achten auch ängstlicher auf Kindesbewegungen und reagieren besorgter, wenn diese einmal weniger zu spüren sind, als die Frauen der Gruppe 3, die die vorausgegangene Schwangerschaft unbekümmert erlebt haben.

Zusammenfassend also ergeben unsere Ergebnisse das Bild einer signifikant schmerzempfindlicheren, ängstlicheren und zu einer pessimistischen Grundstimmung tendierenden Gruppe von Frauen, die trotz eines explizit ausgesprochenen, starken Kinderwunsches die folgende Schwangerschaft weniger positiv bewältigen können und eine starke Neigung zur Somatisierung aufweisen.

Dennoch sind simple Wenn-dann-Beziehungen im Hinblick auf geburtshilfliche Resultate keinesfalls zulässig. Die beiden Gruppen unterscheiden sich hinsichtlich des Geburtsablaufs bzw. Geburtspathologien und hinsichtlich des Status des Neugeborenen (APGAR-Score und Geburtsgewicht) nicht signifikant voneinander. Als logische Fortführung der Ängstlichkeit im Kreißsaal, bekamen diese Frauen allerdings signifikant mehr schmerzlindernde Medikamente verabreicht (17% versus 2% derjenigen Frauen, die die letzte Schwangerschaft und Geburt positiv erlebten).

Um die Probe aufs Exempel zu machen, untersuchten wir in einem weiteren Auswertungsschritt jene Frauen, die in der letzten Schwangerschaft Risikofaktoren aufwiesen (Blutungen in der Frühschwangerschaft, vorzeitige Wehen, Spätaborti, Frühgeburten, Hyperemesis, Hochdruck, Mehrlingsschwangerschaften, Totgeburten, n = 70) und stellten sie jenen gegenüber, die eine problemlose Schwangerschaft hatten (n = 158).

Wie lassen sich diese Ergebnisse prophylaktisch umsetzen? Drei Punkte erscheinen in diesem Zusammenhang wesentlich:

1. Umgang mit Früh- und Spätaborten und Totgeburten: Hier wissen wir aus vielen Studien, daß sich die Wahrscheinlichkeit, daß die nächste Schwangerschaft frustran ausgeht, mit jeder weiteren Fehlschwangerschaft steigt. Daneben lieferten uns jedoch amerikanische Studien (Tupper u. Weil 1962; Javert 1954) den eindeutigen Beweis, daß eine intensive, psychotherapeutisch unterstützende Betreuung die Möglichkeit, die Schwangerschaft voll bis zum Termin auszutragen, um 65% erhöht, finden wir ein Engagement in diese Richtung empfehlenswert.

   Ein weiteres wichtiges Korrektiv wäre es, nach frustierenden Erlebnissen die Trauer zuzulassen, die Frau zum Aussprechen ihrer Gefühle zu ermutigen, die Angehörigen spezifisch zu beraten und vor allem Bagatellisierungen zu vermeiden.

2. Betreuung im Wochenbett: Die postpartale Phase in der Geburtshilfe ist zeitlich begrenzt und wird gerne als Zeit der Ruhe, Sicherheit und Entspannung und zwar für beide, für das Geburtshilfeteam als auch für die Mutter, betrachtet. Der Streß, die Aufregung sind vorbei. Man geht davon aus, daß die Mutter glücklich ist. Ist geburtshilflich alles in Ordnung, was Gott sei Dank meist die Regel ist, so interessiert höchstens noch, wie die Milchproduktion sich gestaltet.

   Ein großes Manko in der kontinuierlichen Betreuung und somit der Chancen für die Frau, Schwangerschafts- und Geburtserleben aufzuarbeiten, ist, daß sie im Wochenbett die Hebamme, die sie während der Geburt begleitet hat, nicht mehr antrifft. Versagens- oder Schuldgefühle können daher nicht relativiert werden.

3. Schwangerenambulanz: Hier sollte sich die Schwangerenanamnese nicht nur auf objektive Fakten beziehen, sondern auch offene Fragen einschließen wie z.B. in bezug auf die letzte Schwangerschaft: Wie ist es Ihnen ergangen?

   Dies gibt der Frau die Möglichkeit, sich darzustellen, und dem Arzt Informationen, die sonst nie in einem Risikoscreening Eingang finden.

Daten aus unserer Erhebung

In unserer Studie „Streß und Schwangerschaft" waren 282 Frauen, das sind 47,3%, erstmals schwanger. 315 Frauen (52,7%) waren bereits ein- oder mehrmals schwanger (Tabelle 6.3).

Tabelle 6.3. Gravidität (n = 598)

Schwangerschaft	n	[%]
1.	282	47,3
2.	206	34,6
3.	72	12,1
4., 5., 6.	36	4,0

Tabelle 6.4. Komplikationen vorheriger Schwangerschaften

	n	[%]
Spontanaborti	53	8,8
Frühgeburt	8	1,3
Gestose	21	3,5
Hyperemesis	37	6,2
Blutungen	31	5,1
Zangengeburt, Saugglocke	15	2,5
Kaiserschnitt	3	0,5
Totgeburt	1	0,2
Postpartal verstorben	4	0,7
Rhesusunverträglichkeit	7	1,2
Anomalien der Kinder	3	0,5
(Schwangerschaftsabbrüche)	(62)	(11,0)

Tabelle 6.5. Einschätzung der letzten Geburt

	n	[%]
Sehr schwer	14	6,4
Schwer	45	20,5
Nicht besonders schwer	102	46,4
Leicht	59	26,8

Es wird in der Literatur immer wieder darauf hingewiesen, daß die Umstellung besonders in der ersten Schwangerschaft schwerer fällt, da eine neue soziale und psychische Konstellation des Mutterwerdens gefunden werden muß. Unsere Daten zeigen, daß auch die Mehrgebärende nicht „unbelastet" an die Schwangerschaft herangeht. Das Erleben sowie der objektive Verlauf der letzten Schwangerschaft haben für die Stimmungslage wesentliche Bedeutung. Bei manchen Komplikationen, z. B. beim habituellen Abort, ist dies oft verhängnisvoll. Die Frau ist von vornherein auf das Datum bzw. auf die Schwangerschaftswoche, bei der sie die Schwangerschaft verlor, fixiert.

Besonders belastend ist, wenn zwischen der Fehlschwangerschaft (Fehlgeburt) und der aktuellen Schwangerschaft nur eine kurze Zeitspanne liegt, die eine psychische Bewältigung des Verlustereignisses sehr unwahrscheinlich macht. Dies hat in bezug auf die neue Schwangerschaft eine größere Anspannung und Unsicherheit zur Folge.

Etwa ein Drittel der Frauen mit Mehrfachschwangerschaften hatten in der vorhergehenden Schwangerschaft mit Komplikationen zu kämpfen (Tabelle 6.4), die Geburt schätzte gut ein Viertel als schwer ein (Tabelle 6.5).

6.3 Gesundheitsverhalten

Zu kaum einem Zeitpunkt werden Frauen mit so starken medizinischen, sozialen und laienmäßigen Gesundheits- und Verhaltensvorschriften und medizinischen Kontrollen konfrontiert wie in der Schwangerschaft. Aufgrund von biologisch-medizinischen Erkenntnissen über die körperliche Umstellung des Organismus der werdenden Mutter sowie der fetalen Entwicklung wurde eine Fülle von Richtlinien entwickelt. Dennoch zeigt die Praxis, daß diese von spezifischen Assoziationen und normativen Zuschreibungen überlagert sind. Als Ergebnis finden wir daher ein breites Spektrum von widersprüchlichen Ge- und Verboten (z. B. zur Frage der Sexualität in der Schwangerschaft, der Mobilität, z. B. Reisen, zur Frage der sportlichen Betätigung usw.). In die Ratschläge gehen notwendige biologische Anforderungen ein (z. B. vitaminreiche Ernährung, Vermeidung körperlich schwerer Arbeit, Vermeidung toxischer Stoffe und Medikationen), bestimmte Richtlinien dagegen sind auf Traditionen, Mythenbildungen und ein bestimmtes Rollenkonzept von werdenden Müttern zurückzuführen (Ruhe, soziale Unauffälligkeit, sexuelle Enthaltsamkeit).

Allgemein wären als wichtige Punkte anzuführen:

- Ernährung, Diät,
- Rauchen,
- Genußmittel, Alkohol und Kaffee,
- Medikamenteneinnahme,
- Schlafverhalten,
- Bewegung,
- regelmäßige medizinische Kontrolluntersuchungen,
- eine Reihe von Vorbereitungen für das Kind.

Vorsorgeuntersuchungen

Gesundheitsverhalten ist ein sozialer Lernprozeß. Soziale Zusammenhänge beeinflussen deshalb auch das Gesundheitsverhalten in der Schwangerschaft. Schichtspezifisches Verhalten im Umgang mit Institutionen, Informationszugänge und Einstellungsmuster sind ebenso zu berücksichtigen wie auf der individuellen Ebene die psychische Belastbarkeit und Einstellung zur Schwangerschaft.

Torbecke (1978) unterscheidet drei Filterprozesse des Gesundheits-/Krankheitsverhaltens. Der erste Filterprozeß besteht in der Wahrnehmung und Interpretation von Symptomen. Krankheitssymptome werden unterschiedlich wahrgenommen: Mit niedrigerer sozialer Schicht werden wahrgenommene Symptome nicht als Krankheit und nicht als behandlungsbedürftig angesehen. Der zweite Filterprozeß ergibt sich aus situativen Zwängen. Aufgrund einer bestimmten sozialen Situation wird im Krankheitsfall eine Behandlung in Anspruch genommen oder abgelehnt. Für Angehörige der Unterschicht gilt, daß eine medizinische Behandlung weniger in Anspruch genommen wird. Der dritte Filterprozeß wirkt über unterschiedliche Erfahrungen mit den medizinischen Institutionen, die dann das weitere Krankheitsverhalten beeinflussen. Auch hier machen sich schichtspezifische Verhaltensweisen bemerkbar. Barrieren stellen sowohl Informationsunterschiede als auch Verständigungsschwierigkeiten dar (vgl. Siegrist 1977).

Beckmann u. Scheer (1973) beschrieben affektive Reaktionen der Ärzte, die sich auf eine gründliche Anamneseerhebung dysfunktional auswirken können. Zahlreiche soziolinguistische Studien belegen ferner die unterschiedliche Distanz der Ärzte zu ihren Patienten je nach deren Schichtzugehörigkeit (Siegrist 1977).

In mehreren Studien wurde deutlich, daß Frauen mit niedrigem sozioökonomischen Status ärztliche Einrichtungen erst zu einem späteren Zeitpunkt (erst nach der 17. Schwangerschaftswoche, McKeanley 1970) kontaktieren. Dieselbe Beobachtung findet sich auch bei Frauen unter 20 Jahren. So potenzieren sich oft die medizinischen Risiken:

— jugendliche Schwangere,
— soziale Umfeldproblematik,
— Schwangerschaftskonflikt,
— später Erstzugang zur geburtshilflichen Klinik,
— schlechtere medizinische und gesundheitliche Betreuung,
— Späterkennung von Risiken,
— Problemschwangerschaft,
— Problemgeburt.

Eine Analyse von Frauen, die zum bestmöglichsten frühen Zeitpunkt einen Kontakt mit einer Klinik aufnehmen, zeigte, daß diese Frauen signifikant häufiger verheiratet sind, eine höhere Schulbildung haben und von der Bedeutung und Notwendigkeit präventiver Maßnahmen überzeugt sind (Gortmaker 1979). Erfahrungen in anderen Ländern zeigen, daß sich Risikogruppen durch regionale Betreuungseinrichtungen, die sich hauptsächlich auf gut geschulte Hebammen stützen, eher erreichen lassen.

Zusammenfassend läßt sich sagen, daß gerade soziale Risikogruppen aufgrund von negativen Erfahrungen oder Ängsten vor eingreifenden Reglementierungen oder Diskriminierung den Erstkontakt zum Arzt verzögern.

Gerade jedoch in der Schwangerenbetreuung ist eine vertrauensvolle Arzt-Patient-Beziehung anzustreben.

Lukesch und Schmidt (1979) wiesen in einer empirischen Studie über die Arzt-Patient-Beziehung von 112 schwangeren Frauen nach, daß jede 9. Frau Hemmungen gegenüber ihrem Arzt empfand. Die Qualität der Beziehung war deutlich von der Zeit beeinflußt, die der Arzt sich für die Schwangerenkontrolle nahm. Je geborgener sich die Schwangeren fühlten, um so eher wurden auch spezifische Fragen gestellt und Ängste artikuliert. 23% der Frauen wagten weniger Fragen zu stellen, als sie eigentlich wollten. Ein weiteres Defizit der Betreuung ist daraus abzulesen, daß 87% der Frauen die Meinung vertraten, der betreuende Arzt solle auch Gesprächspartner bei persönlichen Problemen in der Schwangerschaft sein, jedoch dies tatsächlich nur für 23% zutraf.

Weiterhin stellte Frick (1977) fest, daß Frauen der unteren Schichten mit gynäkologischen und geburtshilflichen Fragen eher den praktischen Arzt als den Facharzt aufsuchen.

An dieser Stelle sei jedoch angemerkt, daß sich in den letzten Jahren eine Trendumkehr deutlich macht. Unter der Bevölkerung mit höherer Schulbildung zeigt sich zunehmend eine stärkere Distanzierung bzw. kritischere Haltung gegenüber medizinischen Institutionen. Besonders im Bereich der Geburtshilfe haben sich Beratungsstellen für natürliche Geburt (in denen medizinische Laien zusammenarbeiten) oder der Austausch von Selbsterfahrungen Betroffener etabliert, Hausgeburten, Gebärzimmer usw. werden von dieser Klientel zunehmend einer Klinikgeburt und rein medizinisch orientierten Betreuung vorgezogen.

Verhaltensweisen, die für den Schwangerschaftsverlauf und auch für die Entwicklung des Feten unter Umständen ein Risiko darstellen können, sind jedoch mehrfach determiniert. Ein sehr bedeutsamer Faktor ist die Erwünschtheit der Schwangerschaft. Auch persönlichkeitsspezifische Einstellungen und Verhaltensmuster spielen eine Rolle, z. B. depressive Neigungen, Belastbarkeit, Neigung zu Hypochondrie, Einstellung zum Schmerz oder die Wahrnehmung der Schwangerschaft als Krankheit.

Rauchen

Obwohl Rauchen zu den am meisten inkriminierten Verhaltensweisen in der Schwangerschaft zählt, kommen wissenschaftliche Untersuchungen über den Zigarettenkonsum als Risikofaktor zu unterschiedlichen Ergebnissen. In der Wiener Perinatalstudie (Beck et al. 1981) fanden sich wesentliche Unterschiede im Rauchverhalten bei Frauen mit perinatal verstorbenen Kindern und der Kontrollgruppe. 40,6% der Frauen der Untersuchungsgruppe gaben an, während der Schwangerschaft täglich zwischen 11 und 20 Zigaretten geraucht zu haben, in der Kontrollgruppe waren dies 25%.

Starke Raucherinnen haben signifikant untergewichtige Kinder. Dieser Effekt konnte in der bereits erwähnten DFG-Studie (Koller 1983) sowohl für alle Altersklassen der Mütter, als auch in allen sozialen Schichten nachgewiesen werden. Insgesamt rauchten 16,6% der Frauen regelmäßig, 4% täglich mehr als 10 Zigaretten.

Persson et al. (1976) untersuchten an 5000 schwangeren Frauen in Schweden den Effekt des Rauchverhaltens auf die Schwangerschaft. Wiederholte Ultraschalluntersuchungen zeigten einen signifikanten Unterschied der biparietalen Messungen des Fötus ab der 28. Schwangerschaftswoche. Die Maße korrelierten direkt mit der Anzahl der Zigaretten pro Tag. Bei Frauen, die rauchten, konnte ein reduziertes fetales Wachstum nachgewiesen werden.

Die Ergebnisse aus der Ontario Perinatal Mortality Study (51 000 Geburtsprotokolle wurden dokumentiert und ausgewertet) faßt Reading (1983b) hinsichtlich der Effekte des Rauchverhaltens folgendermaßen zusammen: Die perinatale Sterblichkeit war bei starken Raucherinnen 27% höher als bei Nichtraucherinnen. Das Risiko einer perinatalen Sterblichkeit war bei Frauen, die 20 Zigaretten am Tag rauchten, um 20% erhöht.

Zieht man alle bisher bekannten Befunde über die Auswirkungen von Nikotin auf den Organismus in Betracht, so sind diese Ergebnisse an sich nicht überraschend. Psychologisch ist Rauchen als Streßcopingverhalten zu betrachten (d. h. als gelerntes oder konditioniertes Verhalten auf eine Streßsituation). In bezug auf die Schwangerschaftssituation läßt dies folgende Schlüsse zu:

1. Schwangere Frauen, die durch das Ereignis „Schwangerschaft" unter starkem Streß stehen, werden ihr Rauchverhalten nur minimal verändern.
2. Häufig läßt ein nur gering an die gesundheitlichen Bedürfnisse der Schwangerschaft angepaßtes Gesundheitsverhalten auf Schwangerschaftskonflikte schließen. Dies würde bedeuten, daß auch Ernährungsgewohnheiten, körperlicher Ausgleich, regelmäßiger Schlaf nicht den gesundheitlichen Anforderungen entsprechen. (Zudem kann es durch den Schwangerschaftskonflikt zu Psychopharmakaabusus bzw. vermehrten Konsum von Alkohol kommen.)
3. Da den Frauen die Konsequenzen für den Fetus wenn nicht als schädigend, so zumindest als nicht günstig bewußt sind, verstärken Schuldgefühle gegenüber dem werdenden Kind sowie gleichzeitige Ängste, daß es dadurch nicht gesund zur Welt kommen könnte (als Strafe!), die tägliche Anspannung dieser Frauen. Dies mündet schließlich in eine sich permanent wiederholende Spirale aus Streß, Ängsten und Schuldgefühlen.

Alkohol

Ein deutliches Risikoverhalten für die gesundheitliche Entwicklung des Fetus stellt auch gewohnheitsmäßiger überhöhter Alkoholkonsum dar. In diesem Bereich bestehen allerdings erhebliche statistische „Grauzonen", da Ausmaß und Dauer des überhöhten Alkoholkonsums selten Eingang in geburtshilfliche Krankengeschichten finden. Zudem finden sich auch hier die widersprüchlichsten Angaben von Ärzten über „erlaubten" Alkoholkonsum. Übereinstimmend läßt sich jedoch sagen, daß regelmäßiger Dauerkonsum von Alkohol und/oder kurzfristige Alkoholexzesse zu intrauterinen und postnatalen Gewichts- und Wachstumsabnahmen, zu Störungen der Gehirnentwicklung, Störung der Anlage der Organentwicklung sowie zu späteren Verhaltens- und/oder kognitiven Störungen (von feinen motorischen Dysfunktionen bis zu geistiger Retardierung) führen. Eine statistische Schätzung (Hanson et al. 1976) geht von 2 Lebendgeburten pro 1000 aus, die Anzeichen eines fetalen Alkoholsyndroms aufweisen.

Harlap und Shiono (1980) untersuchten den kombinierten Effekt von Rauchverhalten und Alkoholkonsum bei 32000 schwangeren Frauen auf die Rate der Spontanaborte in den ersten zwei Schwangerschaftsdritteln. Die Ergebnisse zeigten, daß bereits Frauen, die regelmäßig ein oder zwei Drinks pro Tag tranken, eine überhöhte Abortrate aufwiesen. Insgesamt zeigte sich, daß Alkoholkonsum einen höheren Risikofaktor als Rauchen darstellt.

Betrachtet man die Psychodynamik des Trinkverhaltens bei Frauen, so zeigen sich auch hier mehrfache Verknüpfungen. Frauen trinken aus gegebenen frustrierenden Anlässen oder Zuständen. Sie empfinden dieses Verhalten an sich als sehr konfliktbeladen und fürchten soziale Kontrolle und Diskriminierung. Daher sind die Mechanismen der Verleugnung und Verschleierung eines latenten Alkoholismus bei Frauen um ein Vielfaches stärker als bei Männern. Andererseits zeigen zahlreiche Untersuchungen, daß – bedingt durch diese permanente Problemsituation – das Verhältnis dieser Frauen zu ihrem Körper generell schwer gestört ist. Sie achten daher wenig auf regelmäßigen Zyklus, Empfängnisverhütung sowie allgemeinen Gesundheitszustand. Die Folge davon ist eine rapide Abnahme von gynäkologischen Kontrolluntersuchungen! Man kann davon ausgehen, daß der Schwangerschaft zum Teil eine sehr konfliktbesetzte Auseinandersetzung bzw. Verleugnung des schwangeren Zustandes vorangeht (vgl. Feselmayer u. Smoll 1986).

Die negativen Auswirkungen von Rauchen, starkem Alkoholkonsum, schlechter Ernährung, Medikamentenabusus und Drogen sind den Frauen bekannt oder zumindest teilweise bewußt. Sie sind jedoch Problemgewohnheiten, die normalerweise schwer abzulegen, therapieresistent oder mit hohen Rückfallquoten belastet sind. Nun besteht die starke moralische Forderung, sie in kurzer Zeit zum Wohle des Kindes aufzugeben, und sie werden wider besseres Wissen und wider bessere Einsicht beibehalten. Inwiefern der Arzt durch Anweisung, Reglementierung und Moralisierung nun nicht sogar Gegenreaktionen auslöst, soll später deutlicher problematisiert werden.

Daten aus unserer Erhebung

Rauchverhalten (Abb. 6.6)

Rauchten vor Eintreten der Schwangerschaft 31% aller befragten Frauen, so stellte bereits im ersten Trimenon die Hälfte aller Raucherinnen ihre diesbezüglichen Gewohnheiten ein. Diejenigen Frauen, die das Rauchen nicht ganz aufgeben konnten, schränkten sich insofern ein, als von starken Zigarettenmarken auf eher schwache Sorten gewechselt wird.

Alkoholkonsum

Diese Ergebnisse in Tabelle 6.6 weisen darauf hin, daß auch der Alkoholkonsum in der Schwangerschaft eingeschränkt bzw. ganz eingestellt wird. Die Angaben zum Rauchverhalten bzw. zum Alkoholkonsum müssen jedoch sicher vorsichtig betrachtet werden, da hier die Tendenz, eine sozial erwünschte Antwort zu geben, sehr stark zum Tragen kommt. Speziell

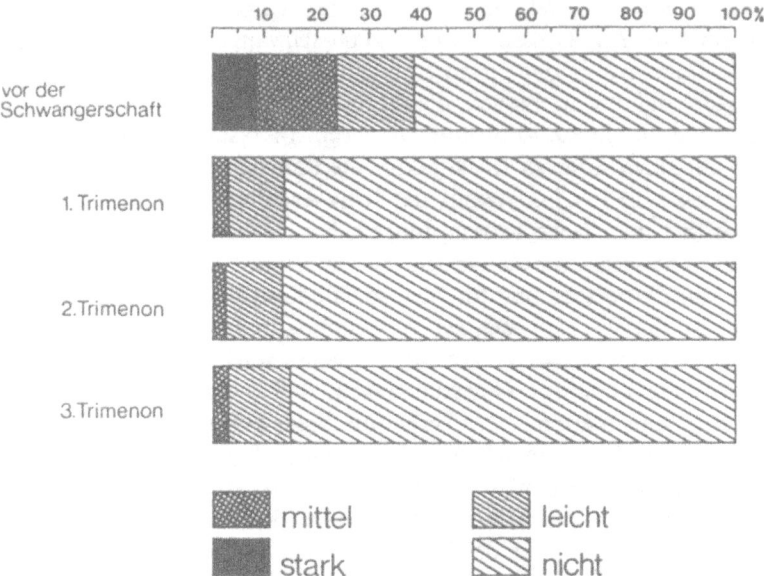

Abb. 6.6. Rauchverhalten vor und während der Schwangerschaft

Tabelle 6.6. Alkoholkonsum in der Schwangerschaft

	Vor Schwangerschaft		1. Trimenon		2. Trimenon		3. Trimenon	
	n (599)	[%]	n (599)	[%]	n (381)	[%]	n (360)	[%]
Nie	205	34,2	383	63,9	259	68,0	251	69,7
Gelegentlich	358	59,8	201	33,6	118	31,0	106	29,4
Regelmäßig	36	6,0	15	2,5	4	1,0	3	0,8

Ärzten bzw. medizinischen Institutionen gegenüber wird auch bei der Anamneseerhebung in den Ambulanzen aus Angst bzw. Unbehagen, gerügt oder deklassiert zu werden, oftmals etwas verschwiegen bzw. bagatellisiert. Sicher jedoch wirkt sich auch der Effekt der kognitiven Dissonanz stark auf eine Minimierung der Angaben aus. Schwangere Raucherinnen wissen zu genau, daß sie damit unvernünftig bzw. schädigend handeln. Wie eine Analyse der Deutschen Forschungsgemeinschaft (7870 Schwangerschaften, Koller 1983) ergab, liegt der Anteil der Raucherinnen vor Schwangerschaftsbeginn bei 30%.

Sport bzw. körperliche Betätigung

Mehr als ein Drittel der Frauen im ersten Trimenon bezeichneten sich als körperlich völlig inaktiv. Dies bedeutet entsprechend unserer Definition, daß sie weniger als 1 km/Tag zu Fuß zurücklegen. Etwas mehr als die Hälfte bezeichnete sich selbst als „ein wenig aktiv", woraus sich entsprechend unserer Definition ergibt, daß sie in etwa 1 – 4 km/Tag zu Fuß gehen bzw.

und/oder hin und wieder etwas Sport betreiben. Nur 8% stuften sich selbst in der Kategorie „ziemlich aktiv" ein (einmal pro Woche eine regelmäßige sportliche Betätigung). Dieses Verhalten ändert sich auch im Laufe der Schwangerschaft nicht. Wir können daraus schließen, daß fast zwei Drittel aller befragten Frauen als körperliche Betätigung höchstens ein wenig Spazierengehen.

Für ausreichende Bewegung – leichte tägliche Gymnastik bzw. ausgiebige Spaziergänge – fehlt es offensichtlich an Zeit bzw. Motivation.

Schlafverhalten

9% der Frauen schlafen über 10 h und 5% schlafen 6–7 h täglich. Die durchschnittliche Schlafdauer liegt bei 8–9 h. Die Schlafdauer hat bei mehr als einem Drittel der Frauen im Laufe der Schwangerschaft zugenommen, bei 13% abgenommen. Im 3. Trimenon geben bereits ein Drittel an, wesentlich weniger Schlaf zu haben als vorher.

Die zunehmende innerliche Anspannung manifestiert sich signifikant im Schlafverhalten (Abb. 6.7). Daß ein hoher Anteil der Frauen im 3. Trimenon über Einschlafstörungen klagt, ist einmal auf die zunehmende körperliche Beschwerlichkeit, großteils jedoch auf psychische Anspannung zurückzuführen. Die Zunahme der Durchschlafstörungen ist zum Teil physiologisch durch das verringerte Blasenvolumen zu erklären. Jedoch wird im selben Ausmaß über eine Zunahme von Alpträumen und plötzliches Aufschrecken aus dem Schlaf berichtet. So geben 40% der Frauen im 3. Trimenon Alpträume an (im 1. Trimenon 30%, im 2. Trimenon 35%).

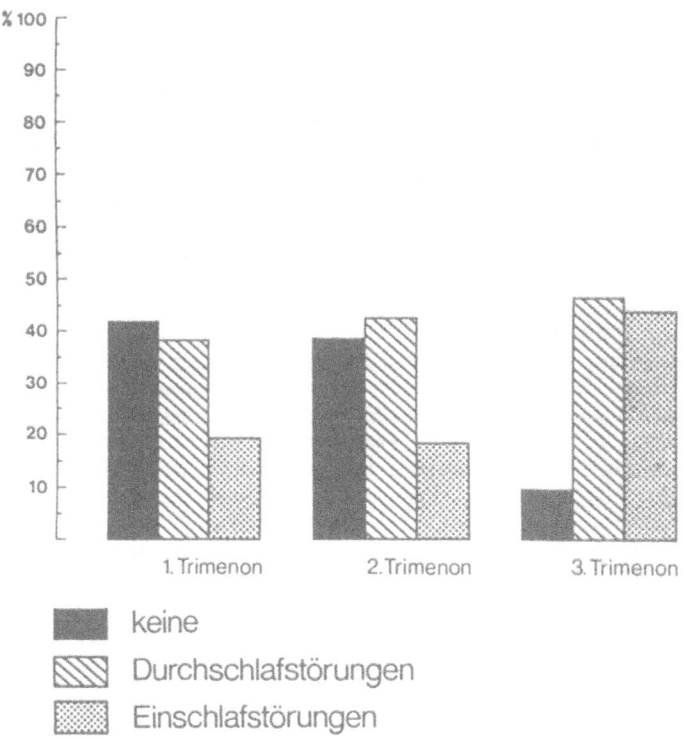

Abb. 6.7. Schlafstörungen in der Schwangerschaft

Für viele Frauen ist der gestörte Schlafrhythmus vor der Geburt auch deshalb irritierend, weil die Vorstellung besteht, „auf Vorrat" Schlaf tanken zu müssen, um für die erste Lebensperiode mit dem Säugling, die mit gestörter Nachtruhe verbunden ist, gewappnet zu sein. Zur Entlastung des vegetativen Nervensystems und des Kreislaufs hat der Schlaf eine besonderen Stellenwert. Irrmann (1982) berichtet, durch Regulation des Schlafverhaltens bei Gestosepatientinnen durch Autogenes Training gute Erfolge erzielt zu haben.

Medikamentenkonsum

36% aller befragten schwangeren Frauen (n = 599) nehmen am Beginn der Schwangerschaft Medikamente zu sich (Schlafmittel, schmerzstillende Mittel, Beruhigungs-, Abführmittel), wobei 25% davon 1 – 2 Mittel einnehmen, 9% sogar 3 – 4 verschiedene Medikamente. 3% nehmen täglich mehrere Medikamente zu sich. 4,5% der Frauen nehmen regelmäßig blutdrucksteigernde bzw. -senkende Präparate, 23% spezielle Vitamin-, Eisen- oder Kalziumpräparate gegen diverse Mangelerscheinungen während der Schwangerschaft.

Im 2. Trimenon fällt der allgemeine Medikamentenkonsum auf 6,2% ab, wobei auch dieser nur mehr gelegentlich vorkommt. Herz-Kreislauf-Medikamente werden von 12% der Frauen häufig bis regelmäßig eingenommen. 73% aller schwangeren Frauen nehmen regelmäßig Vitaminpräparate ein.

Im 3. Trimenon bleibt der allgemeine Medikamentenkonsum konstant bei 6% gelegentlicher Einnahme. 9% der Frauen nehmen regelmäßig ein Herz-Kreislauf-Medikament zu sich. Der Anteil der Frauen, die spezielle Schwangerschaftsvitaminpräparate einnehmen, steigt im 3. Trimenon auf 84%.

Ernährungsverhalten

Daß Frauen in ihrem Ernährungsverhalten allgemein sehr schwanken, zeigen die Angaben zur Stabilität des Gewichts. 10% der Frauen berichten über stark schwankendes Gewicht über einen langen Zeitraum. Ein Viertel aller Frauen führt oft Abmagerungskuren durch.

Die Ernährungstabellen unseres Fragebogens wurden sehr sorgfältig beantwortet. Auffällig war der geringe Verzehr der in der Schwangerschaft so wichtigen vitaminreichen Nahrungsmittel. So geben immerhin 34% an, diese selten zu sich zu nehmen. Nur die Hälfte der Probandinnen hat Obst, Gemüse und Salate öfter als einmal pro Woche am Speiseplan. Dafür nehmen mehr als ein Viertel mehrmals in der Woche bis täglich fett- und kohlenhydratreiche Nahrung zu sich. Die Hälfte aller Befragten gibt an, mehrmals pro Woche bis täglich eiweißreiche Nahrung zu sich zu nehmen.

Im 2. Trimenon nehmen 10% noch weniger vitaminreiche Nahrung, wie Obst, Gemüse und Salate, zu sich als vorher. 4% sind in ihrem Ernährungsverhalten gleichgeblieben, 85% jedoch nehmen mehr vitaminreiche Kost zu sich. Es wird versucht, die kohlenhydratreiche Nahrung einzuschränken. So geben 42,7% an, weniger kohlenhydrat- und fettreiche Nahrung zu sich zu nehmen. 26% behalten ihre diesbezüglichen Gewohnheiten bei und 31% steigern den Konsum dieser Nahrungsmittel. Die eiweißhaltige Nahrung wird zu 40% beibehalten, zu 36% eingeschränkt, nur von einem Viertel der Frauen gesteigert.

Im 3. Trimenon wird die vitaminreiche Nahrung von rund einem Viertel der Frauen reduziert. 10% behalten die diesbezügliche Ernährungsgewohnheit bei und 67% steigern den Vitamingehalt ihrer Nahrung. Die kohlenhydrat- und fettreiche Kost wird im 3. Trimenon von der Hälfte der Frauen eingeschränkt. Ein Viertel bleibt gleich, und rund ein Viertel steigert die kohlenhydratreiche Kost. Die eiweißreiche Nahrung wird von rund der Hälfte der Frauen etwas reduziert. Ein Drittel hält die Eiweißmenge der Nahrung stabil, 13% steigern den Eiweißanteil in ihrer Ernährung.

Resümee

Die Ergebnisse zur Anpassung im Gesundheits-/Krankheitsverhalten im Laufe der Schwangerschaft weisen deutlich darauf hin, daß sich die Mehrheit der Untersuchungsgruppe im Hinblick auf Rauchen, Alkoholkonsum und Medikamenteneinnahme bewußt auf die gesundheitlichen Erfordernisse einstellt. Mehr als die Hälfte der Raucherinnen (Raucherinnen insgesamt 40%) hören zu rauchen auf bzw. ändern ihr Rauchverhalten durch Rauchen leichterer bzw. weniger Zigaretten pro Tag. Im Ernährungsverhalten zeigt sich jedoch noch ein gewisser Mangel, die Ernährung auf den Vitaminbedarf abzustimmen. Es werden nach wie vor kohlenhydratreiche und schwere Speisen zu sich genommen.

Auch nimmt die körperliche Betätigung im Sinne von Spaziergängen im Schwangerschaftsverlauf nicht zu. Vielmehr werden laufend weniger körperliche Aktivitäten registriert.

Auch das Schlafverhalten zeigt mit zunehmender Schwangerschaft einen gestörten Rhythmus. Ein Viertel der Frauen schläft im dritten Trimenon weniger als am Beginn der Schwangerschaft. Dazu kommen noch Ein- und Durchschlafstörungen sowie eine Zunahme von Alpträumen.

In dieses Bild paßt auch die Zunahme einer allgemeinen nervösen Anspannung, die aus einer deutlichen Zunahme des Angstniveaus vom ersten auf das dritte Trimenon sowie der Zunahme der Geburtsangst abgeleitet werden kann. Ebenso verschlechtert sich die Stimmungslage der Schwangeren vom ersten zum dritten Trimenon.

Eine Analyse der Arzt-Patienten-Gespräche bei der ersten Schwangerschaftsvorsorgeuntersuchung weist eindringlich darauf hin, daß im Rahmen dieser Routineuntersuchungen Problemthemen wie Nikotin, Alkohol und Ernährungsverhalten erstens gerne ausgespart und zweitens gerne bagatellisiert werden (Wimmer-Puchinger et al. 1988a).

6.4 Einstellung zur Geburt

Auch wenn Vorstellungen von der Geburt als Wendepunkt vom Anfang der Schwangerschaft an mitgefühlt und gedacht werden, so absorbiert dies in den letzten Wochen vor dem errechneten Geburtstermin kognitiv wie emotionell fast alle Aufmerksamkeit. Kursangebote zur Geburtsvorbereitung, zur Säuglingspflege, zur Geburtserleichterung durch Akupunktur oder autogenes Training werden intensiver wahrgenommen. Das Freizeitverhalten wird auf einen möglichen vorverlegten Geburtstermin abgestimmt. Arztbesuche werden intensiviert. Kurz, die allgemeine Anspannung steigt sowohl bei der werdenden Mutter, beim Partner als auch im weiteren Familienkreis.

Die Einstellung auf die Geburt ist durch zwei emotionelle Spannungszustände zu charakterisieren: Zum einen durch die nun sehr konkrete Vorfreude und Ungeduld, zum anderen durch die Zunahme der Ängstlichkeit und Sorge. Geburt und Geburtsangst sind so eng miteinander assoziiert, daß sie fast synonym erscheinen. Dennoch soll hier differenziert werden: Grundsätzlich ist davon auszugehen, daß Ängste, vor allem vor dem Geburtsausgang, also Besorgnis um das Wohl des Kindes unumgänglich und als normal einzuschätzen sind. Bagatellisierungen sind wenig hilfreich! (Zumal trotz der intensiven Fortschritte der Geburtshilfe und der pränatalen Diagnostik ein gewisses „Restrisiko" nicht auszuschalten ist.) Diese Verunsicherung zu bewältigen, gelingt zwar den meisten Frauen und Männern gut: dennoch bleibt Anspannung unvermeidbar! Wir können dies als situative Angst, die durch die Konfrontation mit einem unvermeidlichen Angstinhalt (Geburt) hervorgerufen wird, beschreiben (Lukesch 1981; Ringler 1985). Die einzelnen Angstinhalte sind subjektiv schwer voneinander abzugrenzen. Zahlreiche psychologische Untersuchungen gingen dem Phänomen Geburtsangst detailliert nach:

Ringler (1985) definiert Geburtsangst als „jene Ängste, die sich vor, während und nach der Schwangerschaft, auf den Akt der Entbindung, die Geburt des Kindes, also eben den Geburtsvorgang beziehen". Wichtig erscheint der Autorin in diesem Zusammenhang die Geburtsangst „von Schwangerschaftsängsten ebenso deutlich abzugrenzen, wie von Ängsten, die sich auf die spätere Elternrolle beziehen". Für die erstmals schwangere Frau kommt zur allgemeinen Sorge um das Wohl des Kindes und Befürchtungen in bezug auf die körperliche Belastung ein weiterer Umstand: Die Vorstellungen von der Geburt bleiben trotz aller Information und Vorbereitung, also kognitiver Antizipation des Geschehens, unkonkret, da völlig unbekannt. Die Erstgebärende hat keine körperliche und seelische Erfahrung, auf die sie als Modell zurückgreifen könnte. Es überrascht deshalb nicht, daß – wie Rechnitzer (1986) in einer Studie an 120 Gebärenden zu drei Zeitpunkten (zweimal im Schwangerschaftsverlauf, einmal im Wochenbett) ermittelte – sich die interviewten 65 erstmalsschwangeren Frauen 3 Wochen vor dem errechneten Geburtstermin in ihren Geburtsschmerzerwartungen statistisch deutlich von den mehrgebärenden unterschieden. Dabei war die Erwartung der Schmerzqualität von Preßwehen bei Mehrgebärenden stärker und intensiver.

Unterscheiden sich Erstgebärende in der unspezifischen Geburtsangst noch im ersten Drittel der Schwangerschaft, so läßt sich kurz vor der Geburt kein Unterschied mehr nachweisen. Die Spannung, ob alles gut verläuft, betrifft die Mehrgebärende ebenso, wenn nicht noch mehr. Eine Beschreibung und Konkretisierung verschiedener Angstinhalte sowie deren quantitative Ausprägung wurde von Areskog et al. (1981), Lukesch (1981), Ringler u. Pavelka (1982) unternommen. In der Studie von Ringler u. Pavelka (1982) ergaben sich 6 Faktoren:

– Verletzungsangst (selbst verletzt zu werden oder Angst, daß das Kind verletzt würde).
– Angst vor Geburtskomplikationen,
– Angst, dem Geschehen ausgeliefert zu sein,
– Angst vor der Geburtsarbeit und den körperlichen Begleiterscheinungen,
– Angst, die Kontrolle zu verlieren,
– Angst vor dem Unbekannten.

Dabei zeigte sich, daß die Geburtsangstinhalte sich im Schwangerschaftsverlauf verlagern. Beispielsweise standen 12 Wochen vor dem Geburtstermin Verletzungsängste an erster Stelle, während kurz vor der Geburt die Angst vor der Geburtsarbeit selbst am ausgeprägtesten war.

Neben diesen verschiedenen Angstinhalten sind auch tieferliegende, persönlichkeitsspezifische Ängste anzusprechen, die oft nur aus der Kenntnis der

Lebensgeschichte erklärbar sind. Geburt ist vor allem ein überwältigendes körperliches Ereignis. Somit kommen Inhalte körperbezogener Ängste zum Tragen. Geburt ist weiter ein „genitales Ereignis" und berührt all jene psychischen Einstellungsmuster, die mit der positiven oder negativen Besetzung des weiblichen Körpers und des eigenen Genitales zu tun haben. Insofern ist die Geburt auch direkt oder indirekt ein sexuelles Ereignis, sie stellt den Endpunkt der Konzeption dar. Somit sind Bedingungen angesprochen, die in der psychosexuellen Entwicklung der Frau sowie in der psychosexuellen Beziehung des Paars verleugnet, abgewehrt, tabuisiert oder positiv bewertet werden. Darin spiegelt sich auch der soziokulturelle Umgang mit dem weiblichen Körper und der Sexualität. Geburt in unserer Gesellschaft hat still, lautlos, „sauber" und steril zu sein. Das bedeutet, daß sich sowohl das Kreißsaalpersonal wie die betroffenen Frauen und ihre Partner für Körperausscheidungen wie Blut, Schleim und Urin genieren (Ringler 1985).

Für die Einstellung zur Geburt und die Geburtsangst spielen auch psychosoziale Faktoren eine wesentliche Rolle. Übereinstimmende Untersuchungen zeigen einen Zusammenhang zwischen Informationsgrad und Geburtsangst. Frauen mit höherer beruflicher Qualifikation und/oder höherem Alter sind insgesamt besser informiert (Nowak 1987; Reif 1987; Köck et al. 1988; Oeter u. Wilken 1979; Reid u. McIlwaine 1980; Schachter-Haas 1984). Einem Nachholen dieser sozial bedingten ungleichen Information kommt vor allem deshalb Bedeutung zu, weil sich mangelnde Information indirekt auf die Geburtsangst und somit auch auf den Geburtsablauf, die Kooperation, die notwendige Medikation während der Geburt und damit auf den Geburtsausgang auswirkt (vgl. Köck et al. 1988; Collatz 1985). Trotz dieses eindeutigen und wichtigen Zusammenhangs sieht die Realität der Prävention anders aus: Alle Studien zur Geburtsvorbereitung in der BRD und in Österreich bestätigen, daß diese wichtige Vorsorgemaßnahme überwiegend von Mittelschichtfrauen frequentiert wird (Lukesch 1981; Ringler et al. 1981; Wimmer-Puchinger 1980; Wimmer-Puchinger et al. 1988a; Adam et al. 1987). Als Barrieren wirken zeitliche Beanspruchung, Fehlen eines sozialen Netzwerks, das für die Einrichtung Geburtsvorbereitung spezifisch motiviert, die Angst vor der Gruppensituation sowie die Einstellung, Geburt sei etwas Natürliches, das man erleiden, erdulden müsse, das keiner speziellen Vorbereitung bedürfe bzw. diese nicht nützlich wäre (vgl. Reif 1987). Aus Schweden und Finnland wird hingegen ein Besuch der Geburtsvorbereitungskurse von über 90% berichtet (Niemelä 1986, mündliche Mitteilung).

Befragt man die Frauen dezidiert, ob sie sich ausreichend informiert fühlen, so zeigt sich, daß dies keineswegs der Fall ist. Eine Zufallsstichprobenerhebung an 100 Frauen und 30 Männern im letzten Schwangerschaftsdrittel ergab, daß 77% der Frauen und 76% der Männer noch wesentlich mehr wissen möchten (Wimmer-Puchinger u. Weissenböck 1986). Um leichter an den Informationsangeboten der Klinik teilnehmen zu können, wurden mehr Termine für Berufstätige und Kinderbeaufsichtigung während der Kurse vorgeschlagen.

Eine Repräsentativerhebung an allen Geburtskliniken Österreichs ergab, daß 74% der 120 Kliniken und Abteilungen Geburtsvorbereitung im Hause anbieten. Diese wird überwiegend von Hebammen (70%) durchgeführt. Es folgen Fachärzte für Gynäkologie (60%) und Physiotherapeutinnen mit 31% (Mehrfachantworten, die sich auf Teams beziehen). Die Finanzierung erfolgte zu 88% durch die Klinik. Zu 12% werden die angebotenen Geburtsvorbereitungen aus anderen Quellen finanziert. Dem entspricht, daß die Kursleiterinnen überwiegend (67%) bei den Kliniken angestellt sind, 21% arbeiten auf Honorarbasis.

Bei den Inhalten der Geburtsvorbereitungskurse überwiegen Entspannungsübungen (85%), wobei sich 29% an der Methode des autogenen Trainings orientieren. Die überwiegende Mehrheit der Klinik- bzw. Abteilungsvorstände ist mit den Einrichtungen und den Effekten der Geburtsvorbereitung zufrieden (92%). Die positive Auswirkung auf den Geburtsverlauf wird anerkannt. Die Kurse werden sowohl für Frauen allein als auch für Paare (61%) angeboten. Bereits in der Schwangerschaft werden auch schon spezielle Stillinformationen gegeben (Wimmer-Puchinger u. Bronneberg 1988).

Daten aus unserer Erhebung

Geburtsangst

Aus den Angaben in Abb. 6.8 geht hervor, daß die innere Anspannung und Nervosität der Frauen durch die herannahende Geburt deutlich zunimmt. So ist der Anteil der Frauen, die

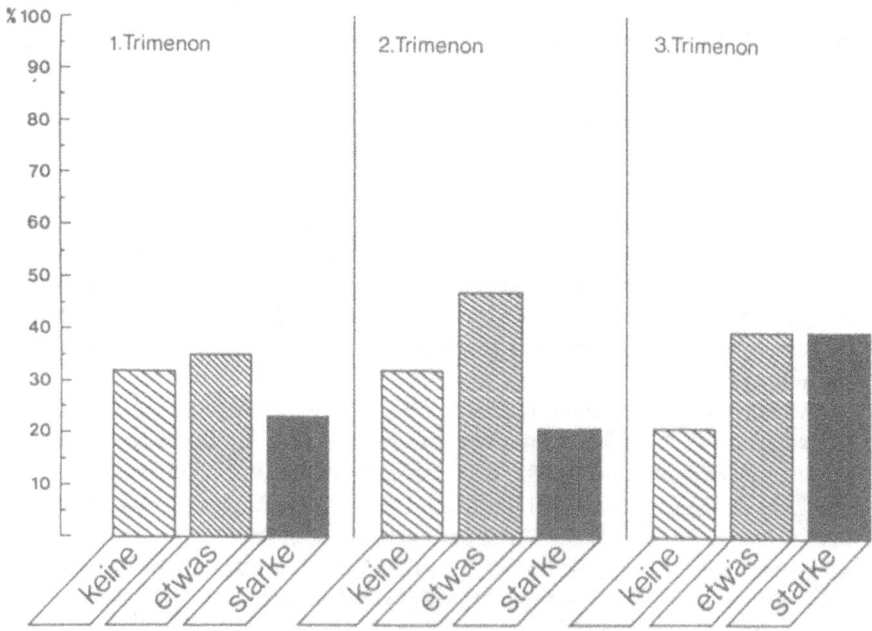

Abb. 6.8. Geburtsangst im Verlauf der Schwangerschaft

starke Angst beim Gedanken an die Geburt empfinden, im dritten Trimenon doppelt so hoch wie im zweiten. Bei der Frage nach der Schmerzempfindlichkeit betrachten sich 75% aller Probandinnen als nicht weniger und nicht mehr schmerzempfindlich als der Durchschnitt. 15% bezeichnen sich jedoch als viel schmerzempfindlicher, 9% als unterdurchschnittlich schmerzempfindlich.

Geburtsvorbereitung

Die Hälfte der befragten Frauen bereitet sich im dritten Trimenon gezielt auf die Geburt vor. Zwei Drittel aller Frauen halten die Geburtsvorbereitung für wichtig, nur 6% finden dies Angebot unnötig.

67% der befragten schwangeren Frauen geben im dritten Trimenon an, den Vater an der Geburt teilhaben zu lassen. 10% waren sich im dritten Trimenon darüber noch nicht einig, ein Viertel der Frauen wird ohne Anwesenheit des Partners entbinden.

Einstellung zum Stillen

Tabelle 6.7 zeigt deutlich die hohe Stillmotivation. Wie wir in eigenen Studien nachweisen konnten (Nagel 1980; Wimmer-Puchinger et al. 1982b), hatten jene Frauen die geringsten Stillprobleme sowie die längste Stilldauer, die bereits in der Schwangerschaft einen dezidierten Stillwunsch äußerten.

Tabelle 6.7. Stillmotivation

	n (360)	[%]
Ich will versuchen, mein Kind zu stillen	113	31,4
Ich möchte mein Kind unbedingt stillen	234	65,0
Ich möchte meinem Kind von Anfang an die Flasche geben	4	1,1
Ich will beides ausprobieren	9	2,5

7 Schwangerschaft und Sexualität

Das Thema „Sexualität" wird in der ärztlichen Sprechstunde nur peripher wahrgenommen. Meist ist diese Thematik aus der ärztlichen Konsultation verbannt. Nur vereinzelt integrieren psychotherapeutisch geschulte Gynäkologen die Erörterung des aktuellen Sexuallebens in die Anamnese. Die Vernachlässigung sexueller Fragen gilt besonders für die Schwangerschaftsroutineuntersuchung. Werdende Eltern müssen in der Regel auf Ratgeber über Schwangerschaft und Geburt (Kitzinger 1985; Willberg 1978; Mitchell 1971; Adam et al. 1986) oder auf einschlägige Zeitschriften, statt auf ein persönliches Gespräch mit dem behandelnden Arzt zurückgreifen. Zu kaum einem Thema werden jedoch so unterschiedliche Meinungen geäußert. Sexualität in der Schwangerschaft löst archaische Ängste aus, z. B. daß das Baby verletzt wird, oder daß es den Geschlechtsverkehr quasi beobachtet. Auf den Koitus zu verzichten, ist jedoch nur angebracht

- bei Schmerzen im Unterleib,
- wenn die Gefahr einer Fehl- oder Frühgeburt besteht,
- wenn Blutungen auftreten,
- wenn die Fruchtblase gesprungen ist (vgl. Adam et al. 1986, S. 37).

Die Beobachtung, daß Frauen oder Paare mit einigen wenigen Andeutungen vorlieb nehmen müssen, trifft leider auch für die meisten Geburtsvorbereitungskurse zu. Obwohl das bisher einzige deutschsprachige Handbuch zur Leitung von Geburtsvorbereitungskursen (Kitzinger 1980) ausdrücklich auf die Bedeutung sexueller Fragen in der Geburtsvorbereitung hinweist (S. 264 ff.), wird diesen Anregungen in der Praxis kaum entsprochen (vgl. auch Ringler 1985). In einer Themenanalyse von 300 Geburtsvorbereitungsangeboten gaben die befragten Kursleiterinnen in keinem einzigen Fall an, daß das Thema Sexualität in der Schwangerschaft angesprochen wird (Wimmer-Puchinger u. Bronneberg 1988). Solberg et al. (1973) interviewten 260 schwangere Frauen und stellten fest, daß lediglich 15% spezifische Ratschläge zur Sexualität in der Schwangerschaft von ihren behandelten Ärzten erhalten hatten. Die Tabuisierung läßt sich auf soziokulturelle Zuschreibungen über Sexualität und werdende Mutterschaft und die auch unter Experten vorherrschende Unsicherheit im Umgang mit sexuellen Themen zurückführen. Folgerichtig merkt Ringler (1985) an, daß jene Einstellungen, Vorstellungen und Wünsche und Bedürfnisse, die sich auf die Wahrnehmung von lustvollen und unlustvollen Empfindungen und Gefühlen beziehen, welche durch die Körperveränderungen in der Schwangerschaft und bei der Geburt ausgelöst werden, in der Schwangerenbetreuung und Geburtsvorbereitung vernachlässigt bzw. verleugnet werden.

Daß Schwangerschaft und Geburt entsexualisiert betrachtet werden, leitet sich aus verschiedenen soziokulturellen Wurzeln ab. Sexuelle Tabus und Verbote während der Schwangerschaft finden sich auch in anderen Kulturen (Kitzinger 1980; Paul 1982). Sie sind auch innerhalb einer Gesellschaft je nach sozialer Schicht oder Religionszugehörigkeit unterschiedlich ausgeprägt. In unserer Kultur ist die Betrachtung der Frau gespalten in das Bild der Mutter-Frau einerseits – dieses Bild ist idealisiert, das bedeutet auch entsexualisiert, ja neutralisiert – und in die Frau als Geliebte andererseits. Der geschlechtsspezifischen Rollenzuordnung der Frau entsprechend ist im Gegensatz zum Mann sexuelle Aktivität und das Eingestehen eines bewußten Verlangens nach Lustempfindung und Befriedigung noch immer sanktioniert. Die Vorstellung, daß sexuelle Aktivität mit der Erfüllung mütterlicher Pflichten unvereinbar sei, wurde als mütterliches Leitbild verinnerlicht. Schwangerschaft bedeutet eine Herausforderung, eine triadische Beziehung vorzubereiten und gleichzeitig die dyadische Paarbeziehung fortzuführen. Die körperliche Beziehung des Paares ist ein wichtiger Bestandteil der gegenseitigen emotionalen Versicherung, gleichzeitig ist sie aber auch mit Schuldgefühlen belastet (Ringler 1985).

Ein weiterer Grundtenor der Tabuisierung von Geschlechtsverkehr während der Schwangerschaft und nach der Geburt orientiert sich an Begriffen wie Reinheit und Beschmutzung. In vielen Kulturen und Religionen werden die spezifischen physiologischen Fähigkeiten der Frau wie Menstruation, Empfängnis, Schwangerschaft, Geburt und Stillen als „magische weibliche Macht" ausgegrenzt und mit Tabus belegt. Die weibliche Reproduktionsfähigkeit wird zu etwas Unreinem erklärt. Die Gleichsetzung von weiblicher Sexualität mit Unreinheit findet sich in islamischen, indischen, afrikanischen sowie in allen Kulturen mit jüdisch-christlicher Tradition (vgl. Kitzinger 1980b; Paul 1982).

Beschränkungen hinsichtlich Geschlechtsverkehr während der Schwangerschaft und in der Zeit danach sind also Bestandteil umfassender, kulturell weit verbreiteter vielschichtigen Tabusysteme, die sich auf psychische und statusmäßige Grenzzustände, Übergangsrituale und auch auf Körpersubstanzen und -öffnungen beziehen.

Der Sexualität in der Schwangerschaft wurde in empirischen Studien bisher in sehr geringem Maße nachgegangen. Folgende Tendenzen lassen sich jedoch festhalten: Die koitale und nichtkoitale sexuelle Aktivität nimmt vom ersten Trimenon zum Ende der Schwangerschaft laufend ab (Solberg et al. 1973). Viele Autoren weisen jedoch darauf hin, daß durch die psychische und physische Konsolidierung im zweiten Schwangerschaftsdrittel das sexuelle Interesse stärker ist (Masters u. Johnson 1966; Reamy u. White 1985; Haeberle 1983).

In einer Untersuchung an 260 Frauen zeigte sich deutlich, daß im Schwangerschaftsverlauf sowohl koitaler Orgasmus, Orgasmus durch manuelle Stimulation des Partners als auch Masturbation signifikant abnahmen. Für das mangelnde Interesse und die geringere Befriedigung gaben die befragten Frauen folgende Ursachen an: körperliches Unbehagen (46%), Angst, das Baby zu verletzen (27%), Verlust sexuellen Interesses (23%), ärztliche Verordnung (8%), Attraktivitätsverlust der Frau (6%), unspezifisches Mißbehagen (15%). Die spezifische ärztliche Instruktion, 2–8 Wochen vor dem errechneten Geburtstermin auf den Koitus völlig zu verzichten, erwähnten 29% der interviewten Schwangeren (Solberg et al. 1973).

Reamy u. White (1985) ging der Frage nach, ob Dyspareunien (schmerzhafte Kohabitation) in der Schwangerschaft zunehmen. Dazu wurden 52 schwangere Frauen zu 4 Zeitpunkten im Schwangerschaftsverlauf befragt. Der Autor berichtet über einen signifikanten Anstieg der Dyspareunien im Laufe der Schwangerschaft. Die körperlichen wie auch die psychosexuellen Einschränkungen durch die Schwangerschaft verstärken die Schmerzempfindungen.

Die starke Irritierung des Sexualverhaltens im ersten und im dritten Trimenon läßt sich gut nachvollziehen: Das Gefühl, schwanger zu sein, ist noch wenig ausgeprägt, Befürchtungen, vorzeitige Blutungen auslösen zu können, führen zu Schuldgefühlen und damit zu Verspannungen. Übelkeit und Müdigkeit vermitteln das Gefühl, eingeschränkt zu sein, „sich nicht wiederzuerkennen", und bedeuten Unlust.

Würde man hingegen den hormonellen Einfluß auf die sexuelle Aktivität als alleinige Kausalität heranziehen, so müßte daraus eher auf eine Hyper- als auf eine Hyposexualisierung geschlossen werden. Denn die Androgene steigen z. B. auf das 4fache der Norm an (Jürgensen 1985). Jürgensen schließt daraus, daß „dies eher als Beispiel dafür, wie sehr nichthormonelle Faktoren weibliches sexuelles Verhalten bestimmen" herangezogen werden kann (1985, S. 29). Dies gilt auch für die Zeit nach der Geburt. In dieser Phase klagen die Frauen in der Regel über vermindertes sexuelles Verlangen bis hin zu Frigidität oder ausgesprochenen sexuellen Funktionsstörungen.

Schränken Schuldgefühle, Ängste und Phantasien sowie körperliches Unbehagen die sexuellen Bedürfnisse der Frauen ein, so sind Bedürfnisse nach Zärtlichkeit, Umarmungen und Körperkontakt in der Schwangerschaft besonders deutlich ausgeprägt (White et al. 1983). Die Vorstellung, dem Baby schaden zu können, ihm weh zu tun oder in eine Intimität einzudringen, die nun „nicht mehr" die seine ist, kann auch beim Mann vorübergehendes Desinteresse am Koitus oder sogar Impotenz verursachen. Vielen Paaren fällt es schwer, solche beängstigenden Phantasien oder Irritierungen anzusprechen und dem anderen verständlich zu machen. Ein schamvolles Versteckspiel beginnt: Müdigkeit als Barriere oder Appell an die Rücksichtsnahme des Partners oder Vorschriften. Der Partner fühlt sich aus der Mutter-Kind-Dyade ausgeschlossen, zur Passivität degradiert. Gelingt es nicht oder nur schwer, sich zu vermitteln, so können all jene Kränkungen, die Schwangerschaft bedeuten kann, auf der sexuellen Ebene eskalieren: Sexualität wird eingefordert.

Veränderungen der äußeren Situation der Partner, die das Partnergleichgewicht verändern, führen oft zu sexuellen Krisen, aus denen sexuelle Störungen resultieren können: Nach dem Zusammenziehen eines Paares, also nach Herstellen von mehr räumlicher Nähe; nach der Heirat oder dem Entschluß zu heiraten, also nach dem Herstellen von mehr Verbindlichkeit und weniger Fluchtmöglichkeit; nach der Geburt eines Kindes, wenn sich die Partner, vor allem die Frau noch stärker an den anderen gebunden fühlen – oder weil eine andere wichtige emotionale Beziehung hinzukommt (Schmidt 1988, S. 101).

Die Schwangerschaft vermittelt neue, noch nie erfahrene Körpersensationen. Auch für die Sexualität in der Schwangerschaft gilt, daß das Zulassen von Lustgefühlen nur dann möglich ist, wenn die Frau ihren Körpersensationen nachgeben und diese als Ausdruck ihrer Weiblichkeit auch positiv besetzen kann. Ist dies durch äußere Einschränkungen oder ambivalente Einstellung zum eigenen Körper nicht uneingeschränkt möglich, fühlt sie sich durch die Schwangerschaft mehr gehandicapt und unattraktiv denn als Frau „aufgewertet". Verbindungen zwischen Schwangerschaft und Lust und somit Sexualität werden abgewehrt. Dies gilt sowohl für die Geburt als auch für das Stillen des Babys. Sind sie als „Mittel zum Zweck" in einer Art aufopfernden Gesinnung zu erleiden und durchleben, oder können und dürfen diese neuen Erlebnisse eine neue Dimension von Lust vermitteln?

Ängste, Abwehr und Unlust müssen besonders in der Schwangerschaft um so mehr respektiert werden, als wir in der Praxis erleben, daß bei Fehl- und Frühgeburten massive Schuldgefühle in Verbindung mit Geschlechtsverkehr während der Schwangerschaft auftreten. Obwohl die tatsächliche Gefährdung des Feten durch den Koitus mit 0,007% (Javert 1960, zit. nach Jürgensen 1985) angegeben wird, drängt sich dieser den Frauen nach dem Verlust einer Schwangerschaft meist automatisch und sehr belastend als Ursache auf. Folgendes Fallbeispiel soll das illustrieren.

Eine Frau wird in die psychosomatische Sprechstunde überwiesen, da sie nach einem erlittenen Frühabort innerhalb von 2 Monaten 10 kg abgenommen hatte. Sie war deutlich in einem depressiven Zustandsbild, konnte nicht schlafen, nicht essen. Vor allem aber quälte sie, daß für sie völlig überraschend und unverständlich zärtliche Berührungen ihres Mannes, der sie trösten wollte, bei ihr Panik und Abscheu auslösten. Im Gespräch wurde deutlich, daß auf die quälenden Fragen nach dem Warum des Aborts Infektionen angedeutet worden waren, die sie in Verbindung mit dem Koitus brachte. So fühlte sie sich am Verlust der Schwangerschaft schuldig, mehr noch, gab ihrem Mann die Schuld. Sexualität wurde zum Übel – zum Bösen – zum Unheil umgewertet. In den darauf folgenden Gesprächen gelang es, die Trauergefühle über den Verlust der Schwangerschaft durchzuarbeiten, ein Geschehen, aus dem sie ihren Mann ausschließen wollte. Ihr Zustand verbesserte sich überraschend, sie nahm wieder zu, konnte besser schlafen und konnte auch wieder zärtliche Gefühle ihrem Mann gegenüber zulassen.

Daten aus unserer Erhebung

Der Themenkomplex Sexualität in der Schwangerschaft wurde zum einen in die Erhebung eingebunden, um das Geburtshilfepersonal auf die Normalität der Verunsicherung aufmerksam zu machen, zum anderen interessierte, ob Ängste und vorübergehender Libidoverlust Anlaß für Partnerkrisen darstellen und somit zu einer Belastung für die Schwangere werden kann.

Die Daten zur Frage nach der Häufigkeit des Geschlechtsverkehrs zeigen eindeutig, daß das Bedürfnis der Frauen nach Koitus nachläßt (Tabellen 7.1 und 7.2). Soweit dies durch derlei Angaben in dieser sensiblen Frage überhaupt vermittelbar ist, ist der Koitus für die Frauen in der Schwangerschaft auch weniger befriedigend (Tabelle 7.3).

Daß das nachlassende sexuelle Interesse zu einem Großteil auch auf die Angst, dem Kind oder der Schwangerschaft schaden zu können, zurückzuführen ist, zeigt Tabelle 7.4).

Tabelle 7.1. Veränderung der Koitushäufigkeit

Geschlechtsverkehr	Vor der Schwangerschaft [%]	1. Trimenon [%]
2mal wöohontlich oder öfter	74,7	38,9
1mal wöchentlich	19	31,2
1- bis 2mal monatlich	4,8	9,5
Seltener	1,3	11,2
Derzeit überhaupt nicht	–	9,1

Tabelle 7.2. Sexuelles Interesse in der Schwangerschaft

	[%]
Stärker als vor dieser Schwangerschaft	10,1
Unverändert	49,7
Schwächer als vorher	40,3

Tabelle 7.3. Zufriedenheit mit der sexuellen Beziehung

	Vor der Schwangerschaft [%]	Jetzt [%]
Immer	39,2	39,9
Meistens	50,7	42,6
Manchmal	7,3	9,9
Selten/nie	2,8	7,6

Tabelle 7.4. Angst, daß sexueller Verkehr dem Kind schaden kann

	[%]
Ja, vom Anfang der Schwangerschaft an	14,7
Ja, aber erst in der fortgeschrittenen Schwangerschaft	19,8
Nein	65,5

8 Der werdende Vater

8.1 Neue Väterlichkeit?

Abwesend zur Sicherung der Existenz, zum Erwerb von Geltung und Macht, als Entdecker und Eroberer, Aggressor oder Verteidiger, als Held oder Opfer. Kurz: Ein schillerndes, bewundertes, aber auch gefürchtetes Bild, dem mindestens ebensoviel Sehnsucht wie Enttäuschung galt, oder wie das Kind es vielleicht selbst ausdrücken würde: ein Vater zum Träumen, aber kein Vater zum Anfassen (Frick-Bruder 1988).

Wesentlich an sozialhistorischen Analysen der Familienbeziehungen ist die Erkenntnis, daß das Verhältnis zwischen „Eltern und Kindern nicht durch biologisches oder ein angeborenes Instinktverhalten festgeschrieben ist, sondern entsprechend den materiellen und kulturellen Bedingungen einem permanenten Wandel unterliegt" (Spielmann 1980, zit. n. Fhtenakis 1988, S. 10; vgl. Badinter 1981 und Shorter 1977). Es läßt sich somit auch eine „psychoevolutionäre" Entwicklung der Eltern-Kind-Beziehung rekonstruieren, deren Wandlungsprozesse De Mause anhand eines Sechsstufenmodells darlegt:

1. Allgemeine soziale Akzeptierung des Kindesmords (Antike bis zum 4. Jh. n. C.),
2. Weggabe von Kindern (Ammen oder Dienerinnen anderer Frauen bis zum 13. Jh.),
3. Ambivalenz in der Einstellung zum Kind (14.–17. Jh.),
4. Intrusion (zunehmendes Bemühen der Eltern, sich in kindliche Denk- und Erlebensweisen einzuführen, ca. 18. Jh.),
5. Beachtung des Sozialisationsaspekts (19.–20. Jh.),
6. Postulat der kindlichen Unterstützung (ab der Mitte des 20. Jh.).

Heute treten an die Stelle von Disziplinierungsmaßnahmen die Diskussionsbereitschaft der Eltern mit dem Kind und ein partnerschaftlicher Umgang mit ihm, um „. . . ihm zu dienen, statt sich vom ihm bedienen zu lassen, seine emotionellen Konflikte zu interpretieren und ihm die für sein sich entwickelndes Interesse erforderlichen Gegenstände zur Verfügung zu stellen . . ." (De Mause 1977, zit. n. Fhtenakis 1988, S. 7). Dies eröffnet eine Entwicklungsperspektive für die kindliche Persönlichkeit in Richtung auf mehr Autonomie, Entscheidungsfähigkeit, Interessensbildung und Flexibilität. Ob diese fortschrittliche (im Sinne einer Entwicklungsoptimierung für die kindliche Persönlichkeit)

Entwicklung nur für eine eng umschriebene Schicht, für ein gewisses Bildungs-
niveau und gesicherte materielle Bedingungen, für eine „reife" Elternpersön-
lichkeit möglich ist oder ob Generalisierungen für eine neue Elterngeneration
zulässig sind, wird derzeit kritisch hinterfragt (Fhtenakis 1988; Green 1977;
Delaisi de Parseval 1985).

Trotz aller Skepsis läßt sich jedoch ableiten, daß die Vaterrolle in einem
Wandlungsprozeß begriffen ist. Der Vater hat sich aus dem ungeliebten oder
distanzierten Schattendasein gelöst. Männer sind bemüht, die lang gültige
These, daß Kinder erst ab dem aktiven Spielalter (ca. ab dem 5. Lebensjahr)
von Vätern als „interessante Erziehungsobjekte" wahrgenommen werden, zu
widerlegen. Es scheint, als hätten die Väter realisiert, daß das Ausgeschlossen-
sein aus der frühen Kindheit auch für sie mit wesentlichen Erlebnisdefiziten
verbunden ist. Diese Wandlungen des Vaterbildes sind spürbar, erfahrbar und
werden in sozialwissenschaftlichen Studien evident. Väterliche und mütterliche
Rollenzuschreibungen sind nun offener und flexibler geworden. Für diese
„sanfte" Revolution in der Familienstruktur (McKey u. Obrien 1982, zit. n.
Fhtenakis 1988, S. 16) waren verschiedene Impulse wesentlich.

Frauenbewegung

Durch die soziokulturelle Veränderung der traditionellen Frauenrolle sowie des
von Frauen verinnerlichten Selbstbildes wurden autonome Bedürfnisse von
den Frauen entfaltet, die jenseits der Fortpflanzungsfunktion liegen. Das
heißt, sie stehen nicht mehr so selbstverständlich und uneingeschränkt für die
Kinder zur Verfügung, da sie teils durch Berufstätigkeit, teils durch Entwicklung anderer Möglichkeiten zur Selbstverwirklichung Schritte tun, die von der
alleinigen Verantwortung für Haushalt und Kinderbetreuung nach außen führen. Es wäre verkürzt, die Veränderungen durch die Frauenbewegung lediglich
an der Berufstätigkeit festzumachen. Frauen und Mütter der unteren Schicht
mußten zu allen Zeiten außerhäuslich erwerbstätig sein. Das Novum besteht
vielmehr darin, daß sie in ihrem Selbstverständnis die alleinige Verantwortung
für Haushalt und Kinder abgeben wollen zugunsten einer Beteiligung des Partners und Vaters. Diese Entwicklung geht Hand in Hand mit:

Familienplanung

Die Möglichkeiten der verschiedenen Kontrazeptiva bieten die Chance, daß die
Realisierung des Kinderwunsches von beiden Partnern bewußter gestaltet wird.
Die positiven Auswirkungen für das Kind sind evident:

> „Waren früher Kinder vielfach hinzunehmendes „Schicksal", bedeutet geplante Eltern-
> schaft heute, daß Kinder damit rechnen können, von Mutter und Vater gewollt zu sein, d. h.
> sie werden einer anderen Grundeinstellung begegnen als Kinder, die (zunächst) garnicht er-
> wünscht waren oder sogar unerwünscht bleiben (Fhtenakis 1988, S. 17).

Entideologisierung der Mutterschaft

Wenn wir den Begriff Mutterliebe historisch betrachten, so läßt sich ein deutlicher Wandel der gesellschaftlichen Wertigkeit der Mutter, ihrer Rolle und Be-

deutung im letzten Drittel des 18. Jahrhunderts feststellen. Badinter (1981) nennt diesen Zeitabschnitt als den gesellschaftlichen Ursprung des Mythos vom „Mutterinstinkt" und der „spontanen Liebe einer jeden Mutter zu ihrem Kind". Mutterliebe wird zum natürlichen wie gesellschaftlichen Wert erhoben, nachdem die Erziehungsvorstellungen vorher vor allem das väterliche Prinzip der Autorität hoch hielten. Auswüchse und bewußter Mißbrauch der biologistischen „Mutterideologie" brachte das Dritte Reich, Mutterschaft wurde als politische Propaganda für rassistische Zwecke eingesetzt. Doch auch nach Ende der nationalsozialistischen Herrschaft blieb die biologische und moralische Überfrachtung der Mutterschaft.

Die Mutter soll, um idealisierten Vorstellungen zu entsprechen, eigene Bedürfnisse zurückstellen. Diese Anforderungen müssen notwendigerweise mit der Entwicklung der letzten 20 Jahre, in der sich das weibliche Rollenverständnis wandelte, kollidieren und innere Loyalitätskonflikte und Ängste bei den Frauen verursachen. Ein Ausweg deutet sich bei Fhtenakis an:

> Doch beginnt man heute allgemein Mutterschaft und Vaterschaft in neuer Weise zu sehen und dies nicht nur in Hinblick auf ihren wechselseitig ersetzbaren Anteil, sondern auch hinsichtlich ihres jeweils genuinen Beitrags zur Entwicklung des Kindes. Die Vorstellung von einer „psychosozialen Elternschaft" hat sich heute so weit durchgesetzt, daß sie nicht mehr befürchten muß, in ein falsches Konkurrenzverhältnis zur biologischen Elternschaft gebracht zu werden (Fhtenakis 1988, S. 18).

Ebenfalls überholt sind die früheren Vorstellungen, daß das Kind bloß ein passives, hilfloses Wesen ist, das ausschließlich auf Zuwendung von außen reagiert. Vielmehr gehen Kinder von Anfang an aktiv auf die Welt zu und suchen nach Kontakt, anregenden Erfahrungen und Bestätigungen. Eine einseitige Betonung der Mutter-Kind-Beziehung ist nicht nur nicht angebracht, sondern frauen- bzw. familien- und kinderfeindlich.

Zunahme der Ehescheidungen und nicht-traditioneller Lebensformen

Die zunehmende Realität von alleinerziehenden Müttern oder Vätern macht eine bewußtere Auseinandersetzung mit der Vater-Kind-Beziehung notwendig. Familienrichter sind immer weniger geneigt, stereotyp nach Trennungen automatisch die Kinder den Müttern zuzusprechen. Im Versuch, kindgerechte Entscheidungen zu treffen, werden zunehmend Aspekte der Vater-Kind-Beziehung berücksichtigt.

Allerdings zeigten die Ergebnisse einer Untersuchung aus der BRD 1982 (Napp-Peters 1983), daß die Einstellungen zur Betreuung des Kindes durch Vater oder Mutter sich schicht- und altersspezifisch unterscheiden. Bei der Frage nach alleinerziehenden Vätern waren 53% der Befragten der Meinung, der Vater soll seine Kinder tagsüber irgendwo unterbringen und arbeiten gehen. 47% waren der Meinung, daß der Vater zu Hause bleiben solle, um eine feste Bezugsperson zu garantieren. Gliedert man die Ergebnisse nach dem Alter auf, so zeigt sich, daß bis zu einem Alter von 35 Jahren 53% der Befragten meinten, daß der Vater zu Hause bleiben solle, während in der höheren Altersklasse (bis 55 Jahre) der Trend umgekehrt lag. Entsprechendes zeigte eine Analyse nach

Bildungs- und Sozialschicht. Als Gründe wurden angeführt, daß der Mann nicht ins Haus gehöre, seine Arbeit außer Haus nicht nur für das Ansehen des Vaters, sondern auch für sein persönliches Wohlbefinden von Bedeutung sei. Den Vätern wurde die Fähigkeit abgesprochen, innerfamiliäre Aufgaben zu übernehmen.

Der Trend verläuft erwartungsgemäß umgekehrt, fragt man nach alleinstehenden Müttern. Hier meinten 76% der Befragten, daß eine Mutter mit Kleinkind zu Hause bleiben müsse. Der Fähigkeit des alleinstehenden Vaters, den Bedürfnissen seiner Kinder gerecht zu werden, wurde wenig Vertrauen entgegen gebracht. 86% der Befragten gaben an, er könne den Kindern nicht genügend emotionale Zuwendung geben. Hingegen wurde im Falle einer alleinerziehenden Mutter zu 78% die Besorgnis angeführt, sie könne die Kinder ohne väterliche Autorität nicht ausreichend erziehen. Dies zeigt, daß die meisten Befragten die Rollen von Vater und Mutter noch in traditionellen Mustern betrachten, wobei die Mutter sich um die emotionalen Bedürfnisse der Kinder kümmert und der Vater den „moralisch erzieherischen Aufgaben" Rechnung trägt. Obwohl traditionelle Muster sozialer Geschlechtsrollen, wonach der Mann die Ernährerrolle ausübt und die Frau primär für die Versorgung der Kinder zuständig ist, heute an vielen Stellen durchbrochen sind, scheint es doch, daß die Orientierung an traditionellen Rollen vor allem dort fortwirkt, wo kleine Kinder zu betreuen sind. Dennoch läßt sich aus vielen Indizien ableiten, daß vor allem die jüngere Männergeneration diese klassischen Stereotypen ablehnt.

Männerbewegung

Die Forderung nach einem Vaterschaftsurlaub und dem Erziehungsjahr für den Mann wurde von Frauenorganisationen erhoben. Doch:

In Analogie und wahrscheinlich auch in Reaktion auf die Frauenbewegung sind einer steigenden Zahl von Männern die Beschränkungen bewußt geworden, die ihnen die klassische „Männer- bzw. Vaterrolle" auferlegt hat, die sie nun abzustreifen versuchen (Fhtenakis 1988).

Neue Einstellung zum Kind

Die Bedürfnisse des Kindes werden heute akzentuierter beachtet – ihm wird mehr Recht zugesprochen. Der Begriff der elterlichen Gewalt wurde durch den der elterlichen Sorge ersetzt, das Recht der Eltern auf Züchtigung wird eliminiert, Gewalt gegen Kinder mehr und mehr sanktioniert (Novelle des Jugendwohlfahrtgesetzes in Österreich, 1989).

8.2 Der werdende Vater

Arbeiten auf dem Gebiet der Entwicklungspsychologie sowie der pränatalen Psychologie haben die Rolle des werdenden Vaters sowie die Vater-Kind-Beziehung im Vergleich zur Mutter-Kind-Beziehung so gering beachtet, daß dies noch von Cohen und Campos (1974) mit der Bemerkung quittiert wurde, es gäbe mehr wissenschaftliche Abhandlungen über die Beziehungen des Kindes zu seinem Spielzeug als zu seinem eigenen Vater. Ähnlich bemerkte Bräutigam (1976), daß mehr Witze zu diesem Thema kursieren würden als psychoanalytische Untersuchungen. Die Rolle des werdenden Vaters ist für pränatale Aspekte jedoch in mehrfacher Hinsicht von Bedeutung.

Das Schweigen des Vaters im Körper der Mutter, Geburt des Kindes – Tod der Liebe? Unter diesen dramatischen Titel stellt Lukas Möller (1986, S. 189) seine Abhandlung über Konfliktaktualisierung ödipaler Krisen dann, wenn aus einem Liebespaar ein Elternpaar werden soll, d. h. in der Schwangerschaft.

Schon im Zuge der Schwangerschaft hat sich natürlicherweise die Frau vermehrt dem in ihr wachsenden Kind zugewandt. Der Mann steht etwas verdattert vor dem merkwürdigen Gefühl, daß da eigentlich keiner war, der die Gegenwart und Aufmerksamkeit seiner Frau abzog: und doch war sie anwesend abwesend. Männer haben es schwer nach innen zu blicken: die Außenleistung fordert sie ständig. ... Nur manchmal, wenn Männer den dicker werdenden Bauch ihrer Frau nicht mit innerer Beteiligung oder sogar nur gegen ihren Willen streicheln können, wird ihnen deutlich, daß das Kind ihnen etwas aus der Paarbeziehung abzieht. Es ist nicht nur das Kind im Manne, das zu kurz kommt. Vielmehr geht jener Beziehungsanteil verloren, der in einer Leistungsgesellschaft eine wesentliche Legitimation der Ehe darstellt: daß die Frau den Mann nämlich seelisch, sozial und körperlich versorgt, damit er leistungsfähig bleibt (S. 189).

Generell drückt sich im Kinderwunsch die Wiederholung der in der eigenen Kindheit empfangenen Mütterlichkeit und Väterlichkeit aus. Vor diesem Hintergrund der jeweiligen Rollenidentifikation des Mannes in der Kindheit sind sein Erleben der Schwangerschaft sowie die unbewußten Wunschvorstellungen und Phantasien über das noch ungeborene Kind zu beleuchten. Der Rollenwechsel für den werdenden Vater aus der Sohn- in die Vaterrolle kann durchaus parallel zum Ablösungsgeschehen der werdenden Mutter skizziert werden. So attestiert Frick-Bruder (1988):

Nur wenn er seine eigenen damals erlebten Gefühle von Abhängigkeit, Angst, Wut, Gier, Schwäche und im Mittelpunkt sein wollen, soweit bewältigt hat, daß er ihre Wiederholung bei seinem Kind nicht fürchten muß, sondern akzeptieren kann, wird er sich auf ein reales Kind wirklich einlassen können (S. 5).

Ambivalenz- und etwaige Konkurrenzgefühle – das Kind als vorweggenommener Rivale der Zuwendung und Fürsorge durch die Frau – oder Ängste des Mannes vor der Übernahme der Verantwortung und dem Wechsel aus der Sohn- in die Vaterrolle werden selten ausgesprochen. Häufig hingegen sind Bagatellisierung oder Rückzugsverhalten des Mannes zu beobachten, nicht selten von der Frau als Desinteresse erlebt. Dem widersprechen jedoch Untersuchungen über ein Ansteigen von psychosomatischen Störungen in der Zeit der Schwangerschaft beim Mann, wie eine Zunahme von Magen-Darm-Störungen, Übelkeit, Gewichtszunahme, aber auch Beobachtungen von neurotischen Symptomen wie Herzphobien (Bräutigam 1976).

Wir finden somit als kritische Momente:

– Schwierigkeiten, die Wünsche der schwangeren Partnerin nach Gegenwart und Unterstützung erfüllen zu können,

– Angst vor der Häuslichkeit und der wachsenden Verantwortung für die Familie.

Tiefergehend und schwer zugänglich ist das Offensichtlichwerden der prinzipiellen Andersartigkeit der Geschlechter, die sich durch die Schwangerschaft ausdrückt. Das klassische Rollenverständnis ersparte dem werdenden Vater die Auseinandersetzung mit dem Anderssein, da er am Rande mit der Schwangerschaft und der Geburt befaßt war. Für die neuen Väter gilt jedoch:

Je mehr der Mann am Erleben der Frau teilnimmt und sich auf die Schwangerschaft einläßt, um so eher wird sich bei ihm das Gefühl einstellen, daß ihm als Mann etwas Schönes und Aufregendes, eine zentrale existenzielle Erfahrung, verwehrt bleibt.... .

...Dieser Neid auf die Gebärfähigkeit der Frau muß ihm dabei keineswegs selbst bewußt sein, wird in seinen Reaktionen aber trotzdem deutlich. So demonstrieren etwa die häufigen Bevormundungsversuche im Hinblick auf den Ablauf der Geburt unübersehbar, wie groß bei ihnen der Neid sein wird, wenn sie derartig krampfhaft versuchen, die Überlegenen zu sein (Bullinger 1984, S. 64).

In unserer 10jährigen Praxis mit partnerschaftlicher Geburtsvorbereitung haben wir wiederholt registriert, daß werdende Väter mehr fragen und versuchen, die Gruppen zu dominieren sowie ihre Frauen zu bevormunden im Sinne von „Du brauchst dich nun um nichts mehr zu kümmern, in bin ja da". Hebammen klagen oft über mit der Stoppuhr kontrollierende Väter, die versuchen, „Macht" über die Wehen zu gewinnen. Ein anderer Verleugnungsmechanismus ist die in Konkurrenz: „Der Mann will beweisen, daß er die bessere Mutter ist. In diesen Zusammenhang gehört auch die weibliche Identifikation des Mannes" (Delaisi de Parseval 1985, S. 94). Denn, so versucht dies Karen Horney auf den allgemeinen Nenner zu bringen: „Die menschliche Natur verträgt es nun einmal schwer, auf die Dauer eine Fähigkeit ohne jegliches Ressentiment anzuerkennen, die man selbst nicht hat" (1977, S. 89).

Individuelle Lösungen sieht Bullinger dann gegeben, wenn Männer ihre weiblichen Eigenschaften auch als spezifische Stärken erkennen, dann ..." ist der Zugang zu den eigenen Neidgefühlen gerade für die neuen Väter wichtig, um ein neues und anderes Verhältnis zur eigenen Männlichkeit zu bekommen und um nicht dauernd zwanghaft die eigene ‚Schwäche' überkompensieren zu müssen" (1984, S. 66). Das heißt, sich den Krisenerfahrungen, die die Schwangerschaft immer auch für den Mann bedeutet, nicht zu verschließen. Die Krise – so scheint es – ist vor allem für die Zeit der guten Hoffnung auf das Erstgeborene „unausweichlich" und qualitativ wie quantitativ genauso bedeutsam wie für die schwangere Frau (Delaisi de Parseval 1985, S. 168). Doch, und darin unterscheiden sich die beiden, ist Verleugnung und Abwehr für den Mann leichter und deshalb die Regel. Genährt wird das Abwehrsystem von der Gesellschaft, die Kinderbetreuung und Erziehung als Frauenangelegenheit organisiert.

Bewußtseinsnäher ist hingegen die Angst vor Veränderungen. (Dies gilt – wie wir schon ausgeführt haben – ebenso für die werdende Mutter.) Viele Männer erleben daher die Entscheidung für ein Kind auch als eine Entscheidung gegen ihre Freiheit. Kerber (1987) konstatierte in 25 Tiefeninterviews mit werdenden Vätern auf der bewußten Ebene die Sorge um die ökonomische

Sicherheit der Familie, hinter der jedoch ein auffälliges Verleugnen tieferliegender Veränderungen steht. Die werdenden Väter sprechen kaum über ihre Sorgen und Zweifel im Zusammenhang mit Schwangerschaft und Geburt. Nur wenige von ihnen konnten schwangerschaftsbedingte Veränderungen überhaupt wahrnehmen. Immerhin 28% der Probanden wiesen zurück, daß durch die Schwangerschaft auch nur irgendeine Veränderung an ihnen stattgefunden hätte.

Angst und Bedrohung durch die Schwangerschaft und das Vaterwerden wurde von den Probanden im Zusammenhang mit der finanziellen Absicherung der Familie erlebbar als jenem Bereich, der traditionellerweise der Vaterrolle zuerkannt wird.

Wenn man ein Kind bekommt, muß man doch etliche Sicherheiten haben und schauen, daß man Geld verdient. Was mich ziemlich bedrückt, weil ich mich darum nie gekümmert habe. Jetzt muß ich den Großteil meines Lebens darauf verwenden, Sicherheiten zu schaffen (Ein Proband der Untersuchung, Kerber 1987, S. 227).

Hand in Hand mit der Betonung der realen Verantwortung gingen jedoch
– die Abwehr von Nähe zur Partnerin,
– die Abwehr oder Verleugnung des Erlebnisses von Veränderungen durch die Schwangerschaft,
– ein distanziertes Schwangerschaftserleben.

Insgesamt stellte Kerber fest, daß für die Entwicklung einer eigenständigen Beziehung des werdenden Vaters zum Kind von zentraler Bedeutung war, daß der werdende Vater den Entschluß für ein Kind auch als seinen eigenen Wunsch erleben konnte. Eine emotional eigenständige Beziehung zum Kind fand dort am ehesten statt, wo auch in der Beziehung zur Partnerin während der Schwangerschaft Nähe erlebt wurde.

8.3 Väter bei der Geburt

Löste die Frage „Väter bei der Geburt" noch in den 70er Jahren heftige Kontroversen in den Kliniken aus, die nicht selten für willige Väter einem Hürdenlauf durch alle Klinikhierarchien gleichkamen, und mußte zunächst oft eine „Unbedenklichkeitsbescheinigung" durch den Besuch von Vorbereitungsangeboten der Klinik erbracht werden, so gilt diese Frage in den 80er Jahren als abgeschlossen. Männer sind nun mehr oder weniger willkommen. Nach einer aktuellen Erhebung in Österreich ist in ca. 95% aller geburtshilflichen Abteilungen die Anwesenheit der Väter möglich (Wimmer-Puchinger u. Bronneberg 1988); 40–70% der Paare nutzen dieses Angebot. Die Kliniken haben sich damit einerseits dem Bedürfnis werdender Eltern nach dem Prinzip von Angebot und Nachfrage gebeugt, andererseits können empirische Untersuchungen und Erfahrungswerte eindeutige Vorteile dieser Umorientierung nachweisen.

Verändert hat sich auch die Klientel. Waren es in den 70er Jahren noch Lehrer, Sozialarbeiter und Jungakademiker, die die Anwesenheit des Vaters bei der

Geburt durchsetzten (Wimmer-Puchinger 1979; Ringler 1982), so läßt sich die Liberalisierung des traditionellen Geburtssettings nun in allen Berufsgruppen vorfinden. Ausgenommen aus diesem Trend sind werdende Eltern im ländlichen Raum sowie sozial benachteiligte Gruppen, hier vor allem Gastarbeiter, denen dies auch aus kulturellen Bezügen und Gebärritualen nicht möglich ist.

Die positiven Effekte der Anwesenheit des Partners für die Gebärende wurden in zahlreichen Untersuchungen (Ringler 1982; McFarlane 1977; McKee 1980; Schneider 1976; Wimmer-Puchinger 1982a; Henneborn u. Cogan 1975; Hawson u. Morris 1971) herausgearbeitet:

- Angstreduzierung durch emotionelle Zuwendung und Bestätigung,
- Wehenerleichterung durch Ablenkung und Massage,
- Intensivierung des positiven Geburtserlebnisses,
- Intensivierung des Zusammengehörigkeitsgefühls
- und dadurch eine Reduzierung der schmerzlindernden Medikation (Henneborn u. Cogan 1975; Langer et al. 1983; Wimmer-Puchinger u. Weissenböck 1986; Zeidner u. Wimmer-Puchinger 1982).

Trotzdem bleibt offen, inwieweit eine Generalisierung und Pauschalierung zulässig ist. Ringler (1985) faßt folgende kritischen Punkte zusammen:

- Sollen alle Männer an der Geburt teilnehmen?
- Welche Männer sollten ausgeschlossen werden?
- Gibt es mögliche Spätfolgen, die negativ wären?

Soziokulturelle Trends bringen die Gefahr mit sich, daß neue Leistungsanforderungen erfüllt werden müssen. Man zog aus mit dem Engagement, der Frau bzw. den werdenden Eltern ein bewußtes und positives Geburtserlebnis zu ermöglichen. Dieser Haltung schuf zum Teil neue Normen. Etwas überspitzt könnte man es so formulieren: „Die Geburt hat positiv gestaltet und positiv erlebt zu werden." Neue Vorstellungsklischees sind entstanden, denen nun die werdenden Eltern entsprechen zu müssen glauben. Stellen sich nun andere als diese normierten Gefühle ein, so sind Schuld- und Versagensgefühle bzw. Enttäuschungen das einzige, was von den positiven Ansprüchen und der vorgeburtlichen Euphorie übrig bleibt. Daher müssen Möglichkeiten für die werdenden Eltern oder den Mann offen gelassen werden, auch „gegen den Strom" zu schwimmen. Kaum ernst zu nehmen und nicht ratsam sind jedoch Screeningverfahren, da nicht beantwortet werden kann, nach welchen Kriterien eine Selektion getroffen werden sollte. Folgende Maßnahmen sollen jedoch empfohlen werden:

- ein kurzes Informationsgespräch bei der Kreißsaalaufnahme, wenn der Partner nicht an einem Vorbereitungskurs teilgenommen hat,
- Ausbau der Angebote von Geburtsvorbereitungskursen für Paare,
- Sensibilisierung des Kreißsaalpersonals für Gruppenprozesse und Kommunikation.

Wir haben mit einem einmaligen Geburtsvorbereitungsgespräch mit dem Paar sehr gute Erfahrungen gemacht. Dieses Informationsgespräch war nach drei Seiten orientiert:

- Abklärung der emotionellen Komponenten des Paares, Ängste und Phantasievorstellungen vor allem der Männer,
- Information über Geburtsverlauf und Versorgung durch die Klinik,
- Information des Mannes über Möglichkeiten der aktiven Betreuung und Unterstützung der Gebärenden.

Der Schwerpunkt von Geburtsvorbereitungskursen für Paare sollte nicht allein auf dem gemeinsamen Erlernen von Atem- und Entspannungsübungen, sondern vor allem auf dem Erfahrungs- und Gefühlsaustausch in der Gruppe liegen. Dies kann durch Körperkontaktübungen und Rollenspiel unterstützt werden. Wichtig erscheint eine Sensibilisierung für mögliche Angstgefühle, unvorhergesehene Schwierigkeiten und deren Bewältigungsmöglichkeiten. Im Kurs kann auch die Möglichkeit eines Aussteigens aus der Geburtssituation durch den Partner bei zu starker Angst oder Nervosität ohne Gesichtsverlust thematisiert werden. Damit erleichtert man den Männern auch in der Gruppe, Ängste zuzulassen und zu besprechen. Ein weiterer Punkt ist eine Vorbereitung auf mögliche Enttäuschungen, so z. B. auf das Gefühl, sich hilflos und den im Körper der Frau sich vollziehenden Prozessen ohnmächtig ausgeliefert zu fühlen, oder darauf, daß die im Geburtsvorbereitungskurs als schön erlebte Massage während der Geburt von der Partnerin abgelehnt wird. Wenngleich „Eintrittskarten in den Kreißsaal" wie der Nachweis, einen Partnerkurs absolviert zu haben, nicht wünschenswert erscheinen, ist eine Vorinformation des werdenden Vaters über den Geburtsablauf doch ratsam. Wie wichtig eine solche Vorbereitung ist, zeigt das folgende Fallbeispiel:

Ein Studentenehepaar erlebte eine gut verlaufende Geburt. Der junge Vater, seit vielen Jahren Asthmatiker, fuhr nach der Geburt nach Hause und erlitt einen Asthmaanfall mit tödlichem Ausgang. Die Vermutung, daß dieser junge Vater von dem Ereignis psychisch so überwältigt wurde, daß er entgegen seinen sonstigen Erfahrungen diesen Asthmaanfall nicht mehr unter Kontrolle bringen konnte, ist nicht auszuschließen. Leider hatte dieses Paar keines der Vorbereitungsangebote für eine gemeinsame Geburt angenommen.

Die Entscheidung sollte eindeutig beim werdenden Elternpaar selbst liegen. Kriterien, die von außen an das Paar herangetragen werden, sind abzulehnen. Wir haben durch Informationsplakate und Broschüren den werdenden Eltern den Besuch eines Informationsfilms über die Geburt an der Klinik sowie eines Partnerkurses nahegelegt. In unserem Kurs werden folgende Themen angeschnitten:

- Was erwarte ich vom Partner, der Partnerin?
- Was wäre in bezug auf die gemeinsame Geburt ein belastendes Ereignis?
- Welches Verhalten würde ich als störend empfinden, was wäre mir unangenehm?
- Welches Verhalten ist beruhigend?

Wichtig ist uns, nicht von der gemeinsamen Geburt um jeden Preis auszugehen, sondern für beide Teile die Türe offenzulassen, falls die Situation zu zweit zu belastend wird.

Bullinger (1984) schlägt den Männern folgende Fragen zur Klärung ihrer Motive vor:

- Sind die Erwartungen meiner Frau und der Druck meiner Umgebung die einzigen Gründe für meine Teilnahme an der Geburt?
- Möchte mich meine Frau wirklich bei der Geburt dabeihaben, oder ist sie sich da selbst unsicher? Will sie es vielleicht nur, weil auch andere es so machen?
- Welche meiner Gefühle sprechen für die Teilnahme, welche dagegen?
- Wie reagiere ich in extremen Streßsituationen? Habe ich Befürchtungen, daß die Geburtssituation mich überfordern könnte, Angst zu versagen?
- Kann ich es nur schwer ertragen, wenn ich meine Frau leiden sehe? (S. 122).

Durch den Anspruch vieler Männer, einen kühlen Kopf zu bewahren, Kontrolle auszuüben (ein häufig genanntes Motiv ist z. B. das Aufpassen, daß nichts geschieht, was beide nicht wollen), sind Konflikte mit dem Kreißsaalteam nur zu leicht vorprogrammiert. Folgendes Beispiel soll dies illustrieren:

Ein Kommissar der Mordkommission suchte Hilfe in der geburtsvorbereitenden Paargruppe, da er – wie er es ausdrückte – „aufgrund seines Berufs gelernt habe, immer vom schlimmsten auszugehen. Er habe daher Angst, mit dem Personal nicht umgehen zu können, ihnen nicht vertrauen zu können.

Dieses Beispiel zeigt, daß sich hinter der rollentypischen Berufsfassade „der kontrollierende Mann" eigene Unsicherheit, Betroffenheit und Ohnmacht verbirgt, ja verbergen muß. Denn der werdende Vater sitzt im Kreißsaal zwischen zwei Stühlen: einmal dem der Assistenz der Frau, dies ist die allgemein anerkannte und ihm zugeteilte Rolle; die andere und wesentlich schwierigere Rolle ist die des unmittelbaren Betroffenen, unmittelbar Beteiligten als Partner und werdender Vater. In diesem Sinne wird der Vater im Kreißsaal zwischen Intimität und Befremdung hin- und hergerissen (Richman 1982). Sein Status liegt undefiniert zwischen der medizinischen Hierarchie, den Hebammen und der Mutter bzw. dem Fetus, die nunmehr der Verantwortlichkeit der Klinik obliegen (zit. n. Fthenakis 1988, S. 136). Nach Forbes (1972) ist die Anwesenheit des werdenden Vaters im Kreißsaal deshalb auch eine Hilfe für den Ehemann selbst. Durch das Erleben der eigenen aktiven Hilfeleistung für die Frau erhöhe und verstärke sich sein Selbstwertgefühl. Die gruppendynamische Ebene, die sich durch die Anwesenheit eines „weiteren" Mannes im Kreißsaal ergibt, wurde vor allem von Diederichs (1986) hervorgehoben.

Daß die Väter in den Kreißsaal einrückten, mag zunächst vom Kreißsaalpersonal als Bedrohung erlebt worden sein. Die Hebammen fühlten sich von den Männern in ihrer ureigensten Domäne als Geburtsleiterin und Unterstützerin von Frau zu Frau verdrängt. Die männlichen Gynäkologen und Geburtshelfer witterten Konkurrenz und Kontrolle – die Frauen erlebten sich zwischen den Fronten. Diederichs bemüht das Analogiebild eines beschützenden Elternpaares (Hebamme und Arzt) für die werdenden Eltern (Kinder). Die Rolle der Hebamme skizziert er als gute und einfühlsame Mutter, die genau spürt, was für die Gebärende richtig ist. Sie wird als gute Mutter die Gebärende als gleichberechtigt erleben und nicht ihre Überlegenheit mißbrauchen und somit die Gebärende zum Objekt ihrer eigenen Wünsche und Interessen machen. So stellt sie sich als gute Mutter rechtzeitig auf die Angst der Gebärenden ein und auch darauf, wie nah oder fern sie bleiben soll. So wird eine

... mit sich im Gleichgewicht befindende Hebamme (Mutter) nicht gleich allergisch auf einen sich kompliziert verhaltenden Ehemann im Kreißsaal reagieren, z. B. auf einen Ehemann, der seine Frau dominiert, nur auf den Monitor starrt oder sich mit der Hebamme zu verbrüdern versucht. Der ärztliche Geburtshelfer als „guter und starker Vater" sollte mehr im Hintergrund bleiben und nur kommen, wenn die „Mutter" ihm „grünes Licht" gibt. Kreißsaalarzt und Hebamme sollten als gute Eltern sich gut verstehen, da sie sonst dem Kind = Gebärende Angst machen.

Diederichs problematisiert die Rolle des Mannes (werdender Vater oder Geburtshelfer) für das Geburtsgeschehen. Auch der Geburtshelfer sollte sich darüber im Klaren sein, daß er eifersüchtig auf den intimen Kontakt zwischen Hebamme und Gebärender sein und auf die Gebärfähigkeit der Frau neidisch reagieren kann. Akzeptieren beide („Vater" wie „Mutter") die Autonomie der „Tochter" (Gebärenden), die eine sexuelle Beziehung hat, dann könnte

... diese Reflexion helfen, den „Schwiegersohn" (Ehemann im Kreißsaal) besser zu akzeptieren und zu integrieren und auch die einzigartige Intimität dieser Beziehung zu respektieren. Nur wenn sich das „Elternpaar" (Kreißsaalarzt/Hebamme) gut versteht, wird sich die „Tochter" (Gebärende) angstfrei und geborgen fühlen (Diederichs 1986, S. 50).

Die Unsicherheit des Mannes, im Kreißsaal fehl am Platz zu sein, mag durch die Funktion des Kontrollierens kompensiert werden. Zumindest wurde dies den Vätern in Geburtsvorbereitungskursen für werdende Eltern gezielt eintrainiert. In diesem Zusammenhang liegt der Verdacht nahe, daß hier ein Stückchen „weibliche Macht" kontrolliert und eingeschränkt oder verleugnet werden soll.

So unumstritten die Anwesenheit und Anteilnahme des Partners für die Frau und somit auch für das Geburtsgeschehen eine Hilfe ist, so sicher können wir ebenfalls davon ausgehen, daß das Miterleben dieses wichtigen Schrittes von der für den Mann oft als mysthisch erlebten Schwangerschaft zur Geburt seines Kindes die Vater-Kind-Beziehung spezifisch unterstützt.

Nach den ersten euphorisch anmutenden Entdeckungen von Klaus u. Kennell (1974) über die Bedeutung der sensiblen Phase nach der Geburt für die Mutter-Kind-Beziehung wurde parallel zum Mutter-Kind-Bounding ein spezifisches Vater-Kind-Bounding angenommen. Hier scheint allerdings Vorsicht vor der Überinterpretation eines Prägungsverhaltens geboten. Dennoch weisen Studien auf die Chancen einer frühen Vater-Kind-Beziehung hin und bestätigen die Veränderung der Geburtshilfe als familienorientierte und unterstützende Maßnahme. Hildebrandt u. Richards (1981, zit. nach Fthenakis 1988) stellten noch 6 Wochen nach der Geburt bei Vätern, die die Geburt miterlebt hatten, ein aktiveres, positiveres Engagement und väterlicheres Selbstverständnis fest als bei Vätern, die nicht bei der Geburt anwesend waren. Andere Autoren bestätigten diese Tendenz (Richards et al. 1977; Makkonen et al. 1981, zit. nach Fthenakis 1988). Zu berücksichtigen wäre allerdings, ob es sich hier nicht von vornherein um eine Stichprobe von partnerschaftlich und kindorientierten Männern handelte. Auch wäre nach den genaueren Berufsbedingungen und Lebensumständen der Väter, die ein aktiveres Engagement erlauben oder nicht erlauben, zu fragen.

Kein Augenblick währt ewig. In diesem Sinne ist auch von der nach der Geburt gezeigten Beziehung nicht auf das spätere väterliche Verhalten zum Kind, das einen lebenslangen Beziehungsaspekt einschließt, zu schließen. Doch trotz dieser methodischen Einwände und Einschränkungen ist die Propagierung der

frühen Vaterschaft, die zweifelsohne durch die Anwesenheit bei der Geburt unterstützt wird, heutzutage in vielerlei Hinsicht wichtig: Säuglinge sind schon
von Geburt an mit der Bereitschaft ausgestattet, optimalen Nutzen aus sozialen Interaktionen zu ziehen. Dies gilt für Mütter und Väter in gleicher Weise
(vgl. Papousek 1984) und gibt, so Papousek, Anlaß dazu, „die Annahme einer
nahezu ausschließlichen mutterzentrierten Form der Bindung in der frühesten
Kindheit zu korrigieren und dem Vater einen eher gleichberechtigten Stellenwert einzuräumen" (Papousek et al. 1984, S. 190). Für alle drei Beteiligten, für
den Vater, für die Mutter und für das Kind ist dies eine Chance. Für die Mutter
bringt das größere Engagement des Vaters eine wesentliche emotionale sowie
physische Entlastung und Auflösung von Schuld- und Versagensgefühlen. Für
das Kind stellt die gesicherte Vater-Kind-Beziehung von Anfang an die Brücke
aus einem Abhängigkeitsdilemma dar, und für den Vater können qualitativ andere als bisher zugelassene Gefühlsqualitäten und Formen der Regression erlebt werden.

Wieviel für eine „aktive Vaterschaft" allerdings aufgegeben werden kann,
ist eine Frage, die die Sozialpolitik beantworten muß. Hier sind die finanziellen
Bedingungen zu prüfen, die ein vorübergehendes Aufgeben oder Einschränken
der Verdienerrolle gestatten. Nach allen derzeitigen Untersuchungen über
„Hausmänner", die sich den Vaterschaftsurlaub leisten können, scheint dieser
mehr eine soziale Utopie denn eine nahe Realität zu sein. Befürwortung ja, Inanspruchnahme nein (Wurm 1986). Trotz dieser „soziologischen Wirklichkei-
ten" ist Resignation nicht angebracht: Geschlechtsspezifische Stereotypien
wurden verändert. Werdende Väter können – so sie wollen – heute immerhin

- ihre Frauen zum Arzt begleiten, an der Ultraschalluntersuchung teilnehmen,
- an Vorbereitungsangeboten teilnehmen, die spezifisch für werdende Eltern
  eingerichtet werden,
- männerspezifische Themen in vereinzelt angebotenen Männergruppen ab-
  klären,
- an der Geburt teilnehmen,
- durch die Rooming-in-Bedingungen das Kind von Anfang an mitversorgen,

also ihre väterliche Rolle neu definieren. Eine Rolle, die alle Verantwortung
und Belastung nicht ausschließlich der Mutter zuschiebt, aber auch nicht mit
ihr in Konkurrenz tritt.

Doch auch wenn das Kind geboren ist, scheint es berechtigt, das Krisenkonzept weiterhin im Auge zu behalten. Die Umstellung auf die Dreierbeziehung
muß erst erfahren und erlernt werden. Enttäuschungen scheinen unausweichlich, vor allem dann, wenn die Erwartungen hochgeschraubt waren. Moeller
(1986) skizziert für die Phase der jungen Elternschaft ein düsteres Bild:

Ist nun das Baby da, ist der Verlust konkret zu verzeichnen: Der Mann muß seine Frau
mit dem Kind teilen. Der Vaterstolz ist in der Regel auf die Zukunft gerichtet und nur selten
lebendige Gegenwart. Der Mann kann sich nicht einfach wohlig zu Hause von der Frau versorgen lassen. Der Berufsstreß bleibt unausgeglichen. . . . Sich aber selbst der Frau zuzuwen-
den, kommt aus zahllosen Gründen nicht in Frage: aus Enttäuschung, Neid, Eifersucht, die

Frau nicht mehr ganz zu haben, aus der Belastung, nicht einmal die nötige äußere Versorgung von ihr erwarten zu können, aus der Strapazierung der jungen Mutter, die sie nicht liebenswerter macht, aus der Minderung des erotischen Lebens; wegen des völligen Ausgeschlossenseins aus der frühen Mutter-Kind-Union. . . . Seine ganze Lage gibt ihm das unbestimmte Gefühl überflüssig zu sein. Es mobilisiert ihn ihm alle als Kind erlebten, unbewußten Beziehungen zu seiner Mutter, in denen er sich abhängig, abgehängt und abgeschoben fühlte. Er kann und will nichts geben, weil er nichts bekommt (Moeller 1986, S. 196).

Durch die Geburt des Kindes verändert sich nicht nur jeder einzelne Elternteil, ein Stück eigene Mutter, eigener Vater wird aktualisiert, nachgeahmt oder abgelehnt. Es verändert sich auch der Partner, insofern als er plötzlich der eigenen Mutter oder dem eigenen Vater ähnlich erscheint und daraus Probleme resultieren können.

9 Fehlanpassungen und Schwangerschaftsbeschwerden

Mit zunehmender Beachtung der seelischen und sozialen Veränderungen, die in eine neue „Identität" integriert werden müssen – also Schwangerschaft als eine Zeitspanne, die ein Stück „Herausforderung" bedeutet –, war es naheliegend, jenen Fällen nachzugehen, bei denen Schwangerschaftsbeschwerden bzw. -komplikationen das Schwangerschaftserleben überschatten. Entsprechend den verschiedenen psychosomatischen Theorien wurde zum einen die Frage gestellt, inwieweit bestimmte Persönlichkeitsmerkmale wie Ängstlichkeit, Labilität und Neurotizismus die Wahrscheinlichkeit von Schwangerschaftsbeschwerden erhöhen. Zum anderen wurde entsprechend den Streßtheorien nach spezifischen lebensverändernden Ereignissen (life events) und Copingstrategien, die eine Bewältigung von belastenden Lebenssituationen erleichtern oder erschweren, in Verbindung mit medizinisch geburtshilflichen Daten gesucht. Eine weitere Forschungsrichtung war von dem Interesse geleitet, spezifische Persönlichkeitseigenschaften und Beziehungsmuster (vor allem in der Mutter-Tochter-Beziehung) bei spezifischen psychosomatischen Reaktionsweisen zu untersuchen.

9.1 Allgemeine Schwangerschaftsbeschwerden

In einer mittlerweile klassischen Arbeit versuchte Grimm (1961) in einer Längsschnittuntersuchung an 235 schwangeren Frauen die Veränderung von Anspannung und Ängstlichkeit im Schwangerschaftsverlauf festzustellen. Es zeigte sich deutlich, daß ca. 2 Wochen vor dem Geburtstermin die psychische Anspannung am stärksten ausgeprägt war. Frauen mit einer sehr starken Gewichtszunahme hatten signifikant mehr Angst vor der Geburt und Befürchtungen in bezug auf den gesundheitlichen Zustand des Babys (vgl. auch Ringler 1982). Dieses Ergebnis läßt zwei Folgerungen zu: Es wäre denkbar, daß schlechtes Gewissen wegen der Gewichtszunahme sowie die größere Wahrscheinlichkeit einer mühevolleren Geburt die Anspannung verursachen. Ebenso ist es aber auch denkbar, daß infolge der Unsicherheit und Unruhe das Verhalten labil wurde und daher das Gewicht drastisch zunahm. Weitere darauf aufbauende prospektive Studien hoben ganz klar hervor, daß Tendenzen zur

Verunsicherung und Ängstlichkeit – die also in der Persönlichkeit der Frau liegen – begleitet von situativen Streßfaktoren, wie z.B. massive Partnerprobleme während der Schwangerschaft, sich eindeutig in Schwangerschaftsbeschwerden wie Kopfschmerzen, stärkere Ermüdung, Schwächegefühle und Herzrhythmusstörungen niederschlagen (vgl. Zuckermann 1963; Davis et al. 1961; MacDonald u. Christakos 1963).

Ebenfalls konnte nachgewiesen werden, daß Frauen, die bereits am Beginn der Schwangerschaft ängstlicher waren, zu deutlicheren geburtshilflichen Komplikationen tendierten (vgl. auch Brown 1964; Crandon 1978).

Für alle bisher zitierten Studien sei jedoch angemerkt, daß aus den Arbeiten keine Hinweise auf die soziale Schicht, den Zeitpunkt der Befragung oder über das Ausmaß der medizinischen Komplikationen zu entnehmen sind. Für die Fragestellung ist es außerdem wichtig zu wissen, wie im Falle einer Multiparität die vorangegangene Schwangerschaft verlaufen ist. Es ist plausibel, daß eine Mehrgebärende mit einer belasteten Vorgeschichte mehr Angst empfindet. In diesem Zusammenhang sind Arbeiten interessant, die auch die gynäkologische und geburtshilfliche Vorgeschichte der untersuchten Frauen miterfassen.

So erweiterte Lubin et al. (1975) seine Fragestellung um den Aspekt der Menstruationsvorgeschichte. In dieser Untersuchung zeigte sich zum einen ein Zusammenhang zwischen Angstparametern und somatischen Auffälligkeiten während der Schwangerschaft, bestätigte somit bisherige Forschungsergebnisse, zum anderen wies er darauf hin, daß damit auch eine belastende Menstruationsvorgeschichte verbunden war. Die Zusammenhänge blieben auch bei der statistischen Kontrolle mehrerer Hintergrundsmerkmale (wie Alter, Schulbildung, Dauer der Partnerbeziehung) bestehen. In einer retrospektiven Untersuchung wies Nilsson (1970) nach, daß mit psychischen Irritationen während der Schwangerschaft Auffälligkeiten in der gynäkologischen Vorgeschichte – vorausgegangene Spontanaborte, häufigeres Schwangerschaftserbrechen sowie Laktationsschwierigkeiten während des Wochenbetts früherer Schwangerschaften – verbunden waren.

Im Rahmen einer Längsschnittuntersuchung (Koller 1983) an 6117 Schwangerschaften stellte Netter (1975) fest, daß Frauen mit starken familiären und beruflichen Sorgen während der Schwangerschaft mehr unter körperlichen und psychischen Störungen leiden. Das häufigere Auftreten funktioneller Störungen zog verständlicherweise Konsequenzen für das Gesundheitsverhalten mit sich. So mußten ein höherer Medikamentenverbrauch, häufigere Arztbesuche und besondere Ernährungsgewohnheiten in dieser Gruppe als einheitliches Bild festgestellt werden. Frauen mit funktionellen Beschwerden hatten ihre Schwangerschaften häufiger als unerwünscht bezeichnet.

Gorsuch und Key (1974) untersuchten 118 schwangere Frauen einer vorwiegend die Unterschicht betreuenden Frauenklinik. Die Autoren interessierte vor allem Ängstlichkeit, Unsicherheit, Life events und deren Auswirkungen auf den Schwangerschaftsverlauf. Hervorzuheben ist die genaue Unterscheidung von mütterlichen und kindlichen Erkrankungen. Die Schwangerschafts- und Geburtskomplikationen wurden in 5 Gruppen unterteilt:

1) Mütterlich, ante partum: Präeklampsie, Polihydomnion, Abort.
2) Mütterlich, intra partum: vorzeitige Geburt, Plazentalösung, Dystrophie, widrige Kindeslage, verzögerte Geburt.
3) Mütterlich, post partum: Schockzustand, Blutung.
4) Kindlich, intra partum: respiratorischer Distreß, Nabelschnurvorfall.
5) Kindlich, postnatal: APGAR weniger als 6 Punkte, Frühgeburtlichkeit, niedriges Geburtsgewicht (weniger als 2500 g), nicht reif, kongenitale Mißbildungen.

Ängstlichkeit im 1. Trimenon sowie die Life events Heirat, Aufnahme eines hohen Kredits und Krankheit waren bei ungünstigem Schwangerschaftsverlauf häufiger festzustellen als bei komplikationsloser Schwangerschaft. Auf die präventive Bedeutung des sozialen Umfeldes von schwangeren Frauen wiesen in einer prospektiven, methodisch gut abgesicherten, Untersuchung Nuckolls et al. (1972) hin. Die Autoren fanden nur dann eine Auswirkung äußerer Streßbedingungen auf verschiedene Schwangerschafts- und Geburtskomplikationen, wenn sie mit einer schlechten psychosozialen Unterstützung seitens der Umgebung zusammentrafen.

Aufgrund der ungewöhnlich großen Stichprobe von 8000 verheirateten schwangeren Frauen besticht die Untersuchung von Laukaran und Van den Berg (1980). Hier erwies sich die innere Einstellung (Akzeptanz der Schwangerschaft) als entscheidender Faktor für den weiteren Schwangerschaftsverlauf. Bei Frauen mit konflikthafter Einstellung traten Blutungen und Frühgeburten deutlich häufiger auf, sie hatten mehr Angst vor der Geburt, und brauchten mehr Narkotika, perinatale Komplikationen traten signifikant häufiger auf.

Die Autoren schließen daraus, daß die Einstellung der werdenden Mutter als klinischer Risikofaktor in der Schwangerenbetreuung wesentlich mehr Beachtung finden muß.

Rizzardo et al. (1985) schlossen aus ihrer methodisch gut abgesicherten prospektiven Studie an 419 schwangeren Frauen, die ebenfalls einen deutlichen Zusammenhang zwischen Ängstlichkeit der Frau und Komplikationsraten in der Schwangerschaft nachwies, daß man nicht von einem simplen Ursache-Wirkungs-Prinzip ausgehen dürfe. Geburtshilfliche Komplikationen traten vermehrt nur dann auf, wenn bei einer generell ängstlichen Grundstimmung verschiedene lebensverändernde Ereignisse mit negativen Auswirkungen ungünstig zusammenspielten.

Es ist gut nachfühlbar, daß Frauen mit pessimistischer und ängstlicher Grundstimmung bei hinzukommenden realen Belastungen ohne soziale Unterstützung nicht genug Kraft für die Bewältigung der Belastung aufbringen können. Der entstehende Streß kann sich dann auch körperlich als Schwangerschaftskomplikation niederschlagen. Die Bewältigung von Umstellungsproblemen, wie sie die Schwangerschaft nun einmal erfordert, kann jedoch nur dann gelingen, wenn sich die Mütter bzw. Eltern mit diesen Problemen auch auseinandersetzen. Daß die Konfliktverleugnung als zusätzlicher Indikator für Schwangerschaftskomplikationen zu gelten hat, wies Chalmers (1984) nach. Gleichzeitig bedeutet dies, daß die möglichen Belastungen in der Schwangeren-

Tabelle 9.1. Psychologische Einflußfaktoren auf Schwangerschaftskomplikationen. (Nach Rizzardo et al. 1985)

Autor(inn)en	Untersuchungsjahr	Psychosoziale Faktoren	Methoden	n	Stichprobencharakteristik	Komplikationen	Relevante Faktoren für Komplikationen
Gunter	1963	Psychopathologie und Streß	Retrospektiv- u. Kontrollgruppe; TAT; Cornell Medical Index Life Chart	20	Schwarze, verheiratete Frauen	Frühgeburt	Belastende Lebensereignisse
McDonald und Cristakos	1963	Emotionelle Anpassung	Prospektiv; MMPI; MAS (Taylor); ICL (Interpersonal Checklist)	86	Weiße, verheiratete Frauen (Unterschicht)	Verschiedene	Ängstlichkeit und Neurotizismus
Edwards und Jones	1970	Ängstlichkeit	Prospektiv; STAI; Wöchentliche Interviews nach dem 8. Schwangerschaftsmonat	53	Unverheiratete Frauen	Verschiedene	Verschiedene Veränderungsmuster in A-state anxiety
Brown et al.	1970	Pränatale psychosoziale Variablen	Prospektiv; Rorschach-Test; TAT; Interviews im 3. und 7. Schwangerschaftsmonat	60	Mittelschicht Verheiratete, Erst-schwangere Frauen	Geburtserleichternde Medikamente	Ängstlichkeit und andere Variablen
Nuckolls et al.	1972	Lebenskrisen und psychosoziale Einstellungen	Prospektiv; Interviews in der 24. Schwangerschaftswoche (TAPPS = psychosozialer Einstellungstest) und 32. Woche (SRE = Liste der Life-Events)	170	Weiße, verheiratete Erstschwangere Frauen	Verschiedene	Streß in Zusammenhang mit ungünstigen psychosozialen Einstellungen
Burstein et al.	1974	Ängstlichkeit	Prospektiv; MAS; RAS (Schwangerschaftsängstlichkeitsskala); Interviews zur 28. und 36. Schwangerschaftswoche	61	Verheiratete Frauen	Geburtsgewicht	–

Autor	Jahr	Untersuchte Variable	Methode	N	Stichprobe	Outcome	Ergebnis
Gorsuch und Key	1974	Ängstlichkeit	Prospektiv und Retrospektiv; verschiedene Interviews	111	Verschiedene	Verschiedene	Ängstlichkeit und Lebensereignisse
Jones	1978	Lebensveränderung und psychosoziale Faktoren	Prospektiv; MMPI; MAS (Regression-sensitization scale)	122	Verschiedene	Verschiedene	Lebensveränderung, eine negative Entwicklung
Crandon	1979	Ängstlichkeit	Prospektiv; IPAT; Interviews im 3. Trimenum	146	–	Verschiedene	Ängstlichkeit
Standley et al.	1979	Dimensionen der Ängstlichkeit vor der Geburt	Prospektiv; Interviews im 9. Schwangerschaftsmonat	73	Verheiratete Erst-schwangere Frauen	Verschiedene	Verschiedene Dimensionen der Ängstlichkeit
Newton et al.	1979	Psychosozialer Streß	Retrospektive Kontrollgruppe; LEI (Life Event Inventory)	49	Verschiedene	Frühgeburt	Lebensereignisse
Laukaran und Van Den Berg	1980	Einstellungen zur Schwangerschaft	Prospektiv; Interviews bei der 1. Schwangerschaftskontrolluntersuchung	8000	Verheiratete Frauen	Verschiedene	Negative Einstellung zur Schwangerschaft
Berkowitz	1981	Psychosoziale und biologische Faktoren	Retrospektiv; Kontrollgruppe; Strukturierte Interviews	175	Verschiedene	Frühgeburt	Psychosoziale Faktoren
Chalmers	1983	Psychosoziale und biologische Faktoren	Prospektiv; LES (Life Event Scale); MAPI (Schwangerschaftseinstellungstest); Rotter internal-external control scale; STAI; IS (Krankheitsskala); Verschiedene Interviews ab dem 6. Schwangerschaftsmonat	782	Verschiedene	Verschiedene	Alter der Mutter bei der 1. Geburt; Bildungsschicht; Menstruationsgeschichte; Einstellung zur Schwangerschaft; Alter bei Menstruation
Newton und Hunt	1984	Lebensereignisse, Ängstlichkeit, Biologische Faktoren	Prospektiv und retrospektiv; LEI; STAI; 3 oder 4 Interviews	250	Zufallsstichprobe	Frühgeburt und geringes Geburtsgewicht	Lebensereignisse, Rauchen

betreuung gemeinsam mit der Frau durchgespielt werden müßten, was voraussetzt, daß die Anzeichen der Belastung auch erkannt werden. Wie übereinstimmende Studien (Breen 1975; Niemelä 1982; Uddenberg et al. 1976; Shereshefsky u. Jarrow 1973) deutlich machten, liegt gerade in der Idealisierung, im Verleugnen jeglicher Konflikthaftigkeit unserer Gefühle ein höheres Risiko (Root 1957). Oft bedeutet dies zudem, daß Hilfe nicht gesucht wird. Betrachtet man die wichtigsten Forschungsergebnisse über psychologische Einflußfaktoren auf Schwangerschaftskomplikationen zusammenfassend (Tabelle 9.1), so zeigt sich:

Hohe Angstbereitschaft, belastende Lebensereignisse und wenig bis keine Kompensationsmöglichkeiten durch soziale Hilfen aus der Umgebung sind als Noxen anzusehen, die im körperlichen Befinden und somit in Schwangerschaftsbeschwerden ihre Entsprechung finden.

Streßereignisse, Ängstlichkeit, Einstellung zu Schwangerschaft und erfahrene soziale Unterstützung wirken in vielfältiger Weise auf den Schwangerschaftsverlauf ein (Abb. 9.1). Streß wirkt über folgende Faktoren:

a) Erhöhte Angstbereitschaft: Diese ist gekennzeichnet durch eine relativ stabile Neigung, Situationen als bedrohlich zu erleben.

b) Einstellungen zur Schwangerschaft: Dabei kommt der Auseinandersetzung mit negativen oder ambivalenten Einstellungen eine besondere Bedeutung zu.

c) Möglichkeiten psychosozialer Unterstützung (persönliche Kontakte, Selbsthilfe- und Beratungseinrichtungen).

d) Individuelle Unterschiede, auf verschiedene Ereignisse mit Affekten zu reagieren, sowie unterschiedliche psychische Möglichkeiten, auf Streß zu reagieren bzw. Streß zu reduzieren.

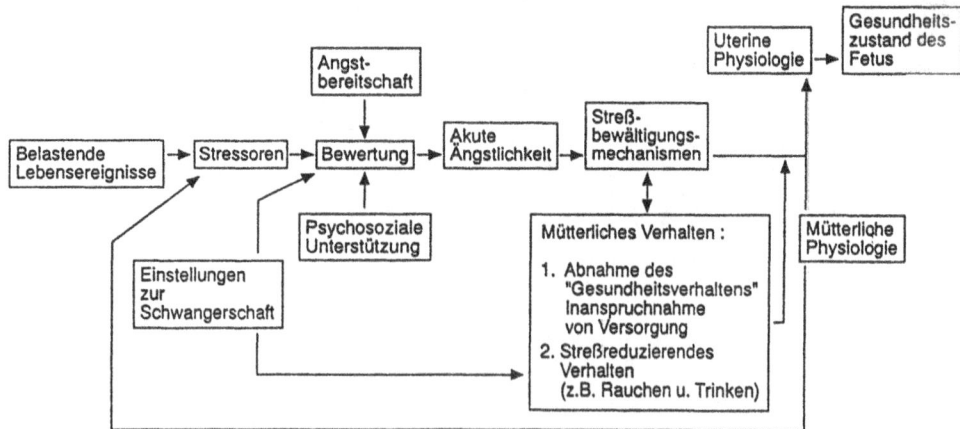

Abb. 9.1. Einfluß von Ängstlichkeit auf Schwangerschaftsverlauf und Ausgang der Schwangerschaft. (Nach Reading et al. 1982)

Daten aus unserer Erhebung

Beschwerden in der Schwangerschaft

Wir können folgende geburtshilflich relevanten Ausgangsdaten zusammenfassen: 12% der 599 befragten Frauen waren am Schwangerschaftsbeginn an einem grippalen Infekt, 6% an einem Harnwegsinfekt erkrankt. Erhöhter Blutdruck wurde bei 3% diagnostiziert, und 1,2% hatten am Beginn der Schwangerschaft einen Unfall erlitten.

Blutungen am Beginn der Schwangerschaft, die von vielen Frauen als sehr bedrohlich erlebt werden, gaben insgesamt 19% der Frauen an. Davon wurden jedoch 14,5% als schwache und nur 4,3% als starke Blutungen diagnostiziert.

Unspezifische Beschwerden in der Schwangerschaft, die sich wesentlich auf Stimmung und körperliches Befinden auswirken, wurden zu drei Zeitpunkten erhoben. Tabelle 9.2 gibt die subjektiven Beschwerden und funktionellen Störungen der Frauen im Schwangerschaftsverlauf wieder. Deutlich wird, daß im Laufe der Schwangerschaft diese funktionellen Störungen drastisch zunehmen. Schweißausbrüche, Hitzegefühle, Beklemmungsgefühle, Krämpfe, Kreuz- und Beinschmerzen werden im dritten Trimenon von 2- bis 3mal so vielen Frauen angegeben wie am Schwangerschaftsbeginn.

Ergebnisse der Schwangerschaftskontrolluntersuchungen

Als Datenbasis der folgenden Auswertung diente hier die Gruppe der Frauen, von denen alle Datensets zur Verfügung standen. Die Ergebnisse wurden jedoch mit jenen 556 Frauen verglichen, von denen die Kontrolluntersuchungsdaten vorliegen. Aus Gründen der für die Längsschnittuntersuchung erforderlichen kontinuierlichen Registrierung, d. h. aus methodi-

Tabelle 9.2. Unspezifische Beschwerden in der Schwangerschaft

	1. Trimenon		2. Trimenon		3. Trimenon	
	n (599)	[%]	n (381)	[%]	n (360)	[%]
Schwindel, Müdigkeit, Appetitlosigkeit	391	65,3	236	61,9	203	56,4
Beklemmung, Ohnmacht	38	6,4	28	7,4	42	11,7
Schweißausbrüche, Hitzegefühl	60	10,0	84	22,0	140	38,9
Schweregefühl, Heißhunger	144	24,0	59	15,4	75	20,8
Krämpfe, Druckschmerzen	170	28,3	176	46,2	295	82,0
Kreuz-, Beinschmerzen, Krampfadern	226	37,7	226	59,3	241	67,0

Tabelle 9.3. Harneiweiß

	1. Trimenon		2. Trimenon		3. Trimenon		Aufnahme zur Geburt	
	n (193)	[%]	n (164)	[%]	n (189)	[%]	n (194)	[%]
Negativ + opal	190	98,0	153	93,0	183	97,0	179	92,0
Spuren	3	2,0	11	7,0	3	1,5	15	8,0
Positiv	0	–	0	–	3	1,5		

Tabelle 9.4. Harnzucker

	1. Trimenon		2. Trimenon		3. Trimenon		Aufnahme zur Geburt	
	n (193)	[%]	n (164)	[%]	n (189)	[%]	n (194)	[%]
Negativ + opal	192	99,0	158	96,0	182	96,0	192	99,0
Spuren	1	1,0	5	3,0	1	0,5	} 2	1,0
Positiv	0	–	1	1,0	6	3,5		

Tabelle 9.5. Nitrit im Harn

	1. Trimenon		2. Trimenon		3. Trimenon		Aufnahme zur Geburt	
	n (185)	[%]	n (163)	[%]	n (183)	[%]	n (194)	[%]
Negativ + opal	181	97,5	161	99,0	180	98,0	191	98,0
Spuren	4	2,5	0	–	0	–	} 3	2,0
Positiv	0	–	2	1,0	3	2,0		

Tabelle 9.6. Ödeme (+, + +, + + + Ausprägungsgrade)

	1. Trimenon		2. Trimenon		3. Trimenon		Aufnahme zur Geburt	
	n (191)	[%]	n (164)	[%]	n (189)	[%]	n (183)	[%]
Negativ	175	92,0	126	77,0	94	50,0	105	57,0
Oberfl. und +	16	8,0	35	21,0	93	49,0	74	41,0
+ +	0	–	3	2,0	2	1,0	4	2,0
+ + +	0	–	0	–	0	–	0	–

schen Erfordernissen greifen wir auf diesen Datenpool zurück. Die Prozentwerte sind bis auf geringe Schwankungen mit denen der Gesamtstichprobe identisch. Es liegen jedoch nicht von allen 194 Frauen vollständige Laborbefunde vor.

Die positiven Befunde von Eiweiß, Zucker und Nitrit im Harn (Tabellen 9.3.–9.5) sowie die Häufigkeit von Ödemen (Tabelle 9.6) entsprechen in ihrer Verteilung den Ergebnissen der DFG-Studie (1983) an 7870 Schwangerschaften. Damit dürfen unsere Ergebnisse als repräsentativ gelten. Interessant ist zudem, daß der Vergleich der Teilstichprobe (n = 194) mit der Gesamtstichprobe nur geringfügigste Abweichungen ergibt.

Zum Zeitpunkt der dritten Kontrolluntersuchung, die in der Regel 1 – 2 Wochen vor dem errechneten Geburtstermin erfolgt, ist der Zervixkanal nur bei 13% der Frauen geschlossen, hingegen bei 84% ein Restzervixkanal-Befund von einem Finger oder mehr geöffnet (Tabelle 9.7). In Einklang mit diesen Befunden stehen die Ergebnisse zum Portiobefund (Tabelle 9.8).

Sowohl die Zervix- als auch die Portiobefunde sind als völlig normal zu bezeichnen, da die Letztuntersuchung kurz vor dem errechneten Geburtstermin stattfindet.

Nun sei noch auf die Vaginalbefunde des zweiten Trimenons hingewiesen. Die Vaginaluntersuchung wird nur dann durchgeführt, wenn es Hinweise auf „Schwangerschaftsrisiken", z. B. Blutungen, vorzeitige Wehen etc., gibt (in unserem Fall bei 23 Frauen). Hier zeigt

Tabelle 9.7. Befund des Zervikanals

	1. Trimenon		3. Trimenon	
	n (183)	[%]	n (224)	[%]
Geschlossen	179	98,0	29	13,0
Geöffnet	2	1,0	6	3,0
Rest 1 Finger	1	1,0	157	70,0
Rest > 1 Finger	1	1,0	32	14,0

Tabelle 9.8. Portiobefund

	1. Trimenon		3. Trimenon	
	n (183)	[%]	n (126)	[%]
o. B.	179	98,0	14	11,0
Erodiert	2	1,0	3	2,0
Verkürzt	1	1,0	102	81,0
Geschlossen	1	1,0	7	5,0

Tabelle 9.9. Fruchtlage

	2. Trimenon		3. Trimenon	
	n (452)	[%]	n (513)	[%]
Labil	279	62	16	3
Schädellage	160	35	486	95
Beckenendlage	13	3	9	2
Querlage			2	0,4

sich bei der Hälfte der untersuchten Frauen ein normaler Befund, bei einem Drittel allerdings bereits eine Öffnung des Zervixkanals bzw. bei mehr als einem Drittel eine verkürzte Portio.

Auch die Befunde zur Fruchtlage (Tabelle 9.9) zeigen, daß es sich bei unserer Stichprobe um eine repräsentative Zufallsstichprobe im Normalbereich handelt.

9.2 Schwangerschaftserbrechen und Hyperemesis gravidarum

Morgendliches Erbrechen und Übelkeit (Nausea) in der Frühschwangerschaft sind ein in unserer Kultur weit verbreitetes Symptom, so daß es weniger als Komplikation, denn als sicherer Indikator einer vorliegenden Schwangerschaft interpretiert wird („Mir ist übel, ergo bin ich schwanger"). Nausea als spürbare Folge der körperlichen, d. h. vor allem endokrinen Umstellung ist somit ein deutliches Signal für die Schwangere, in anderen Umständen zu sein. Es wird daher als „mildes" Symptom von einigen Autoren als psychologisch günstiger Indikator, sich auf die Schwangerschaft einzustellen, interpretiert (Deutsch 1945). Schwangerschaftserbrechen wird überwiegend bis zur 14. Schwangerschaftswoche beobachtet und ist als Beeinträchtigung des Appetits durch Übelkeit, ein- bis zweimaliges Erbrechen bei sonst ungestörter Nahrungsaufnahme charakterisiert. Die Häufigkeit wird mit 50% aller Schwangerschaften angegeben (Fairweather 1968).

Davon ist die Hyperemesis gravidarum zu unterscheiden, die die Schwangere und den Schwangerschaftsverlauf deutlicher beeinträchtigt, da die Nahrung nicht mehr behalten werden kann. Die Patientin erbricht nicht nur, sobald sie etwas gegessen oder getrunken hat, sondern auch bei leerem Magen. Schleim, Galle evtl. auch Blut werden erbrochen. Im weiteren Verlauf entwickelt sich ein Hungerzustand mit Gewichtsverlust, es kommt zur Dehydratation, Pulssteigerung, Azetonurie und zu Azeton in der Ausatmungsluft (mangelhafte Fettverbrennung), Unruhe, gelegentlich Delirium, Somnolenz. In schweren Fällen ist mit Temperatursteigerung, Ikterus, Anurie, Koma und Krämpfen zu rechnen. Der Chlorverlust durch das Erbrechen der Magensalzsäure steigert den Brechreiz.

Schwangerschaftserbrechen finden wir bereits früh beschrieben. So berichtet Fairweather (1968) von einer Beschreibung des Römers Soranus im 1. Jahrhundert v. Chr. Ebenso finden sich therapeutische Ratschläge in den klassischen Hebammenlehrbüchern des Mittelalters. Kaltenbach deutete in einem aufsehenerregenden Vortrag der Berliner Gynäkologengesellschaft 1890 Schwangerschaftserbrechen im klassischen Diskurs um die weibliche Hysterie als neurotisches Symptom und beschrieb gute Erfolge durch Suggestionstherapie (Fairweather 1968). Folgende charakteristische Punkte bestärken die Annahme einer psychosomatischen oder psychosozialen Belastungsreaktion:

1. Die Häufigkeit des Auftretens ist stark kulturabhängig. Der Versuch, der „rätselhaft erscheinenden epidemiologischen Verteilung der Hyperemesis gravidarum ... durch den psychologischen Befund eine zwanglose Erklärung" (Molinski 1985, S. 97) zu geben, deutet auf Faktoren, die mit der Mutter selber, mit der Haltung dem Kind gegenüber und der Haltung der Umgebung zu tun haben. Diese Faktoren stehen in engem Zusammenhang mit den soziokulturellen Gegebenheiten. In vielen ursprünglich asiatischen und afrikanischen Völkerschaften ist Hyperemesis gravidarum praktisch unbekannt. McCammon (1951) untersuchte 475 schwangere Frauen aus dem Navahostamm. Nur 14% litten an Nausea, und zwar jene, die zur Minorität der englisch sprechenden Frauen gehörten und bereits amerikanische Kultur angenommen hatten.
2. In unserer Kultur wird das morgendliche Erbrechen bei ca. 40−50% der Schwangeren beobachtet, Hyperemesis bei ca. 5−8%.
3. Die Auftrittswahrscheinlichkeit von Hyperemesis gravidarum ist dann erhöht, wenn die vorausgegangenen Schwangerschaften durch Früh- oder

Spätabort oder Totgeburt belastet waren (Fairweather 1968; Semmens 1957; Tylden 1967).

Psychologische Studien zur Hyperemesis gravidarum konnten zum Großteil ein einheitliches Bild der Persönlichkeit von Frauen mit Schwangerschaftserbrechen vermitteln. Allen gemeinsam ist die These, daß Gefühle von Scham und Ekel in bezug auf Sexualität und weibliche Identifikation eine bedeutende Rolle spielen.

Robertson (1946) ging von der Beobachtung aus, daß Dispepsie häufig bei verheirateten Frauen mit sexuellen Schwierigkeiten, die sich als sehr abhängig von ihrer Mutter empfanden, auftrat. Da diese Frauen in der Schwangerschaft auch eine Hyperemesis gravidarum entwickelten, stellte der Autor eine Beziehung zum sexuellen Erleben her. Eine vergleichende Studie an 57 Frauen mit Hyperemesis und 43 Frauen, die in ihrer Schwangerschaft nie erbrochen hatten, zeigte, daß 40 der 57 Frauen mit Hyperemesis sexuelle Störungen angaben. Davon bezeichneten sich zudem 20 Frauen als psychisch sehr abhängig von ihren Müttern.

Eine Bestätigung dieser Ergebnisse fanden Harvey und Sherfey (1952). In einer Untersuchungsgruppe von 23 Frauen mit Hyperemesis gravidarum fand sich fast bei allen eine Vorgeschichte mit gastrointestinalen Störungen bei Ärgergefühlen. Die Selbstbeschreibung dieser Patientinnen entsprach dem Bild einer angespannten, nervösen Persönlichkeit. In den Tiefeninterviews wurde über starke Tabus bis Aversionen im sexuellen Bereich berichtet. Weiterhin wiesen die Krankengeschichten der wegen ihrer Hyperemesis gravidarum stationär aufgenommenen Frauen eine Vorgeschichte von Dysmenorrhöen auf.

Chertok et al. (1961) gingen in einer klassischen Arbeit vom Begriff der Ambivalenz aus. 100 Erstgebärende wurden ab dem 3. Schwangerschaftsmonat mehrmals zu ihrer Einstellung und Einstellungsveränderung im Schwangerschaftsverlauf bis zur Entbindung befragt. Die Ergebnisse heben ein Überwiegen von ambivalenten Gefühlen bei jenen Frauen hervor, die unter starkem Erbrechen litten. Dies wurde von den Autoren allerdings so interpretiert, daß die negativen Gefühle nicht eingestanden werden, da sie als zu bedrohlich empfunden werden: Während eine der beiden Tendenzen (z. B. Verstimmung, Verunsicherung) dominiert, wird das gegenteilige Gefühl verbal zum Ausdruck gebracht (z. B. Freude).

Caldwell (1958) wählte für seine Studie einen prospektiven Untersuchungsansatz und versuchte aufgrund von Interviews 300 Frauen nach den Kriterien „emotional labil", „gut angepaßt" und „unglücklich, belastet" einzuteilen. Dabei stellte er in der Gruppe der emotional labilen Frauen signifikant häufiger das Symptom Hyperemesis gravidarum fest. Diese Frauen wurden vom Autor als aggressionsgehemmt charakterisiert. Dieses Ergebnis konnten Kidess und Klein (1974) bestätigen. In ihrer Datenanalyse zeigte sich, daß 60% der Frauen mit dem Beschwerdebild Hyperemesis gravidarum eine Vorgeschichte von Dysmenorrhöen hatten. Dies wird als „kritische Anpassung an die weibliche Rolle" interpretiert.

Pokorny (1961) schließt aus seiner epidemiologischen Studie über die Häufigkeit der Hyperemesis gravidarum von 1900 bis 1959, daß Hyperemesis in

Zeiten starker materieller Krisen sowie während der Kriege prozentuell wesentlich seltener auftritt. Wie Pokorny zog Robertson (1946) den Schluß, daß dieses paradox anmutende Phänomen nur durch psychosoziale Faktoren erklärt werden könne: „When times are difficult, more important problems then disorders supposedly connected with the pregnancy will occupy in the minds of the pregnant women" (Fairweather 1968).

Ein Modell zur Charakterstruktur und Konfliktsituation der Frauen mit Schwangerschaftserbrechen bietet Molinski aufgrund von 200 psychoanalytischen Fallstudien an. Kurztherapien von Frauen, die an schwerstem, mit Stoffwechselentgleisungen einhergehendem Schwangerschaftserbrechen litten, ergaben eine neurotische Charakterstruktur, die sich als orale Störung manifestiert. Dies bedeutet, daß die Frauen im Begehren, in der Genußfähigkeit, im Behalten und Hergeben gehemmt sind. Dies äußert sich auf folgenden Ebenen:

1. Sie stellten sich entweder als wunschlos dar oder äußerten fixe, der Realität nicht angepaßte Wunschvorstellungen. Dies bedeutet die Erwartungshaltung, daß ihre Wünsche ohne eigenes Dazutun von der Umgebung erfüllt würden. Das äußert sich jedoch in der Projektion als passive Opferhaltung; die Frauen sind bemüht, „aufopfernd" Wünsche von anderen möglichst zu erfüllen und Konflikte zu vermeiden.
2. Bei fast allen Frauen fand sich eine Beeinträchtigung des Selbstwerts und des Geltungsstrebens. Ein gestörtes Selbstwertgefühl ist meist mit starken hypochondrischen Zügen verbunden.
3. Allen Frauen gemeinsam war ebenfalls eine starke Aggressionshemmung. Ärger und Wut wurden oft nicht bewußt erlebt und geäußert.
4. Ein eindeutiger Kinderwunsch war in allen Fällen vorhanden.
5. Es zeigten sich sexuelle Hemmungen und Tendenzen zur Frigidität.
6. Ein zutiefst wirksames, sehnsüchtiges Verlangen nach der Mutter erwies sich als zentrale Problematik. Obgleich die Mütter der Frauen partiell verwöhnend gewesen waren, vor allem in bezug auf Essen, waren sie doch im ganzen versagend. Dies führte zu reichlich konflikthaften Auseinandersetzungen mit der realen Mutter. Wünsche nach einer versorgenden Mutter führten zu einer starken Mutterfixierung.

Aus dieser Charakterstruktur ergeben sich für die Schwangerschaft drei Konfliktpunkte. Eine „gesunde Frau" erlebt bewußt, daß die Bedürfnisse des Kindes zunächst mit ihren eigenen Bedürfnissen kollidieren werden. Sie stellt sich darauf ein, ohne dies jedoch in einer unangepaßten Opferhaltung zu tun. Die Frau mit Schwangerschaftserbrechen dagegen kann sich diese Konflikthaftigkeit nicht eingestehen. Im Verhalten und in Äußerungen geben diese Frauen jedoch zu verstehen, daß sie in Zukunft keine Rechte, das Kind hingegen alle Rechte haben wird, daß die Mutter in Zukunft auf jeglichen Lebensgenuß und Eigenleben verzichten muß. Der vorhandene Kinderwunsch wird dadurch verunsichert. Die Ambivalenz kann nicht eingestanden werden. Diese Konkurrenzsituation dem Kind gegenüber ist im Modell Molinskis das Kernstück der Konfliktsituation. Infolge der geschilderten Frustration befindet sich die Patientin in einer enttäuscht wütenden Grundstimmung, die sich in einer Vorwurfs- und Anspruchshaltung äußert. Daher muß im Erleben der Frauen der Fetus als oraler Konkurrent, als „Mitesser" gesehen werden. Ein Aufgehen in der Schwangerschaft und eine als befriedigend erlebte Symbiose zwischen Mutter und Kind ist somit blockiert. Die Symptomwahl des Erbrechens besteht nach Molinski im somatischen Korrelat zu den aggressiven oralen Impulsen.

Im Sinne von Overbeck (1977) erscheint uns jedoch noch ein anderer Gesichtspunkt möglich: Die Konzentration auf körperliche Symptome stellt insofern eine sinnvolle Ich-Leistung dar, da sich die Frau nun als Patientin Bedürfnisse erfüllen oder Unterstützung von der Umgebung einfordern kann, die sonst abgewehrt werden (Zuwendung, Entlastung, Beruhigung, körperliche Schonung, Übernahme der Verantwortung durch ärztliches Handeln und Eingreifen usw.). Gerade in der Schwangerschaft ist dies für viele Frauen oft die einzige Möglichkeit, sich Regressionen zu gestatten und über die Krankheitsrolle um Hilfe zu appellieren.

Die folgende Fallgeschichte aus der Klinikpraxis soll den Modellcharakter dieses analytisch orientierten Ansatzes untermauern:

Frau A. ist eine seit 3 Jahren verheiratete 24jährige Kindergärtnerin. Sie wird im 4. Schwangerschaftsmonat wegen morgendlichen Erbrechens und starken Gewichtsverlusts zu mir überwiesen. Auf ihr Befinden hinsichtlich dieser Schwangerschaft angesprochen, berichtet sie, daß, obwohl geplantes Wunschkind, von Anfang an Ängstlichkeit und Unsicherheit dominierten. Vorherrschend war am Beginn vor allem der Gedanke, wie sie ihre Schwangerschaft ihrer Mutter beibringen sollte. Sie hatte Angst, daß ihre Mutter sie als werdende Mutter zurückweisen könnte. Frau A. brachte das tägliche Warten auf eine positive Reaktion ihrer Mutter mit ihrem Erbrechen in Zusammenhang. Ihre Mutter wird als fordernd und lieblos beschrieben. Sie selbst sei im Schatten ihres jüngeren Bruders gestanden. Beruflich seien in sie die größten Erwartungen gesetzt worden, denen sie nicht zu entsprechen glaubte. Nach vorübergehender Arbeitslosigkeit habe sie eine schlechtere berufliche Position eingenommen und in diese Zeit auch das Baby geplant. Dies hätte ihr die Mutter als „Aufgeben ihrer Ziele" zum Vorwurf gemacht. Sie selber habe für die berufliche Karriere der Mutter, wie ihr mitgeteilt wurde, ein Hindernis dargestellt. Dennoch bezeichnet sie sich selbst als ihrer Mutter sehr ähnlich. Als Abwehr ihrer Ambivalenz werden auffällige Vorsätze einer in jeder Hinsicht perfekten Mutterschaft entwickelt, in der jeglicher Verzicht auf eigene Bedürfnisse bereits fest eingeplant ist. Nach Aussprechen ihrer ambivalenten Haltung konnte eine realistischere Einschätzung und Erwartung im Hinblick auf ihre Mutter-Kind-Beziehung erarbeitet werden. Das Schwangerschaftserbrechen hörte nach der 4. Stunde auf. Es stellte sich normaler Appetit ein, der bis zum Ende der Schwangerschaft anhielt.

Eine physiologische Beweisführung für dieses Konfliktmodell liefern Wolff et al. (1978). Ziel ihrer endokrinologischen Studie war die Prüfung vermuteter Zusammenhänge zwischen Hyperemesis gravidarum und Störungen im Bereich des Hypophysen-Nebenrinden-Systems. Bei 20 Hyperemesiskranken und 6 gesunden Schwangeren wurde seine Funktion mittels Plasmabestimmungen von ACTH und Cortisol basal sowie nach Stimulation von Hypophyse (Metopiron) und Nebennierenrinde (ACTH-Depot oder Tetracosaktrin-Depot) untersucht. Bei sämtlichen Hyperemesiskranken konnten Störungen im Hypophysen-Nebennierenrinden-System mit hypophysärer oder adrenaler Komponente nachgewiesen werden. Ebenso zeigten sich signifikant niedrigere Basalwerte von ACTH. Diese fehlende hypophysäre Reserve könnte nach Meinung der Autoren als Ausdruck längerdauernder streßbedingter Belastung im Zu-

sammenhang mit der Schwangerschaft interpretiert werden. Auch die teilweise
sehr hohen ACTH-Konzentrationen wären somit als Streßantwort der Frühphase zu deuten. Eine chronische, streßbedingte Erschöpfung der hypophysä-
ren ACTH-Speicher bzw. des adrenalen Cortisols einerseits sowie ein Antago-
nismus von HCG und ACTH andererseits wären nach Meinung der Autoren
geeignete Denkmodelle, die diese erhobenen Befunde bekräftigen. Dafür
spricht der ebenfalls sichere therapeutische Effekt von ACTH bzw. Tetracosak-
trin bei der Hyperemesis.

Alle bisherigen Studien weisen also eindeutig auf ein psychosomatisches
Verständnis der Hyperemesis gravidarum hin. Allerdings hat die Grundannah-
me, daß eine neurotische, labile Persönlichkeitsstruktur vorliege, wenig Erklä-
rungswert und bietet kaum Ansatz für Entlastungen. Eher schon ist die Gefahr
gegeben, daß Frauen zusätzlich durch diese Etikettierung diskriminiert werden
– eine Gefahr für die weitere Arzt-Patienten-Beziehung (Labelingtheorie), da
die Erwartungshaltung einer „schwierigen Patientin" Abwehr und Distanz hervorrufen kann. Gerade das Gegenteil ist jedoch therapeutisch indiziert. Richter
und Stauber (1987) weisen zu Recht auf den verblüffenden therapeutischen Effekt durch die alleinige stationäre Aufnahme hin. Bei den allermeisten Schwangeren, so die Autoren, die wegen einer Hyperemesis gravidarum stationär aufgenommen werden, kommt es bereits unmittelbar nach der Aufnahme zu einer
deutlichen Besserung oder einem Verschwinden des Erbrechens:

> Die Last ihres oralen Konkurrenten, ihres „Mitessers" wird durch die „Mutter" Klinik
> – sprich Ärzte und Schwestern – deutlich erleichtert, sie dürfen hier selbst wieder Kind
> sein, das versorgt wird. Das therapeutische Vorgehen bei Hyperemesis gravidarum besteht
> also primär in einer haltenden, unterstützenden Zuwendung (Richter u. Stamber 1987, S.
> 133).

Ringler und Kritzmanits (1984) stellten in ihrer experimentellen Studie einen interessanten weiteren Aspekt dar: An 54 Frauen mit starkem Schwangerschaftserbrechen zeigte sich, daß sich diese Frauen vor allem in der unrealisti-
schen Wahrnehmung und Antizipation der mit Schwangerschaft, Geburt und
Kindererziehung verbundenen Ereignisse und Aufgaben von Gesunden unterscheiden; Schwangerschaft wird als belastend antizipiert. Schwangerschaftserbrechen als ein „notwendiges Übel, das man in Kauf nehmen muß", gesehen.
Apfel et al. (1986) stellten fest, daß Frauen mit Hyperemesis gravidarum deutlich suggestibler sind als Frauen mit keinen oder nur sehr milden Symptomen.
Basierend auf diesen Erkenntnissen konnte durch Hypnotherapie eine prompte
Besserung der Symptomatik erzielt werden. Dies zeigt einmal mehr, daß simple
monokausale Ansätze der komplexen Fragestellung nach den psychischen und
sozialen Anforderungen an Frauen in der Schwangerschaft nicht gerecht werden und auch für die therapeutische Umsetzung wenig aussagen. Es ist keine
Frage, daß das Erleben und der Stellenwert von Mutterschaft kulturell geprägt
sind. Ob die Umstellung auf die Schwangerschaft als „kritisches Lebensereig-
nis" gelingt, verleugnet werden muß, oder nur unter starken Belastungen geleistet werden kann, hängt von der Erfahrungswelt mit Mutterschaft ab. Uddenberg et al. (1971) wies in seiner Untersuchung an 152 Wöchnerinnen nach, daß
jene Frauen die Umstellung auf die Mutterschaft im Wochenbett am besten be-

wältigten, die am Beginn der Schwangerschaft über eine leichte Nausea berichteten. Hingegen hatten die Frauen mit starkem Erbrechen ebenso wie die Frauen ohne jegliche Nausea-Erfahrung psychisch die größten Probleme.

„Ich empfinde körperlich etwas Anderes – ich bin schwanger – in meinem Körper, in mir und meinem Leben ändert sich etwas und...ich kann mich gut darauf einlassen", dieses Erleben ist demnach für die Bewältigung der Mutterschaft die günstigste Vorbedingung. Weniger günstig ist es, die Grenzen zur Schwangerschaft völlig zu verwischen und die Signale seines Körpers nicht zu registrieren. Die Frau sollte sich aber von ihnen auch nicht wie im Falle des übermäßigen Schwangerschaftserbrechens erdrücken lassen.

Daten aus unserer Erhebung

Nur einem Drittel der befragten Frauen ist am Beginn der Schwangerschaft das Symptom Übelkeit und Erbrechen gänzlich unbekannt. Sie sind, wie wir aus unseren Ergebnissen entnehmen können (Tabelle 9.10), beschwerdefrei.

Für zwei Drittel der schwangeren Frauen stellt diese Symptomatik in unterschiedlichem Ausmaß jedoch eine „üble" Beeinträchtigung des Tagesablaufs dar. Allein 23% der Frauen leiden mehrmals täglich unter Übelkeit und Erbrechen. Zwar geht diese Irritation mit zunehmender Schwangerschaft automatisch zurück, dennoch verspüren zum Zeitpunkt der Zweiterhebung im 2. Trimester noch immer 43% der Frauen fallweise Übelkeit und Erbrechen. Mehrmals täglich davon beeinträchtigt sind im 2. Trimenon noch immer 13%. Erst im 3. Trimenon gehen diese Beschwerden drastisch zurück.

Ähnliche Resultate fanden sich in der DFG-Studie (Koller 1983). Die Diagnose Hyperemesis gravidarum wurde in dieser Untersuchung in 2,9% der Fälle gestellt. Dieser Wert ist mit unseren Ergebnissen des starken Schwangerschaftserbrechens über das 2. Trimester hinaus vergleichbar. Insgesamt scheinen also unsere Daten ein repräsentatives Bild wiederzugeben.

Tabelle 9.10. Übelkeit, Erbrechen in der Schwangerschaft. Die in Klammer gesetzten Zahlen entsprechen den ermittelten Werten aus der kleinen Verlaufsstichprobe (n = 194)

	1. Trimenon			2. Trimenon			3. Trimenon		
	n (599)	[%]	[%]	n (381)	[%]	[%]	n (359)	[%]	[%]
Nie	187	31,2	(25,8)	166	43,6	(38,7)	332	92,5	(91,8)
Fallweise	293	49,0	(51,5)	164	43,1	(45,4)	23	6,4	(6,7)
Mehrmals täglich	119	19,8	(22,6)	51	13,3	(16,0)	4	1,1	(1,5)

9.3 EPH-Gestose und Hypertonie

Im Bemühen, die perinatale Mortalität zu senken, ist auch die Gestose mehr in das Blickfeld des Interesses gerückt, da sie sowohl für die Mutter wie auch für das Kind einen nicht unerheblichen Risikofaktor darstellt. In erster Linie waren die Schwerpunkte der Forschung auf die Hauptsymptome der Gestose wie Hypertonie, Ödeme, Proteinurie, Gerinnungs- und Stoffwechselstörungen sowie auf die entsprechenden pathologischen Korrelate gerichtet. Dennoch ist es bis jetzt nicht gelungen, alle ätiologischen Faktoren der Gestose zufriedenstellend abzuklären. Von vielen Autoren wird der Eindruck einer gewissen Ohnmacht gegenüber dem EPH-Syndrom vermittelt. So bezeichnete schon Soichet (1959) das EPH-Syndrom als eines der wichtigsten ungelösten Probleme auf dem Gebiet der Reproduktion. 25 Jahre später faßt Lippert in einer Übersichtsarbeit über den derzeitigen Stand der Gestosetherapie zusammen, daß „es trotz intensiver Forschung bisher nicht gelungen ist, die Ursache für das Auftreten der Schwangerschaftsgestose ausfindig zu machen" (Lippert 1979, S. 470).

Forschungsansätze zur Genese der EPH-Gestose schlossen auch soziale und psychologische Faktoren mit ein. Experimentelle Arbeiten konnten Zusammenhänge zwischen emotionellem Erleben und Hochdruck, Gerinnung und Diurese nachweisen. Wie Uexküll (1979) und Alexander (1971) zeigen konnten, bewirken neben einfühlbaren und bewußten auch unbewußte nichtbewältigte Probleme und unbewußte emotionelle Erregungen Hochdruck. Sapira et al. (1973) stellten in einem Verhaltensexperiment fest, daß eindeutige Zusammenhänge zwischen Reizauslösern und Hochdruck in Verbindung mit einem bestimmten Persönlichkeitstyp, der vor allem als aggressiv gehemmt bezeichnet werden kann, bestehen. In zahlreichen Tierstudien konnten kardiovaskuläre Veränderungen in der Schwangerschaft, ausgelöst durch Streß und Angst, demonstriert werden (Myers 1979; Rosenfeld et al. 1976).

Bereits 1939 lieferte eine Studie von McNeile und Page die ersten Anhaltspunkte für psychosomatische Komponenten bei der Entstehung der EPH-Gestose. Frauen mit essentieller Hypertonie unterschieden sich in einem Fragebogen, der speziell für die Erforschung des Hochdrucks entwickelt wurde, signifikant von den Frauen mit normalem Schwangerschaftsverlauf und zeigten das typische Bild einer Hypertoniepersönlichkeit. Dies wurde von den Autoren als Tendenz zur leichten emotionellen Erregung bei gleichzeitiger Emotionsverleugnung interpretiert.

Coppen (1958) geht in seiner Untersuchung von der These Benedeks (1952) aus, das Menstruationserleben sei der „Pfeiler" der weiblichen psychosexuellen Entwicklung. 50 erstgebärende Frauen mit Präeklampsie und 50 erstgebärenden Frauen mit normalem Schwangerschaftsverlauf wurden in einem psychiatrischen Interview auf ihren sozialen und familiären Hintergrund, die Einstellung zur Schwangerschaft, die Partnerschaft, das allgemeine Befinden und neurotische Tendenzen hin befragt. Besonderes Augenmerk wurden dem Erleben der Menarche, Menstruationsbeschwerden wie prämenstruelles Syndrom und Dysmenorrhöe und der Sexualität gewidmet. Auch wurden aktuelle Konflikte exploriert. Außerdem kam ein Persönlichkeitstest (MPI, Eysenck 1947) zur Anwendung. Die Gruppe der Frauen mit Präeklampsie unterschied sich von der Kontrollgruppe in folgender Hinsicht: Sie reagierten eher negativ auf die Menarche, litten unter prämenstruellen Spannungen und sexuellen Problemen. Außerdem war die Einstellung zur Schwangerschaft signifikant weniger positiv. Im Persönlichkeitstest waren die Werte im Neurotizismusscore erhöht. Wesentlich ist ferner die Beobachtung, daß bei Frauen mit Präeklampsie mehr belastende Ereignisse in der Schwangerschaft eingetreten waren.

Zu ähnlichen Ergebnissen kamen Pilowsky und Sharp (1970). Allerdings gingen sie in ihrer Untersuchung im Gegensatz zu den meist retrospektiven Studien von einem prospektiven Ansatz aus. Aus den Ergebnissen schlossen die Autoren, daß der Kinderwunsch von Frauen mit der Symptomatik einer präeklamptischen Toxämie geringer war. Ferner neigen diese Frauen zu Depressionen.

Auffallend erschien den Autoren die Schwierigkeit dieser Frauen, Gefühle auszusprechen und sich mit problematischen Situationen zu arrangieren. In dieser Studie wurden auch die Männer einbezogen. Die Partner der Toxämiepatientinnen wurden durch folgende Charakterisierungen beschrieben: Ich-Schwäche, geringere Frustrationstoleranz und Tendenz zu übertriebener Sorge.

In Tabelle 9.11 sind die vorwiegend testpsychologisch angelegten Untersuchungen über psychosomatische Aspekte der EPH-Gestose zusammengestellt.

In einer eigenen Pilotuntersuchung sind wir von folgender Fragestellung ausgegangen (Müller-Tyl u. Wimmer-Puchinger 1982):

1. Waren in der Untersuchungsgruppe bei Frauen mit dem Befund einer EPH-Gestose häufiger Konfliktsituationen aufgetreten?
2. Waren die Frauen, die an einer EPH-Gestose erkrankten, insgesamt ängstlicher als Frauen mit problemlosen Schwangerschaften?

Wir interviewten 27 Primiparae zwischen der 32. und 37. Schwangerschaftwoche mit einer genuinen EPH-Gestose nach einem Gestoseindex von mindestens 3 Punkten sowie 34 Frauen mit normalem Schwangerschaftsverlauf. Zur Abklärung der psychosomatischen Gesichtspunkte kamen spezielle Fragebogen zur Anwendung, die sowohl die Persönlichkeit der Frauen als auch die Psychodynamik der Schwangerschaft zu beschreiben versuchten.

Die Ausgangsbasis unserer Untersuchung war ein einstündiges Tiefeninterview. In diesem Kontaktgespräch wurden die persönliche Anamnese erhoben sowie das Erleben der Partnerbeziehung und Befürchtungen im Hinblick auf Geburt und Mutterschaft besprochen. Besonders wurde auf die Darstellung und Bewertung der eigenen Persönlichkeit im Umgang mit der Interviewerin geachtet. Aus dem Tiefeninterview wurde deutlich, daß sich Frauen der Gestosegruppe sehr nach außen, d.h. an den Erwartungen der Umwelt orientieren und sich ständig unter dem Druck fühlen, Leistungsanforderungen zu genügen. Typisch für diese Gruppe war ferner, daß sie sich als leicht irritierbar beschrieben, wobei betont wurde, sich äußerlich nichts anmerken zu lassen. Auffallend war bei 4 Frauen unserer Gruppe, daß der Anstieg der Blutdruckwerte

Tabelle 9.11. Psychosomatische und sozialpsychologische Studien zur EPH-Gestose

Literatur	Methoden, Instrumente	Ergebnisse
Page u. McNeile (1939)	Aymen-Fragebogen zur Hypertonie	Hochsensible Persönlichkeit, stark ausgeprägte psychomotorische Aktivität
Soichet (1959)	Fragebogen	Verlust des Selbstvertrauens, Schuldgefühle, Gestose als psychosomatisches Muster der Konfliktverleugnung
Salerno (1958)	Fragebogen	Umfeldstreßfaktoren, Probleme der Anpassung an die Schwangerschaft
Coppen (1958)	Psychiatrisches Interview, Persönlichkeitsfragebogen, MPI (Eysenck)	Schwierige weibliche psychosexuelle Entwicklung, hoher Neurotizismus, Familienkonflikte
Ringrose (1961)	MMPI	Emotionelle Unausgeglichenheit
Rippmann (1968)	Einzelfallstudien	Einflüsse psychologischer Faktoren auf den Blutdruck
Lamm u. Fritsch (1970)	Soziodemographische und soziale Analyse, Hausinterviews	Signifikant schlechtere soziale Bedingungen
Pilowski u. Sharp (1971)	1.6 PF-Cornell Medical Index, H.I.P.-Schwangerschaftsfragebogen, Loevinger-Eltern-Einstellungstest, Mill Hill Vocabulary Scale	Signifikante Tendenz zur Introspektion, lustlos, signifikant peripherer Kinderwunsch, signifikant geringere verbale Intelligenz, signifikant ausgeprägtere Abhängigkeit
Eicher et al. (1974)	MPI (Eysenck)	Signifikant höhere Tendenz zu Introversion und Neurotizismus, signifikant mehr Ängste und Ärger
Aresin (1974)	Psychomotorische Tests, WARTEGG-Test	Signifikant sensitiver und depressiver
DeSenarclens (1974)	Einzelfallstudien	Psychosexuelle weibliche Entwicklung, Körperbild, „Mutterbild", Arzt-Patientin-Beziehung
Berger et al. (1976)	Gießen-Test (Selbstbild, Mutterbild, Vaterbild)	Signifikant stärkere Identifikation mit der Mutter, höhere Abhängigkeit, Regressionsreaktion
Pajntar u. Roysek (1981)	EPQ (Eysenck), EPI (projektiver Test)	Signifikant höhere Introversion, signifikant mehr Familienkonflikte
Hirsch (1982)	Einzelfallstudien	Signifikant auffälligere Konflikte mit den Familien

zeitlich unmittelbar mit einem Konflikt am Arbeitsplatz, bei 2 Frauen (Studentinnen der Medizin) mit einer nicht bestandenen Prüfung koinzidierte. Im Gespräch wurde diese innere Spannung durch schnelles Sprechen, verärgerte, aufgebrachte Stimmung und Agieren merkbar.

Besonders kennzeichnend war, daß allein bei 9 Frauen während der Schilderung ihrer persönlichen Situation Erröten im Gesicht und am Hals auftrat. Diese Beobachtungen stimmen weitgehend mit der Psychodynamik der Hypertoniepatientinnen, wie sie von Alexander (1971), Uexküll (1978) als klinisches Bild der Situationshypertonie beschrieben wurde, überein. Die Ergebnisse der Persönlichkeitsdiagnostik mit Hilfe des Giessen-Tests und des STAI (Spielberger)-Angstfragebogens bestätigten diesen Eindruck. In den testpsychologischen Untersuchungen schienen die Frauen der Gestosegruppe ein signifikant geringeres Selbstwertgefühl zu haben und waren ängstlicher als die Kontrollgruppe. Auch litten sie unter mehr vegetativen Begleiterscheinungen.

Für eine multikausale Genese sprechen auch epidemiologische Studien, die einen Zusammenhang zwischen Gestosehäufigkeit und sozialer Schicht feststellen. Mall-Haefeli (1974) konnte nachweisen, daß die Gestosemorbidität mit zunehmender Armut der Bevölkerung gewöhnlich ansteigt. Lamm et al. (1970) berichteten über eine gehäufte Gestosemorbidität bei unehelicher Schwangerschaft und begründeten diesen Umstand mit den größeren psychischen und sozialen Schwierigkeiten von alleinstehenden werdenden Müttern. Sie fanden bei komplikationslosen Schwangerschaftsverläufen 29% uneheliche Schwangerschaften, hingegen waren unter den Gestosepatientinnen 41% ledig. Bei schweren Fällen von Toxämie betrug der Prozentsatz der ledigen Schwangeren sogar 65%. Ein erhöhtes Auftreten von Gestosefällen bei akuten familiären und sozialen Belastungen wurde somit durchweg bestätigt. Lammers (1976) spricht in diesem Zusammenhang von einer Adaptationsstörung innerhalb der Einheit Fet-Plazenta-Mutter. Wirkmechanismen sozialer Benachteiligung auf ein somatisches Risiko sind vielfach verknüpft: Bedingende Faktoren sind einerseits erhöhte Umweltbelastung, ungünstigeres Ernährungsverhalten, Lebensgewohnheiten, andererseits aber auch schichtspezifisch unterschiedliche Normen, Einstellungen und Erwartungen (z. B. eine bewußtere Planung der Schwangerschaft bei Frauen aus der Mittelschicht) sowie unterschiedliches Inanspruchnehmen von Behandlungsmöglichkeiten. Theoretische Überlegungen für ein Modell der Gestoseentstehung bzw. des Zusammenwirkens der einzelnen Belastungsfaktoren sind jedoch noch weit davon entfernt, die komplexen Zusammenhänge zu erklären. Sowohl die oben zitierten testpsychologischen Untersuchungen wie Einzelfallbeschreibungen (Rippmann 1968) kommen jedoch zusammenfassend zu übereinstimmenden Befunden: Ähnlich der in der Hypertonieforschung ausgewiesenen Psychodynamik der essentiellen Hypertonie scheint auch eine bestimmte Persönlichkeitskomponente die Entstehung der EPH-Gestose zu begünstigen, nämlich das Auseinanderklaffen eigener Leistungsansprüche und einer geringen Selbstzufriedenheit.

Bedenkt man, daß mit Schwangerschaft und Mutterschaft zusätzliche Normerwartungen verknüpft sind und die realen Anforderungen steigen, so wird die besondere Verletzbarkeit nachvollziehbar.

Berger et al. (1976) erklären in ihrer psychoanalytisch orientierten Arbeit, daß Frauen mit EPH-Gestose sich von einem „omnipotenten Objekt", der Mutter, abhängig fühlen. Die Gestose stellt demnach eine globale Regression dar, als Form pathologischer innerer Fehlorganisation.

Die folgende Kasuistik mag die oben genannten Aspekte illustrieren:

Die 24jährige Patientin, seit 5 Jahren verheiratet, beschreibt ihre Beziehung zu ihren Eltern als sehr schwierig. Als Einzelkind hatte sie einen sehr strengen Vater und eine sehr dominante und überprotektive Mutter. Mit 16 wurde sie von ihrem Jugendfreund und jetzigen Mann schwanger. Die Eltern zwangen sie zur illegalen Abtreibung, die Mutter fuhr mit ihr nach Jugoslawien und geriet dort an einen rüden Arzt, der unter erniedrigenden Umständen die Abtreibung vornahm. Die Patientin empfand die Abtreibung als Mord, zu dem sie von der Mutter gezwungen wurde. Um der Familie zu entrinnen, heiratete sie unmittelbar nach der Reifeprüfung. Zwei Jahre vor Eintreten der Schwangerschaft übersiedelte sie mit ihrem Mann nach Deutschland, wo sie jedoch nie heimisch werden konnte. Sie wurde depressiv und war in psychiatrischer Behandlung. Sie hatte vegetative Beschwerden, Schwindelanfälle und Tachykardie in als aufregend empfundenen Situationen. Ihre derzeitige Schwangerschaft war weder geplant noch richtig akzeptiert. Sie fühlte sich dafür innerlich nicht gefestigt genug. Lieber wäre ihr gewesen, erst nach Beendigung der Gruppentherapie und begleitet von der Hoffnung, dann mit sich selbst zufriedener zu sein, Mutter zu werden. Im 6. Schwangerschaftsmonat wurde ihr Mann beruflich zurück nach Wien beordert, und sie zog mit ihm wieder in den elterlichen Haushalt. Zu diesem Zeitpunkt wurde bei der Routineuntersuchung Hochdruck und Eiweiß festgestellt, so daß sie in die Klinik aufgenommen wurde.

In unserem Gespräch bezeichnet sie sich selbst als schüchtern, als Pechvogel, als kontaktarm. Dies stand im Widerspruch zu meinem Eindruck. Sie wirkte ambitioniert, sehr gesprächig, informiert und gab von sich aus eine psychologische Deutung ihrer Symptomatik. Sie hatte Angst vor Auseinandersetzungen mit ihrer Mutter, wenn das Baby auf der Welt ist. Sie befürchtete, in der Mutterrolle versagen zu können. Gemeinsam mit ihrem Mann wurde sie in den Geburtsvorbereitungskurs, in dem als Schwerpunkt Muskelentspannung vermittelt wird, aufgenommen. Daneben wurden mit ihr einmal wöchentlich psychotherapeutische Gespräche geführt. Der Blutdruck stabilisierte sich, und die Patientin konnte am Termin einen gesunden Knaben zur Welt bringen. Eineinhalb Jahre später kontaktierte sie mich von sich aus, als sie ihr zweites Kind erwartete. Die Schwangerschaft verlief völlig normal und ohne jegliche Komplikation. Die Patientin gab an, sich nun unter keinerlei Druck zu fühlen.

In einer bislang einzigen und vorbildlichen psychoanalytischen Studie an 10 Frauen mit EPH-Gestose (Gestoseindex nach Geocke 3 – 5) gelang es, die Psychodynamik des Konfliktgeschehens zu skizzieren (Berger-Oser u. Richter 1987). Die Autoren erarbeiteten auf der Basis von mindestens einstündigen psychoanalytischen Interviews folgende Grundproblematik: Fast alle Frauen schienen in der Kindheit das Bild einer oralen Störung zu vermitteln (auffallendes Über- bzw. Untergewicht), die Hälfte der Gestosepatientinnen litten vor der Schwangerschaft regelmäßig an sehr starken Kopfschmerzen, während der Schwangerschaft traten erhebliche Schlafstörungen auf. Auch berichteten die Frauen in den Tiefeninterviews von multiplen Ängsten, die sie vor allem im Zusammenhang mit der Geburt kaum zu kontrollieren vermochten. Als dominierendes Element erwies sich die Beobachtung, daß die an EPH-Gestose erkrankten Schwangeren ihre Mütter, zu denen eine deutliche emotionelle innere Abhängigkeit besteht, stark idealisieren. 8 der 10 Frauen lebten bis zu ihrer Verehelichung bei der Mutter bzw. den Eltern. Hingegen konnten die Väter nur sehr vage erinnert werden. Die Patientinnen schilderten ein Bild von farblosen

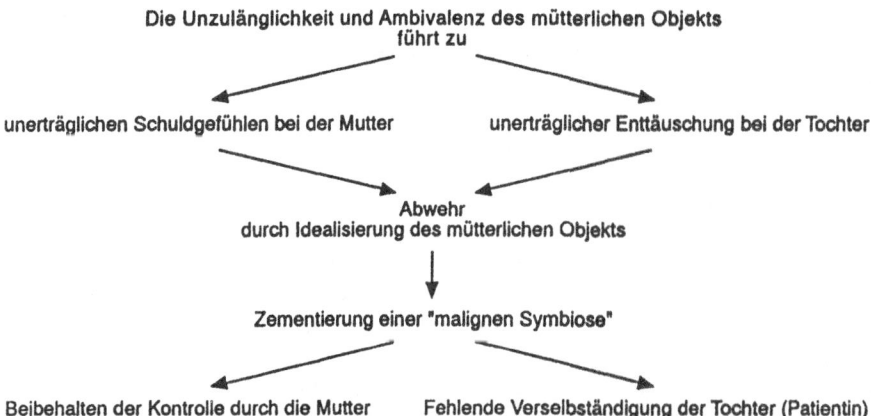

Abb. 9.2. Schema des Mutter-Tochter-Beziehungsmusters bei EPH-Gestose-Patientin-
nen. (Aus Berger-Oser u. Richter 1984)

und dem Einfluß der Mütter unterworfenen oder sich der Familie entziehenden
Vätern. In ähnlicher Weise wurden jedoch auch die Ehemänner der Patientinnen geschildert: ohne ausgeprägte Individualität und Männlichkeit. Ähnlich
wie in den empirischen Testbefunden schien ihnen ihre sexuelle Entwicklung
oder andere Bereiche der Weiblichkeit nicht sehr wichtig zu sein. Aufgrund der
Interviews wurde schließlich eine Mutter-Tochter-Beziehung herausgearbeitet,
in der die Mütter den Töchtern im Grunde wenig vermitteln konnten, außer
„wenn sie diese zur persönlichen Aufwertung und Verstärkung brauchten".
Aber auch die Töchter schienen ihre Mütter nie befriedigen zu können. Daher
stand, entsprechend der Analyse der Autoren, von Anfang an die Mut-
ter-Kind-Einheit unter dem Gefühl des Zu-kurz-Kommens, unter der Furcht,
sich opfern zu müssen oder den anderen durch seine Bedürfnisse zu überfordern. Die daraus entstehende Wut und Aggression mußte jedoch in Schach gehalten werden, da sie die Balance der Beziehung bedrohen würde.

Die Mütter müssen ihre Töchter dauernd abhängig und unter Kontrolle halten, um zu verhindern, daß diese sie entidealisieren und durch die freiwerdenden massiven Vorwürfe und Aggressionen in ihrem Selbstwertgefühl infrage stellen. Dies ist auch für die Töchter zu bedrohlich. Indem sie abhängig bleiben, die Mütter permanent idealisieren und sich auf Eigenes ver-
zichtend an den Müttern festhalten, schützen sie sich vor ihrer massiven Wut und Traurigkeit
(Berger-Oser u. Richter 1987, S. 187). Abbildung 9.2 zeigt diese Dynamik in einem Schema.

Auffallend erschien ferner die Beobachtung, daß die Frauen sich von den
Anforderungen seitens der Mutter oder des Ehepartners nicht abgrenzen können und sich ihnen unterwerfen, um nicht verlassen zu werden. Gleichzeitig
stellen sie dieselben überwertigen Erwartungen auch an sich selber, sind daher
ständig mit sich unzufrieden und fühlen sich minderwertig. Mutterschaft ist
für sie einerseits ein erstrebenswertes Ziel, andererseits jedoch widerspricht
dies ihrem noch sehr lebhaften Empfinden einer abhängigen Tochter. Ähnlich
wie von Molinski zur Psychodynamik der Hyperemesis gravidarum dargestellt,
erscheint auch für Berger-Oser u. Richter der Gesichtspunkt im Vordergrund

zu stehen, daß das Kind als rivalisierendes Objekt zur eigenen Tochterrolle steht. Die Autoren stellen dem physiologischen Bild der ständig drohenden Gefahr, daß das Kind von der Plazenta zuwenig ernährt werden könne, folgendes psychische Bild entgegen:

Aber wenn er [der Fetus, Anm. d. Verf.] sich im Leib der Patientin breit macht und rücksichtslos auf ihre Kosten zu leben und zu wuchern scheint, so muß das in diesen Frauen unerhörte Ängste auslösen und sie unwillkürlich dazu treiben, die Kinder klein zu halten und ans Wenig-kriegen zu gewöhnen.

Daraus resultiert die Forderung, die EPH-Gestose zukünftig vermehrt unter psychosomatischen Gesichtspunkten zu behandeln. Folgende Fallgeschichte mag die Chancen einer psychotherapeutisch unterstützenden Behandlung unterstreichen: Frau A., eine 25jährige verheirate Frau, die ihr erstes Kind erwartet, mußte wegen Hochdruck aufgenommen werden. Da sie seit der Aufnahme nur weint, nicht schlafen kann und auf Entlassung drängt, wurde ich um Konsultation gebeten. Frau A. ist mollig, wirkt kindlich und verängstigt, leicht trotzig und ist voller Vorwürfe auf die Klinik, obwohl sie real sehen konnte, daß das Personal sehr um sie bemüht war. Seit Schwangerschaftsbeginn hat sie übermäßig viel zugenommen. Sie schiebt dies auf die übertriebene Fürsorge durch ihre Mutter, die sie „bekoche". Sie ist die einzige Tochter und wohnt auch seit ihrer Verehelichung noch im elterlichen Hause. Ihr Ehemann ist Oberkellner, bei Spätdiensten schläft sie in der elterlichen Wohnung, da sie sonst allein keinen Schlaf finden könne. Ohne Umschweife erklärt sie mir, der Klinikaufenthalt stelle in ihrem Leben die erste Trennung von den Eltern dar. Vor der geplanten Hochzeitsreise wurde sie krank, Urlaube werden gemeinsam mit den Eltern genommen. Sie macht den Eindruck eines hilflosen, verlassenen Kindes. Ein wichtiges Beziehungsobjekt ist ihr Schäferhund. Sorgen macht ihr bereits jetzt, daß er eifersüchtig auf das Baby sein könne. Auch die Beziehung zum Ehemann hat einen sehr stark beschützenden, begleitenden Charakter. Ähnlich den Fallanalysen von Oser, Richter scheint auch er wenig Eigenraum zu haben bzw. zu beanspruchen. Er ist immer und überall verfügbar. Auf meine Frage nach Vorstellungen von der nahen Zukunft zuckt die Patientin mit den Schultern, und mit einem leicht trotzigen Habitus äußert sie spontan: „Da wird sich nicht viel ändern, die Mama wird ja da sein... " Wir erfahren jedoch im Laufe des Gesprächs, daß sie in ihrer Kindheit viel allein war, weil die Mutter ebenfalls in einem Gastbetrieb beschäftigt war. Schon damals diente ein Schäferhund als Verstärkung des kindlichen Ichs und als Beschützer.

Seit Tagen belastet sie die Frage: „Soll ich auf Revers – gegen den Rat der Ärzte, entsprechend meinen Bedürfnissen nach Hause gehen, oder soll ich entsprechend dem Rat der Ärzte und der Mutter, im Spital bleiben?" An diesem Beispiel wurde deutlich, daß sie ausschließlich außengeleitet denken und fühlen konnte. Daß es eine medizinische Indikation geben könne, die für sie und das Baby von Nutzen sei, war für sie nicht nachvollziehbar; stattdessen empfand sie Widerstand, Trotz und Auflehnung. Dennoch war es möglich, an dieser Entscheidung therapeutisch zu arbeiten. Wir vereinbarten eine Vormittags- und eine Nachmittagssitzung, in der es vor allem darum ging, eigene Anteile sehen zu können und eigene Bedürfnisse zu bestätigen. So gelang es, ein wenig zwischen sich und anderen unterscheiden zu lernen. Nach Rücksprache mit dem Internisten und unter der Bedingung, einmal pro Woche die Klinik zur Kontrolle aufzusuchen, wurde die Entlassung besprochen. Dabei zeigte sich ihr Konflikt: Ihr Mann würde sich freuen, ihre Mutter hingegen würde ihr heftige Vorwürfe machen. Diese hatte Angst, daß die Klinik damit die Tochter verstoßen und sie in Zukunft schlecht behandeln würde.

Damit wurde deutlich: Trennung bedeutete auch für die Mutter Verstoßen. Ähnlich wie die Mutter beschäftigte die junge Patientin die Angst, die gesamte Klinik könne ihr böse sein, wenn sie nun entlassen würde. Andererseits hatte sie bereits große Ängste bei der Vorstellung, ihrer Mutter sagen zu müssen, daß sie aufgrund eigener Bedürfnisse und gegen den Rat der Mutter gehandelt habe. Es wurde deutlich, wie oft sie sich in solchen „Zwickmühlensituationen" befindet und sich innerlich sehr aufregt, ohne dies jedoch zum Ausdruck zu bringen. Auffallend war ferner, daß sie bei der Thematisierung dieser Konfliktsituationen lächelte, gleichzeitig jedoch am Hals und Dekolleté rote Flecken bekam. Somit konnten erste Spuren zu eigenen widersprüchlichen Gefühlen gelegt werden und sie konnte erleben, daß Nicht-da-Sein nicht bedeuten muß, verlassen zu sein, ebenso wie Wut oder Ärger nicht gleichbedeutend war, den anderen für immer von sich zu stoßen. Dies konnte eine Brücke zu den widersprüchlichen Gefühlen herstellen, die sie ihrem Kind gegenüber hatte. Da sie gelernt hatte, ein Stück weit den Hochdruck mit ihren Ängsten und Ärgergefühlen in Verbindung zu bringen, fühlte sie sich auch ihrem Körper nicht mehr so hilflos ausgesetzt.

Eine wichtige Funktion kam im folgenden der guten Zusammenarbeit mit dem Internisten der Klinik sowie dem niedergelassenen Gynäkologen zu. Alle beteiligten Personen einigten sich darauf, den Blutdruckwert zwar zu registrieren, aber nicht als angstmachend in den Vordergrund zu stellen. Tatsächlich konnte sich der Blutdruckwert auf einem normalen Maß einpendeln und blieb bis zur Geburt im Normbereich stabil. Sie bekam am Termin einen gesunden Knaben.

Wie erdrückend manche Auslösesituationen sind, die als Stressoren den Schwangerschaftsverlauf empfindlich beeinflussen, zeigt das nächste Fallbeispiel:

Eine äußerst übergewichtige afrikanische Schwangere mit EPH-Syndrom, Mutter eines 4jährigen Knaben, wurde von der Schwangerenambulanz zur psychologischen Konsultation überwiesen, da sie während der Untersuchung von Weinkrämpfen geschüttelt wurde. Das Gespräch ergab folgende psychische Belastung: Ihr Junge sollte nach Nigeria zur Stammfamilie geschickt werden, um die entsprechende kulturelle Erziehung zu erhalten. So wollte es ihr Mann. Sie aber hatte neben der Trauer über die Trennung und den Schuldgefühlen, nun, wo sie ein zweites Kind erwartete, das erste von sich zu weisen, auch reale Ängste, da zu Hause ein Bürgerkrieg drohte. Auch traute sie den Eltern ihres Mannes nicht zu, in entsprechenden Situationen dem Kind Schutz zu garantieren. Sie selbst brachte gleich am Gesprächsbeginn diese Situation mit ihren Beschwerden in Verbindung. Sie hatte bis dato noch nie über ihre Ängste und Befürchtungen gesprochen. Auch in diesem Gespräch ging es um die Frage der Gefühls- und Handlungskongruenz. Sie entschloß sich schließlich, sich nicht dem männlichen Diktat zu unterwerfen und das Kind realen Gefahren auszusetzen. Die Krankheit half ihr aber auch, ihren Wünschen Nachdruck zu verleihen. Sie wurde auf der Station aufgenommen, was auch ihren regressiven Wünschen entsprach. Nach ihrer Entlassung in die ambulate Nachbetreuung konsultierte sie mich noch bis zur Geburt eines gesunden Mädchens. Zwei Jahre später besuchte sie mich erneut schwanger und strahlend. Diese Schwangerschaft verlief völlig beschwerdelos. (Der tatsächlich eingetretene Krieg bestärkte sie, damals richtig gehandelt zu haben.)

Diese Beispiele sollen unterstreichen, welch hohen präventiven Stellenwert der subjektive Zugang zum Erleben der Patientinnen mit sich bringen kann.

Wodurch das EPH-Syndrom auch immer ausgelöst sein mag, man muß davon ausgehen, daß spätestens beim Eintritt bzw. beim Feststellen der Symptomatik die Frauen unter starken emotionellen Belastungen stehen. Die Krankheit ist einerseits durch das plötzliche Eintreten während einer bis dato unkomplizierten Schwangerschaft, andererseits durch das Fehlen von körperlichem Leiden schwer zu akzeptieren. Daher fällt es vielen Frauen auch schwer, die verordnete Therapie anzunehmen; sie erleben sie häufig als Willkürakt des Arztes und opponieren folglich dagegen. Um so mehr bedürfen diese Frauen regelmäßiger, stützender Gespräche, in denen auf das Erleben dieser Situation, auch was den Krankenhausaufenthalt betrifft, eingegangen wird.

Tabelle 9.12. Blutdruckbefunde

	Systolischer Blutdruck				Diastolischer Blutdruck			
	85 – 134 mmHg		135 – 200 mmHg		40 – 90 mmHg		90 – 140 mmHg	
	n	[%]	n	[%]	n	[%]	n	[%]
1. Trimenon	483	88	65	12	528	96	20	4
2. Trimenon	418	91	43	9	443	96	18	4
3. Trimenon	471	91	48	9	471	91	48	9
Aufnahme zur Geburt	477	88	65	12	448	83	94	17

Daten aus unserer Erhebung

Die systolischen Blutdruckwerte der untersuchten Frauen liegen etwa bei 10% im oberen Grenzbereich (Tabelle 9.12). Für die Definition der Hypertonie- bzw. der EPH-Gestosegruppe wurde ein Grenzwert von 135 mmHg systolisch bzw. 90 mmHg diastolisch verwendet. Dies entspricht der WHO-Definition des Grenzbereichs zwischen Normo- und Hypertonikern. Es zeigt sich, daß der Anteil der Frauen mit hohem systolischen Blutdruck im zweiten und dritten Trimenon stabil bleibt, während der Anteil der Frauen mit hohen Werten bei der Aufnahme zur Geburt wieder etwas erhöht ist. Der Anteil der grenzwertigen diastolischen Blutdrücke liegt im ersten und zweiten Trimenon gleich, steigt im dritten Trimenon auf das Doppelte und verdoppelt sich nochmals bis zum Zeitpunkt der Aufnahme.

9.4 Habitueller Abort

5 – 15% aller Schwangerschaften enden als Spontanabort. Folgen 3 und mehr Spontanaborte aufeinander, spricht man vom habituellen Abort.

Bereits 1954 wies Javert auf die Bedeutung psychotherapeutischer Maßnahmen beim habituellen Abort hin. Er konnte zeigen, daß die verschiedenen medizinischen Therapieansätze, seien es Medikationen auf hormoneller Basis (Progesteron allein oder in Kombination mit Östrogen) oder die Verabreichung von Vitaminen (C, E und K), chirurgische Maßnahmen oder prophylaktische Indikationen, wie eingeschränkte Aktivität, Bettruhe, sexuelle Abstinenz usw., annähernd die gleich Erfolgsquote aufwiesen. In Anbetracht der doch sehr divergierenden Maßnahmen scheint der Modus operandi mehr in der Persönlichkeit des Therapeuten und der Arzt-Patienten-Beziehung zu liegen. So wies Javert in seinen Studien auch auf die Bedeutung der emotionellen Faktoren in der Pathogenese des habituellen Aborts hin.

Tupper und Weill (1962) führten eine Langzeitstudie über die Auswirkungen psychotherapeutischer Maßnahmen an Frauen mit habituellem Abort durch. 19 Frauen mit einem Minimum von drei vorangegangenen Aborten wurden während der Schwangerschaft psychotherapeutisch betreut. Die Vergleichsgruppe bestand aus 19 Frauen mit derselben Symptomatik, die jeweils nur am Beginn und am Ende der Schwangerschaft interviewt wurden. Bei allen Frauen wurden auch geburtshilfliche, biochemische, hormonelle, psychiatrische und psychologische Daten erhoben. Die experimentelle Gruppe hatte einmal wöchentlich eine psychiatrische Konsultation. Der betreuende Psychiater hielt ferner regelmäßige Besprechungen mit dem betreuenden Gynäkologen der Patientin ab. Als Therapie wurde folgendes Procedere gewählt: In der Einstiegsphase wurde die Patientin zur Mitarbeit motiviert. Dabei wurde eine psychosomatische Anamnese erhoben sowie ein Aufklärungsgespräch über Anatomie, Physiologie, Sexualität in der Schwangerschaft geführt. Weiter wurde Geschlechtsverkehr bis zum 4. Schwangerschaftsmonat verboten. Es wurden weder Reisen verboten, noch wurde Bettruhe verordnet. Auch wurde ein Interview mit dem Gatten durchgeführt.

Die therapeutische Phase bestand in einer Ich-Stärkung der Patientin und einer intensiven Übertragung auf den Therapeuten. Die gegenwärtige Lebenssituation sowie die familiären Beziehungen wurden durchgearbeitet. Nach den ersten Kindesbewegungen wurde der Schwerpunkt der Therapie auf die zunehmende Unabhängigkeit und Ich-Stärke der Patientin gelegt. Ein weiterer wesentlicher therapeutischer Fokus bestand in Phantasiebildungen zum Kind. Anschließend wurde die Patientin in einem speziellen Geburtsvorbereitungsprogramm auf die Geburt vorbereitet. Die Ergebnisse bestätigten die Vorgehensweise der Autoren. Die Frauen der experimentellen Gruppe mit therapeutischer Unterstützung konnten zu 84% die Schwangerschaft bis zum Geburtstermin erhalten, die der Kontrollgruppe nur zu 26%.

Die Autoren erarbeiteten aus den psychiatrischen Interviews folgende Grundproblematik:
1. Alle Frauen mit habituellem Abort wurden als unreife Persönlichkeiten, die die Mutterrolle schwer akzeptieren können, beschrieben.
2. Oder sie wurden als unabhängige, aber frustrierte Frauen, die sich bisher in der „männlichen Welt" behaupteten und die Frauenrolle (bzw. die Mutterschaft) als weniger befriedigend empfinden, charakterisiert.

Zu dieser allerdings sehr unspezifischen und stigmatisierenden Charakteristik kommen weitere Streßfaktoren als Auslöser in Betracht: Fehlen eines Partners oder Interesselosigkeit des Partners, soziale Isolation, schlechte Arzt-Patientin-Beziehung. Das bedeutet, daß diese Frauen keinerlei Unterstützung von ihrer Umgebung erhalten. Die parallel zur oben beschriebenen Studie durchgeführten Hormonassays (17-Ketosteroide und 17-Hydroxycorticoide) wiesen entsprechend den akuten Konfliktsituationen Schwankungen des Choriogonadotropins auf. Es konnten demnach Korrelationen zwischen dem psychologischen und hormonellen Geschehen aufgezeigt werden (Weill u. Stewart 1957). Die objektiven physiologischen Testbefunde stehen im Einklang mit den tiefenpsychologisch orientierten Explorationen anderer Autoren. Entsprechend den Rorschach-Befunden beschrieb Tupper (1960) die Frauen als stark abhän-

gig, leidend, selbstbeschuldigend. Ihre Schwangerschaft betrachteten sie als
Pflicht und Opfergabe für ihren Gatten. In den Interviews stellten sich die
Frauen in ihren sexuellen Empfindungen gehemmt dar. Die Autoren stellten
dies in einen Zusammenhang zu den überwiegend schlechten Vaterbeziehun-
gen. Ebenso wurden die werdenden Väter übereinstimmend als schwache Persönlichkeiten beschrieben.

Therapeutische Erfolge durch psychologische Interventionen werden auch
von Mann (1959) berichtet. Dieser untersuchte 145 Frauen mit habituellen Aborten ohne auffällige gynäkologische Befunde. Frauen, die drei Aborte erlitten,
wurden am Schwangerschaftsbeginn an das New Yorker Lying-in-Hospital
überwiesen. Mit allen Frauen wurde ein psychotherapeutisches Gespräch geführt. Nach einer psychotherapeutischen Behandlung bekamen 81% dieser
Gruppe ihr Baby termingerecht.

Auch Mann beschreibt die Persönlichkeitsstruktur der Frauen mit habituellen Aborten als „unreif" und unselbständig. Im familiären Hintergrund zeichnen sich ähnliche Konfliktmuster ab: stark dominante Mütter, hingegen wenig
Beziehung zu den Vätern. Auffallend häufig wies die Anamnese vorzeitigen
Tod des Vaters, Scheidung, Trennung der Eltern oder Alkoholismus auf. Die
Gestaltung einer positiven Objektbeziehung in der Kindheit schien in allen Fällen erschwert. Den Ehemännern kam eher die Rolle als Muttersubstitut denn
als sexueller Partner zu. Das Selbstbild dieser Frauen wies wenig positive weibliche Identifikation auf.

Clyne (1972) geht in einem therapeutischen Konzept von den zwischen-
menschlichen Beziehungen dieser Patientinnen aus. Diese würden nur im Sinne von Abhängigkeit oder Ablehnung erlebt werden. Fühlen sich diese Frauen
von Eltern und Ehemann verlassen, so verstärkt sich die Beziehung zu dem
Arzt, der die pränatale Versorgung übernommen hat. Damit überträgt sich jedoch auch ein ablehnendes Verhalten. Clyne beschreibt diese Patientinnen daher als anspruchsvoll in der Arzt-Patientin-Beziehung und schnell vom Arzt
enttäuscht. Die pränatale Versorgung sieht häufige Konsultationen, besonders
in den ersten 8–10 Schwangerschaftswochen vor. Clyne spricht sich gegen eine
interpretative Psychotherapie aus, die einen Abort beschleunigen könnte. Stattdessen wird das Therapieprinzip der „tender loving care" (TLC) nach Javert
vorgeschlagen, in der zunächst eine starke Gefühlsübertragung auf den behandelnden Arzt aufgebaut wird, die dann auf das Kind übertragen wird. Auch
hier sind überwiegend gute Erfolge erzielt worden.

9.5 Frühgeburt und vorzeitige Wehen

Untersuchungen zur Frühgeburtlichkeit sind wegen der perinatalen Morbidität
und Mortalität von zentralem Interesse. Obwohl dieses Phänomen vom somatischen und epidemiologischen Gesichtspunkt bereits hinlänglich untersucht
wurde, sind die Auslöser einer Frühgeburt nach wie vor relativ unbekannt.

Jung (1975) nennt als Ursache für die frühgeburtliche uterine Aktivität eine neurovegetative Übererregbarkeit.

Einen Erklärungsansatz bietet die Tatsache, daß – wie Newton et al. (1979) feststellten – belastende Lebensereignisse bei Frauen, die vor der 33. Schwangerschaftswoche geboren hatten, deutlich häufiger auftraten. Als häufigste Nennungen fanden sich innerfamiliäre Konflikte sowie akute finanzielle Belastungen. Die Untersuchung machte auch deutlich, daß weder die betreuenden Hebammen, noch die Ärzte um die Ängste und Nöte dieser Frauen wußten. Die Notwendigkeit einer psychosozial ausgerichteten Betreuung wird hier einmal mehr deutlich.

Die Frage nach belastenden Lebensereignissen im letzten Halbjahr der Schwangerschaft stellten Newton et al. (1979). 132 Frauen wurden nach einem modifizierten Life-event-Fragebogen nach Cochrane u. Robertson (1973) in einer Zeitspanne von 4 Monaten einmal pro Monat interviewt. Die Autoren konnten belegen, daß Frauen, die bis zur 33. Schwangerschaftswoche geboren hatten, in jener Zeitspanne signifikant mehr psychosoziale Streßerlebnisse zu bewältigen hatten als Frauen, die am Termin entbunden hatten. Die häufigsten Nennungen waren innerfamiliäre Konflikte sowie akute finanzielle Belastungen. Die Autoren folgerten aus ihren Ergebnissen eine stärkere Einbindung von Sozialarbeitern in geburtshilfliche Ambulanzen und Service-Einrichtungen, da weder die betreuenden Hebammen noch Ärzte um die Ängste und Nöte dieser Frauen wußten.

Jede sich zu risikohaft entwickelnde, d. h. außerhalb einer Erwartungsnorm verlaufenden Schwangerschaft führt zu massiver Destabilisierung und Verunsicherung, sie verstärkt Konflikte und Schuldzuweisungen – nicht selten von seiten der Familie –, sie engt den Handlungsspielraum ein und stellt den Arzt und die Klinik in den Mittelpunkt. Schwangerschaft ist nun zur Krankheit und zur akuten Bedrohung geworden.

Die notwendig gewordene stationäre Aufnahme ruft meist widersprüchliche Gefühle bei den Frauen hervor. Einerseits dominiert die Angst um das Wohl des Babys, andererseits plagen sie Zweifel an den „technischen" Möglichkeiten, die Kräfte, die sie in ihrem Körper spüren, aufzuhalten oder zu beruhigen. Auch Widerstand gegen die Ruhigstellung macht sich bemerkbar.

Eine ganz wesentliche Hilfestellung besteht nun darin, der Frau deutlich werden zu lassen, daß sie sich die Regression gestatten, ihre Bedürfnisse in den Vordergrund stellen darf. Auch in diesem Konflikt zeigt sich das weibliche Dilemma zwischen Aktivität und Passivität.

In der gemeinsamen Sorge um eine optimale Betreuung unter dem Eindruck der bedrohlichen Situation stehen geburtshilfliche Maßnahmen im Vordergrund. Die Frage jedoch, wie eine derart belastende Schwangerschaft postpartal verarbeitet wird, welche psychischen Implikationen dies für die Eltern-Kind-Beziehung hat, wurde bisher erst ansatzweise nachgegangen.

Nach Frühgeburten wirken die Belastungen in drei Richtungen:
– Rückwärtsgerichtet wirken Schuldgefühle, etwas verabsäumt zu haben.
– Aktuell steht die Kränkung im Vordergrund, kein „volles rundes Baby" geboren zu haben.

– Vorwärtsgerichtet dominiert die Sorge um die weiteren Entwicklungsschritte des Kindes.

In der postpartalen Beratung und Nachsorge sollten daher die positiven, gesunden Aspekte, z. B. Gewichtszunahme, Fähigkeiten des Kindes, hervorgehoben werden. Dies hilft, einer drohenden Fixierung des Kindes in der Rolle des „kränkelnden, unselbständigen und vermehrt zu behütenden Kindes" vorzubeugen. Zudem erfährt die Mutter eine Aufwertung und Unterstützung ihrer mütterlichen Fähigkeiten, die die Kränkung leichter kompensieren lassen.

9.6 Psychologische Konsequenzen belasteter Schwangerschaften

Uns beschäftigte die Frage nach langfristigen psychologischen Konsequenzen von belasteten Schwangerschaften. Wir untersuchten 2 Jahre post partum all jene Frauen, die in unserer Untersuchungsgruppe eine EPH-Gestose bzw. eine schwere Hyperemesis entwickelt hatten.

Frauen mit Hyperemesis (40 der ehemaligen Stichprobe von 54 konnten wieder interviewt werden) litten 2 Jahre post partum zu 57% unter Übergewicht (mehr als 10 kg). Dies deutet auf langfristige psychodynamische Aspekte der Eßstörungen hin.

Die Frauen, die in der Schwangerschaft EPH-Gestose-Diagnosen hatten (36 der Untersuchungsgruppe von 56 Frauen), wurden wieder kontaktiert. Davon hatten 95% keinerlei Hochdruckbeschwerden. Dafür aber konnten wir feststellen, daß sich das Selbstwertgefühl im Vergleich zur Zeit der Schwangerschaft signifikant positiv entwickelt hatte. Dies drückte sich auch in einer verbesserten Mutter-Tochter-Beziehung aus. In der eigenen Beziehung zum Kind zeigte sich im Vergleich zur Kontrollgruppe eine massive Konfliktverlegung in Richtung Überidealisierung. Die stark leistungsbezogene Komponente, die bereits in der Schwangerschaft ausgeprägt war, findet im Erziehungsverhalten eine genaue Entsprechung. Diese Frauen beginnen signifikant früher mit der Sauberkeits- sowie mit der Selbständigkeitserziehung der Kinder. Für uns wenig überraschend, jedoch nicht weniger wichtig erscheint uns folgendes Ergebnis: Alle Frauen wiesen stark ausgeprägte vegetative Beschwerdebilder auf (Kopfschmerzen, Kreuzschmerzen, Mattigkeit, Verdauungsbeschwerden, Schwindel), die über den Normwerten liegen und in der Literatur als Erschöpfungsreaktion von jungen berufstätigen Müttern beschrieben werden.

In den Resümees aller derzeit aktuellen psychosomatischen oder psychologischen Studien zum Thema „Risikoschwangerschaft" herrscht ein gemeinsamer Tenor vor: den psychosozialen Aspekten, dem subjektiven Erleben werdender Mütter in der Betreuung mehr Gewicht beizumessen.

Ich persönlich neige immer mehr dazu, der bedrückenden Fülle von Falldarstellungen unserer Familienhebammen, mit denen wir eng zusammenarbeiten, Gehör zu schenken. Soziale Belastungen, Lebensbiographien, Panikstimmung, anhaltende Schlafstörungen sind als klare Alarmzeichen einer sich aufschaukelnden Krise ernst zu nehmen. Präventive Modelle können daher nur im Team gestaltet werden, wobei das Team jedoch nur so gut „greifen" kann wie die Personen, die bei der Klinikaufnahme den ersten Kontakt mit der Patientin haben, nämlich die Ärzte, damit umgehen.

9.7 Einflüsse auf den Geburtsverlauf

Die möglichen Auswirkungen psychologischer Faktoren auf das Geburtsgeschehen wurden unter verschiedenen Aspekten untersucht. Dabei interessierte vor allem die Frage, ob Angst den Geburtsverlauf erschwert, beeinträchtigt oder verzögert. Tatsächlich konnten in einigen Arbeiten Auswirkungen von Angst auf die Geburtsdauer nachgewiesen werden (McDonald et al. 1963; Davenport-Slack u. Boylan 1974; Crandon 1978). Belastungsmomente sind sowohl frühere Erlebnisse, Konfrontationen mit Fehl- oder Totgeburten aus dem engeren sozialen Umkreis (Burstein et al. 1974) sowie negative Erfahrungen bei der Kreißsaalaufnahme (Beck et al. 1981). Zur Frage, inwieweit eine Geburtsvorbereitung die Dauer der Geburt sowie die Komplikationsrate günstig beeinflussen kann, finden sich unterschiedliche Ergebnisse. Bei extrem ängstlichen Frauen konnten jedoch durch intensive psychotherapeutische Maßnahmen beeindruckende Erfolge nachgewiesen werden (Kondas u. Scetnicka 1972). Allerdings wird bei vielen dieser Arbeiten nicht zwischen Erst- und Mehrgebärenden unterschieden. Areskog (1983) interpretiert als Resümee ihrer schwedischen Untersuchung über psychosoziale Konsequenzen von schwangeren Frauen Geburtsangst als Alarmsignal, sich mit der Schwangeren näher auseinanderzusetzen.

Die Angstinhalte liegen nach Raphael-Leff (1983) vor allem in archaischen Phantasien. Die Besorgnis gilt unbewußten Ängsten, daß der Körper richtig reagiert, funktioniert, richtig programmiert ist, um einen Fetus und ein Baby und nicht ein Monster wachsen zu lassen. Weitere archaische Angstinhalte bilden die Vorstellung, bei der Geburt explodieren zu können oder zu sterben. Die Geburt wird zum Gericht über Gut und Böse, über Kreativität (= ein gesundes Baby gebären können) oder Destruktivität (= ein deformiertes oder totes Kind zur Welt bringen). In der Angst, während der Geburt infolge der Schmerzen die Kontrolle über den Körper zu verlieren, drückt sich die Sorge aus, sich während der Geburt wild oder animalisch oder gar verrückt zu gebärden.

Beim professionellen Personal wie bei den Hebammen stellt Raphael-Leff eine Verleugnung eigener Gefühle fest. Dies sei auch der Grund, warum das Personal nicht frauen-, sondern eher sachorientiert handelt und eine depersonalisierte, anonyme Kontaktaufnahme zur Gebärenden erfolgt. Wiederholt mit tiefbewegenden „Unerfahrungen" in Berührung zu kommen, löse beim Beobachter archaische Phantasien und verwirrende Gefühle aus. Geburt – so Raphael-Leff – führe uns unseren Ursprung vor Augen. Viele geburtshilfliche Abteilungen versuchen diese Gefühle zu kontrollieren, indem sie den persönlichen Kontakt zur Gebärenden einschränken, die Behandlung zur Routine machen, Schmerz reduzieren, das Geburtsgeschehen mechanisch und automatisch überwachen und somit die Geburt instrumentalisieren. Die Psychoanalytikerin Raphael-Leff sieht in diesen Maßnahmen eine Angstabwehr des Personals bzw. die Ermöglichung einer Distanz zum Geburtsakt.

Auch Molinski (1968, 1970, 1976) deutet die Zusammenhänge zwischen Persönlichkeit, Geburtsangst und Geburtsdauer aus psychoanalytischer Sicht. Nach seinen Beobachtungen wird der psychische Zustand der Frau vor und während der Geburt direkt in Verhaltensabläufe umgesetzt, die im negativen Fall zu einer Störung des normalen Geburtsablaufs führen können. Er unterteilt die negativen Verhaltensweisen in:

– angsterfülltes Gebärverhalten (unkoordiniertes und lautes Gesamtverhalten, Schreien, Strampeln, Muskelverkrampfung),
– retentives Gebärverhalten (Ausdruck von Trotz und Widerspenstigkeit, untergründiger Wunsch, das Kind für sich behalten zu wollen, Anspannung des Beckenbodens, zusammengekniffene Oberschenkel),
– aktivitätsloses Gebärverhalten,
– Mangel an retentivem Verhalten (Sturzgeburt),
– kontaktarmes und ratloses Gebärverhalten,
– perfektionistisches Gebärverhalten,
– planloses Gebärverhalten (hysterisch strukturierte Frauen).

Dabei vertritt er die These, daß nicht nur Angst, sondern auch andere Affekte, vor allem Ärger, dysfunktionales Gebärverhalten bedingen können. Bei Frauen mit zervikaler Dystokie könne ein nicht offen geäußerter Ärger diagnostiziert werden, und das Erscheinungsbild dieser Frauen sei von „aggressiven Hemmungserscheinungen und den leisen Dennochwirksamkeiten des Ärgers" gekennzeichnet. Dieser Zustand kann als gehemmt, mürrisch, verdrießlich, trotzig oder widerspenstig beschrieben werden.

Ein ungestörtes, kooperatives Gebärverhalten ist nach Auffassung des Autors eher denjenigen Frauen möglich, die ein gewisses Ausmaß an Angst bewußt erleben und an sich akzeptieren können. Diese Frauen können sowohl die Passivität zulassen, sich den körperlichen Vorgängen hingeben, ohne Angst, die Kontrolle zu verlieren, als auch die Aktivität aufbringen, bewußt mit dem Körper umzugehen.

Ein anderes wesentliches Erklärungsmodell für die Zusammenhänge von psychischen und physiologischen Mechanismen beim Geburtsgeschehen ist das Angst-Spannungs-Schmerz-Syndrom (Lukas 1959, S. 44).

Die Probe aufs Exempel unternahmen Prill et al. (1971). Die Autoren versuchten zu prüfen, ob Frauen mit einer stark verkürzten Geburtsdauer (für Erstgebärende wurde eine Geburtsdauer von 3 Stunden ab regelmäßiger Wehentätigkeit in zehnminütigen Abständen, für Mehrgebärende eine Geburtsdauer von 2,5 Stunden festgesetzt) weniger ängstlich sind als Frauen mit einer durchschnittlichen Geburtsdauer. Die Ergebnisse bestätigten die Hypothesen.

Frauen mit verkürzter Geburtsdauer haben signifikant niedrigere Angstwerte, geben signifikant weniger Traumen und Ängste in der Kindheit an, hatten signifikant positivere Einstellung zum Körper, zur Sexualität und zum Wehenschmerz. Die Frage, ob während der letzten Schwangerschaft Belastungen psychischer oder physischer Art aufgetreten sind, bejahten 42% der normal Gebärenden gegenüber nur 12% der schnell Gebärenden.

Daten aus unserer Erhebung

Einfluß der Geburtsangst auf den Geburtsverlauf

Zur Überprüfung der Frage, ob der Ausprägungsgrad der Angst vor der Geburt prognostisch relevant für den Geburtsablauf ist, wurden aus der dritten Fragebogenerhebung (2 Wochen vor dem Geburtstermin) zu den Angaben über die Angst vor der Geburt zwei Extremgruppen ausgewählt:

- Gruppe 1 (geringe Geburtsangst): Diese Gruppe umfaßte einen Skalenwert von 6–11.
- Gruppe 2 (hohe Geburtsangst). In dieser Gruppe wurden Probandinnen zusammengefaßt, die einen Score von 18–30 erreichten.

Diese Gruppen wurden mit den Angaben aus dem Geburtsprotokoll statistisch korreliert.

Tabelle 9.13 macht deutlich: zwei Drittel der erstgebärenden Frauen geben eine stark ausgeprägte Angst bzw. Unsicherheit vor der ersten Geburt an; nur ein Drittel steht der Geburt des ersten Kindes eher gelassen gegenüber. Bei den zweitgebärenden Frauen ist nur ein Viertel der werdenden Mütter vor der Geburt hochgradig ängstlich.

Diese Ergebnisse in Tabelle 9.14 unterstreichen die prognostische Relevanz der Geburtsangst vor allem für die Medikation. Ein Viertel der Frauen, die 2 Wochen vor dem errechneten Geburtstermin einen hohen Angstscore erzielten, bekommt während der Geburt dann

Tabelle 9.13. Vergleich der Probandinnen mit hoher bzw. niedriger Geburtsangst hinsichtlich der Parität (p = 0,01)

Parität	Gruppe 1 (n = 52) [%]	Gruppe 2 (n = 71) [%]
Erstgebärende	30,8	69,0
Zweitgebärende	51,9	23,9
Dritt- und Viertgebärende	17,3	7,0

Tabelle 9.14. Vergleich der Frauen mit hoher und geringer Geburtsangst hinsichtlich schmerzlindernder Medikation (p = 0,01)

Medikation	Gruppe 1 (n = 52) [%]	Gruppe 2 (n = 71) [%]
Indikation schmerzlindernder Narkotika	9,1	24,1
Keine Medikation	90,9	75,9

tatsächlich schmerzlindernde Medikamente verabreicht. Da zudem in der Gruppe der Frauen mit hohen Angstwerten die erstgebärenden überrepräsentiert sind, liegt der Schluß nahe, daß vor allem Erstgebärende schmerzlindernde Narkotika bekommen. Aus der Praxis ist bekannt, daß dies von den Ärzten oft prophylaktisch, also auf den Verdacht hin, daß die erstgebärende Frau eventuell Schwierigkeiten bekommen könnte, erfolgt. Allerdings bestätigen uns die dazu interviewten Geburtshelfer, daß Erstgebärende auch mehr nach Schmerzmitteln verlangen.

Daneben finden sich bei den Frauen mit hohen Angstwerten signifikant mehr Infusionen mit Oxytocin. In der Gruppe der Frauen mit niedrigen Angstscores wurden in 21,2% der Fälle Oxytocin infundiert, hingegen traf dies in der Gruppe mit hohen Angstwerten für 41,8% zu (p = 0,01). Auch dieser Effekt kann auf den hohen Anteil von Erstgebärenden in dieser Gruppe zurückgeführt werden. Bei Erstgebärenden dauert es erfahrungsgemäß länger, bis die Geburt in Gang kommt, bzw. die Wehen sind am Beginn oft schwächer. Mehrgebärende kommen oft erst in die Klinik, wenn die Geburt schon in Gang gekommen ist.

Aus den Schwangerschaftskontrolluntersuchungen ergab sich jedoch noch ein weiteres Ergebnis, das sich für prognostische Gesichtspunkte heranziehen ließe: So finden sich in der Gruppe mit hohen Geburtsangstscore zwei Wochen vor dem errechneten Geburtstermin signifikant mehr Frauen mit hohen Blutdruckwerten bereits bei der ersten Kontrolluntersuchung im ersten Schwangerschaftstrimenon (p = 0,01).

Abschließend sei betont, daß eine ausgeprägte starke Geburtsangst auf den Geburtsverlauf bzw. auf die Komplikationen während der Geburt keine wie immer geartete statistische Auswirkung hat.

Effekt der Geburtsvorbereitung auf den Geburtsverlauf

Geburtsvorbereitung (Schwangerschaftsgymnastik, psychologische Vorbereitung, autogenes Training, Yoga) wird vor allem von den Erstgebärenden wahrgenommen. Tabelle 9.15 gibt das Verhältnis deutlich wieder: Zwei Drittel der Frauen bereiten sich auf die Geburt des ersten Kindes gezielt vor. Die Geburt des zweiten Kindes erfolgt nur noch zu einem Drittel nach eingehender psychoprophylaktischer Vorbereitung. Die stärkere Angst vor der Geburt und die Unsicherheit im Umgang mit dem unbekannten Ereignis Geburt motiviert vor allem die Erstgebärenden zu einer gezielten Vorbereitung.

Auch unter dem Aspekt der Geburtsvorbereitung finden sich keine signifikanten Korrelationen mit der Geburtsdauer oder dem Auftreten von Geburtskomplikationen. Dieses Ergebnis muß jedoch mit Einschränkungen betrachtet werden, da die Daten hinsichtlich der Kriterien Erst- bzw. Mehrgeburtlichkeit nicht aufgegliedert wurden.

Hebammen wissen oft bereits aus dem Verhalten der Gebärenden, ob die Frau an einem Geburtsvorbereitungskurs teilgenommen hat oder nicht. Eine Frau, die sich psychisch wie physisch auf die Geburt ihres ersten Kindes vorbereitet hat, wird die Geburt positiver mitgestalten können als eine Frau, die ohne diese Einstellung und Vorbereitung an dieses Ereignis herantritt. Vorbereitete Frauen stellen sich in ihrem Erleben auf die Wehentätigkeit anders

Tabelle 9.15. Gruppenvergleich der vorbereiteten bzw. nicht vorbereiteten Frauen hinsichtlich der Parität (p = 0,01)

Parität	Keine Geburtsvorbereitung (n = 129) [%]	Geburtsvorbereitung (n = 127) [%]
Erstgebärende	39,5	66,1
Zweitgebärende	41,9	31,5
Dritt- und Viertgebärende	18,6	2,4

ein und können somit die Geburt als beglückendes, bereicherndes Moment einschätzen. Für die Stimmungslage im Wochenbett ist dieses erste positive oder aber Mißerfolgserlebnis zumindest eine Schiene, die in der Betreuung Beachtung finden sollte.

Gruppenunterschiede hinsichtlich „normalem" bzw. „pathologischem" Geburtsverlauf

In geburtshilfliche Risikoscores gehen sowohl schwangerschafts- als auch geburtsbezogene Pathologien ein. Dies erscheint jedoch für unsere Untersuchung als nicht zweckmäßig. Geht man von der Annahme aus, daß eine psychosomatische Wechselwirkung zwischen subjektiver Befindlichkeit, Streßbedingungen und dem physischen Status der Frauen besteht, so sollte ein mehrpunktueller Ansatz gewählt werden. Dies bedeutet, entsprechend dem Ansatz einer Längsschnittstudie und der dreimaligen Erhebung im Laufe der Schwangerschaft, chronologisch vorzugehen. Daher wurde zum einen eine Analyse hinsichtlich des Schwangerschaftsverlaufs und zum anderen eine Analyse hinsichtlich der Beendigung der Schwangerschaft, also des Geburtsablaufs vorgenommen. Es wurde daher eine Gewichtung aller möglichen Komplikationen hinsichtlich ihrer pathologischen Bedeutung vorgenommen.

Zur Klassifikation des Geburtsverlaufs wurde zunächst von 8 Gruppen ausgegangen, die sich in 3 (binären) Merkmalen, und zwar Parität (Primi-, Multipara), Einleitung und Eröffnung der Fruchtblase unterschieden. Innerhalb dieser Gruppen wurden die geburtshilflichen Daten analysiert und gruppenspezifische Grenzwerte bestimmt. In der Beurteilung des Geburtsverlaufs wurden unmittelbar vorgeburtliche Befunde (Fieber, Blutdruck, Ödeme) sowie die Geburtsdauer, Medikamentengabe, Anästhesien, Blutungen und die Art der Geburt (normal, Zangengeburt, Saugglocke, Extraktion am Steiß, Manualhilfe und Kaiserschnitt) einbezogen. Dabei wurden je nach Gruppe unterschiedliche Gewichtungen vorgenommen. Die Summe der vergebenen Punkte wurde als Indikator für geburtliche Komplikationen herangezogen.

Aus der ersten medizinischen Schwangerschaftskontrolluntersuchung im ersten Trimenon zeigen sich erwartete Zusammenhänge: Frauen mit pathologischem Geburtsgeschehen haben ein signifikant höheres Ausgangsgewicht (Körpergewicht im Verhältnis zur Körpergröße).

Bei der zweiten Erhebung gehen Veränderungen der Berufssituation als Unterschiedsmerkmale ein. Frauen mit pathologischem Geburtsgeschehen geben häufiger an, daß sich die Arbeitssituation sowohl in Richtung von mehr gehen und heben, als auch in Richtung eines höheren Zeitdruckes verändert hat. Bemerkenswert und richtungsweisend im Hinblick auf die Einbeziehung subjektiver Prozesse bei der Schwangerschaftsbetreuung erscheint uns folgendes Ergebnis: Frauen mit Geburtspathologien geben bereits im zweiten Trimenon an, sich mehr Sorgen über den Schwangerschaftsverlauf zu machen. Diesen Zusammenhang finden wir bei allen in Richtung auf pathologische Prozesse durchgeführten Analysen. So ist nur ein Drittel der Frauen mit einem pathologischen Geburtsgeschehen im zweiten Trimenon zuversichtlich hinsichtlich des weiteren Schwangerschaftsverlaufs. In der Gruppe der Frauen mit Normalgeburten sind dies jedoch 57% (p = 0,01).

Eine Rückkopplung des seelischen Zustandsbildes auf körperliche Prozesse findet auch in den Angaben zum Schlafverhalten seine Entsprechung: Frauen mit Geburtspathologien geben im dritten Trimenon deutlich mehr Alpträume an als Frauen mit normalem Geburtsgeschehen (57% versus 39% (p = 0,05)). Insgesamt fühlen sie sich im dritten Trimenon durch die Schwangerschaft deutlicher beeinträchtigt als Frauen mit normalem Geburtsgeschehen.

Zusammenfassend läßt sich unter dem prospektiven Gesichtspunkt aus unseren Ergebnissen ableiten, daß sich Indikatoren einer Spannungssituation bereits im zweiten und dritten Trimenon als gruppenunterscheidende Merkmale nachweisen lassen.

9.8 Einflüsse auf den Zustand des Neugeborenen

In diesem Abschnitt wird der Frage nachgegangen, ob sich rückwirkend aus den geburtshilflichen Daten, soweit sie den Status des Neugeborenen betreffen, statistische Zusammenhänge zu den erhobenen Ausgangsbefunden der Mutter herstellen lassen. Dafür wurden zwei Kriterien gewählt:
- der Apgar-Score als Maß für den Gesundheitsstatus des Neugeborenen 1 min und 5 min nach der Geburt,
- das Geburtsgewicht des Kindes.

Daten aus unserer Erhebung

Apgar-Score

Um Aussagen über Einflüsse der Mutter auf den Gesundheitszustand des Kindes treffen zu können, wurden 2 Gruppen gebildet. Die Gruppentrennung erfolgte nach den in dem Geburtsprotokoll dokumentierten Apgar-Werten des Neugeborenen.

- Gruppe 1: In dieser Gruppe wurden all jene Mütter zusammengefaßt, deren Kinder nach 1 min einen Apgar-Wert zwischen 4 und 8 aufwiesen (n = 26).
- Gruppe 2: Diese Gruppe umfaßte all jene Mütter, deren Kinder nach 1 min einen Apgar-Wert von 9–10 aufwiesen (n = 167).

Dies bedeutet, daß in der Gruppe 1 all jene Kinder enthalten sind, die aufgrund einer weniger guten intrauterinen Versorgung und/oder aufgrund einer belastenderen Geburt, aufgrund ihres Allgemeinstatus einen geringeren Apgar-Score erreichen. Dieser Wert setzt sich zusammen aus der Beurteilung der Atmung, der Herzfrequenz, des Muskeltonus, der Reflexprüfung und der Hautfarbe des Neugeborenen.[1]

In der folgenden Tabelle 9.16 sind alle Items aufgeführt, die einen signifikanten Unterschied zwischen den beiden Gruppen aufwiesen.

Daraus geht deutlich hervor, daß Belastungen am Arbeitsplatz, gesundheitliche Belastungen vor Eintreten der Schwangerschaft sowie die Zufriedenheit mit der Partnerbeziehung gruppenunterscheidende Merkmale waren. Bemerkenswert ist ferner, daß körperliche Beschwerden im ersten Trimenon der Schwangerschaft einen gewissen Vorzeichencharakter annehmen. Daß die Neugeborenen jener Frauen, die Kindesbewegungen um durchschnittlich 2 Wochen später spüren, hochsignifikant einen schlechteren Status aufweisen, kann hier nicht näher interpretiert werden. Viele Verbindungen wären jedoch denkbar, sei es, daß den Kindesbewegungen infolge von Streß oder sonstigen Ereignissen, die eine Konzentration auf das Kind erschweren, weniger Aufmerksamkeit gewidmet wird, sei es, daß mehrgebärende Frauen sich durch die permanente Beschäftigung mit ihren Kindern weniger auf das zu erwartende Kind einstellen können, oder sei es, daß die Kinder kleiner und immobiler sind und daher die Bewegungen nicht registriert werden. Wegen der hohen Korrelation sollte dieser Frage in einer weiteren Arbeit nachgegangen werden. Daß die Mütter der Kinder mit niedrigeren Apgar-Werten mehr Angst bei Ausbleiben der Kindesbewegungen verspürten, ist nicht weiter überraschend. Es ist sehr wahrscheinlich, daß zu diesem Zeitpunkt bereits Komplika-

---

[1] Der Apgar-Wert 1–2 bedeutet klinisch tot, Apgar-Score 3–7 bedeutet einen problematischen Status, 8 ist grenzwertig, 9 und 10 ist normal. Schlechtere Werte als 4 sind in unserem Sample nicht aufgetreten.

Tabelle 9.16. Signifikante Gruppenunterschiede, häufigere bzw. höhere Angaben der jeweiligen Gruppe beim entsprechenden Item; *p = 0,05; **p = 0,01

Trime-non	Gruppe 1 Apgar 0 – 8	Item	Dunn-Werte	Gruppe 2 Apgar 9 – 10
I.	**	Gehen und heben am Arbeitsplatz	2,849	
	*	Anämie vor der Schwangerschaft	2,017	
	**	Operationen	2,565	
	*	Krämpfe, Druckschmerzen im Bauch	2,235	
II.	**	Gehen und heben am Arbeitsplatz	2,67	
		Partnerzufriedenheit	(1,87)	*
		Geburtsvorbereitung, Schwangeren-gymnastik	2,04	*
		Spüren der Kindesbewegungen:	3,26	
		– ab der 14. Woche		**
	**	– um 2 Wochen später		
III.	**	Angst bei Nichtspüren der Kindesbe-wegungen	2,93	

tionen in der Schwangerschaft aufgetreten sind, die bei den Frauen gewisse Verdachtsmomente, daß alles nicht wie geplant verläuft, aufkommen ließen. Bemerkenswert ist, daß weder Parität noch Alter der Mutter statistisch ins Gewicht fielen. Diese Faktoren hatten keinen entscheidenden Einfluß auf die Apgar-Werte der Neugeborenen.

Geburtsgewicht der Kinder

Zur Klärung der Frage, ob sich Zusammenhänge zwischen dem Geburtsgewicht der Neugeborenen und den mütterlichen Schwangerschaftsverlaufsdaten herstellen lassen, wurden 3 Gruppen mit unterschiedlichem Geburtsgewicht gebildet.

– Gruppe 1: In dieser Gruppe wurden jene Mütter zusammengefaßt, deren Kinder bei der Geburt zwischen 2100 und 2700 g wogen.
– Gruppe 2: Diese Gruppe umfaßte die Mütter der Kinder mit einem Geburtsgewicht von 2701 bis 3799 g.
– Gruppe 3: In dieser Gruppe wurden alle Frauen zusammengefaßt, deren Kinder zwischen 3800 und 5000 g schwer waren.

In Tabelle 9.17 sind die signifikanten Gruppenunterschiede dargestellt.

Aus der ersten Fragebogenerhebung im ersten Trimenon bzw. aus den anamnestischen Angaben lassen sich im Hinblick auf prognostische Kriterien folgende Aussagen treffen:

In der Gruppe der Kinder mit geringem Geburtsgewicht (2100 – 2700 g) fanden sich mehr Angaben der Frauen über Krankenhausaufenthalte bereits vor Eintreten der Schwangerschaft. Ebenso waren anamnestische Angaben über gynäkologische Entzündungen und Geschwülste in dieser Gruppe häufiger als in den beiden anderen Gruppen. Nicht überraschend, jedoch der Vollständigkeit halber erwähnt werden soll, daß auch das Ausgangsgewicht (vor Eintreten der Schwangerschaft wie auch im ersten Schwangerschaftsdrittel) der Mutter sich signifikant im Geburtsgewicht der Kinder niederschlägt. Mütter von niedergewichtigen Kindern hatten ein signifikant geringeres Ausgangsgewicht sowie ein signifikant geringeres Gewicht im ersten Schwangerschaftstrimenon als dies für Mütter von normal- bzw. höhergewichtigen Kindern der Fall ist. Frühere Schwangerschafts- und Geburtskompli-

Tabelle 9.17. Gruppenvergleich hinsichtlich Geburtsgewicht des Kindes und Schwangerschaftsverlauf, häufigere bzw. höhere Angaben der jeweiligen Gruppe beim entsprechenden Item; * p = 0,05; ** p = 0,01

Trimenon	Gruppe 1 (n = 18)	Gruppe 2 (n = 138)	Gruppe 1 (n = 18)	Gruppe 3 (n = 36)
I.	Anamnese: ** Krankenhausaufenthalte * Gynäkol. Geschwülste und Entzündungen * Neg. Schwangerschafts(SS)befinden ** Emesis u. Hyperemesis ** Komplikat. früherer SS * Leichteres Geburtsgewicht d. Kindes früherer SS Geringeres Gewicht: ** – vor SS (Broca-Index) ** – im I. Trim. (Broca-Index)		Anamnese: ** Krankenhausaufenthalte * Gynäkol. Geschwülste und Entzündungen * Blutungen in SS * Sorgen über SS und Mutterschaft ** Komplik. früherer SS ** Leichteres Geburtsgewicht d. Kindes früherer SS Instabiles Gewicht vor SS Geringeres Gewicht: ** vor SS (Broca-Index) ** im I. Trim. (Broca-Index)	* * *
II.	* Sorgen über SS und Mutterschaft * Anschaffungen für Kind ** Angst bei Nichtspüren d. Kindesbewegungen		* Sorgen über SS und Mutterschaft * Angst bei Nichtspüren d. Kindesbewegungen Einstellung zum Körper Alkoholkonsum	* *
III.	** Unspez. Beschwerden: – Schwindel – Beeinträchtigung durch SS ** Neg. SS-Befinden	**	* Aussteigen aus Beruf schwerer	

kationen weisen Zusammenhänge mit dem Geburtsgewicht der Kinder auf. Diese sind in der Gruppe der Mütter von niedergewichtigen Kindern häufiger aufgetreten als in den beiden Vergleichsgruppen. Bei Mehrgebärenden zeigt sich in den Daten eine Wiederholung eines geringeren Geburtsgewichtes.

Keinerlei Zusammenhänge zum Geburtsgewicht zeigten sich in den biographischen Angaben wie Alter, Familienstand, Sozialstatus. Dasselbe gilt auch für Hypothesen über persönlichkeitsspezifische Faktoren wie eine Neigung zu Ängstlichkeit oder vegetative Labilität sowie Angaben zur aktuellen Lebenssituation wie Berufstätigkeit bzw. Partnerzufriedenheit.

Auch fanden sich keine wie immer gearteten Korrelationen zur Planung der Schwangerschaft bzw. Erwünschtheit des Kindes. Allerdings unterscheiden sich die Mütter der Kinder mit geringem Geburtsgewicht bereits im ersten Trimenon signifikant von denen mit normalbzw. höhergewichtigen Kindern in den Angaben zum Schwangerschaftsbefinden. Dieses wurde in der Gruppe mit niedergewichtigen Kindern signifikant ($p = 0,05$) schlechter beurteilt. Auch Angaben über Sorgen hinsichtlich der Lebensveränderung durch das zu erwartende Kind waren ausgeprägter.

Angaben über starkes Schwangerschaftserbrechen waren in der Gruppe der Frauen mit niedergewichtigen Kindern im ersten Trimenon ebenfalls häufiger (17% versus 3% bei Müttern von normalgewichtigen Kindern versus 8% in der Gruppe der Mütter von Kindern mit höherem Geburtsgewicht).

Es läßt sich somit zusammenfassen, daß sich aus den vorliegenden Daten der Ersterhebung im ersten Trimenon als prognostisch relevant medizinisch-anamnestische Daten über vergangene Krankheitsprozesse sowie die physische Befindlichkeit im ersten Schwangerschaftsdrittel ableiten lassen.

Im zweiten Trimenon geben die Mütter der Kinder mit geringem Geburtsgewicht häufiger Sorgen über die Zukunft an als Frauen mit normalgewichtigen bzw. schweren Kindern.

Für die Schwangerenbetreuung soll folgende Beobachtung hervorgehoben werden: Bereits im zweiten Trimenon reagierten Mütter von Kindern mit geringem Geburtsgewicht wesentlich ängstlicher, wenn sie die Kindesbewegungen nicht spüren konnten, als Mütter von normal- bzw. starkgewichtigen Kindern. Werden diese Beobachtungen nicht relativiert und die Frau unterstützt, so kann dies im subjektiven Erleben zu Belastungen und irrationalen Ängsten führen (auch negative Effekte ärztlicher Auskünfte, z. B. nach einer Ultraschalluntersuchung, wären denkbar!). Ein näheres Eingehen auf ängstliche Fragen der Schwangeren im Hinblick auf Kindesbewegungen ist daher dringend indiziert.

10 Vorhersage von Beschwerden und Komplikationen im Schwangerschaftsverlauf

10.1 Vorhersage pathologischer Schwangerschaftsverläufe

Bei 35% der 383 Frauen, von denen sämtliche relevante Daten (18 Prädiktoren und Anamnesedaten) komplett vorhanden waren, wurden „pathologische" Schwangerschaftsverläufe verzeichnet. Als pathologisch galt die Schwangerschaft dann, wenn die Frau mindestens einmal stationär aufgenommen wurde, starke Blutungen hatte, bei Hyperemesis und bei Gestoseverdacht (Gestoseindex 3). Die 18 Prädiktoren waren im einzelnen:

1. Alter
2. Ambivalenz zur Schwangerschaft
3. Planung der Schwangerschaft
4. Vegetative Labilität
5. Geburtsangst
6. Allgemeine Ängstlichkeit
7. Gedankliche Verarbeitung der Schwangerschaft in Hinblick auf Verantwortung für das Kind und Erziehung
8. Gedankliche Verarbeitung der Schwangerschaft in Hinblick auf Lebensveränderungen
9. Einstellung zur Sexualität sowie Einstellung zur Sexualität in der Schwangerschaft
10. Streß-Skala
11. Schmerzempfindlichkeit
12. Beziehung zur Mutter in der Kindheit und jetzt sowie Beziehung zum Vater in der Kindheit und jetzt, Erziehungsstil der Eltern
13. Einstellung zum Körper
14. Einstellung zur Unterbrechung der Berufstätigkeit durch Schwangerschaft und Karenz
15. Hamburger-Aggressions-Fragebogen
16. Partnerzufriedenheit
17. Zufriedenheit mit den körperlichen Veränderungen und dem Aussehen während der Schwangerschaft
18. Einschätzung der körperlichen Veränderungen und des Aussehens in der Schwangerschaft durch den Partner.

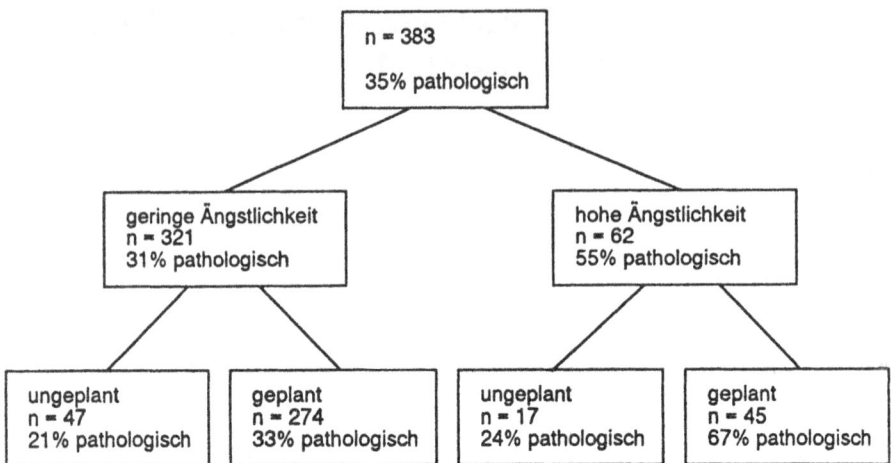

Abb. 10.1. Prädiktoren pathologischer Schwangerschaftsverläufe (Treeanalyse für die Variablen Ängstlichkeit und Planung der Schwangerschaft)

Von diesen 18 Prädiktoren erwiesen sich die Dimensionen: *allgemeine Ängstlichkeit, bewußte Planung der Schwangerschaft, Geburtsangst und Mutterbeziehung* als zur Vorhersage des Schwangerschaftsverlaufs am geeignetsten.

In Abb. 10.1 ist für die ersten beiden Variablen die zugeordnete Gruppentrennung mit dem jeweiligen Anteil pathologischer Schwangerschaftsverläufe dargestellt.

Es zeigt sich deutlich, daß ängstliche Frauen wesentlich häufiger pathologische Schwangerschaftsverläufe aufweisen als nicht ängstliche Frauen (55% gegenüber 31%). Dieses Ergebnis entspricht durchaus den Erwartungen. Personen mit hoher Angstneigung zeigen in ungewohnten Situationen häufiger und stärker eine vegetative Symptomatik bzw. reagieren auf bestimmte körperliche Vorgänge häufiger mit Angst.

Eher unerwartet ist jedoch das Ergebnis dieser Analyse hinsichtlich der Planung der aktuellen Schwangerschaft. Es zeigte sich nämlich, daß die geplanten Schwangerschaften häufiger pathologische Verläufe aufweisen als ungeplante. Der höchste Anteil (67%) pathologischer Schwangerschaftsverläufe fand sich in der Gruppe der ängstlichen Frauen, die die aktuelle Schwangerschaft geplant hatten. Bei genauerer Überlegung ergibt sich jedoch, daß dieses Ergebnis durchaus plausibel ist. Zunächst muß man sich klar machen, daß zwar geplante Schwangerschaften (bzw. solche, mit deren Möglichkeit man gerechnet hat) in der Regel erwünscht sind, ungeplante aber durchaus nicht unerwünscht sein müssen. Man kann ferner davon ausgehen, daß wirklich unerwünschte Schwangerschaften in der Mehrzahl nicht ausgetragen werden (vgl. Wimmer-Puchinger 1982). Das Akzeptieren einer Verhaltenskonsequenz, mit der man nicht gerechnet hat, erfordert eine Umbewertung in positiver Richtung, so daß man annehmen kann, daß auch die Mühen, Probleme und Schwierigkeiten, die sich in fast jeder Schwangerschaft irgendwann ergeben, nicht so negativ bewertet werden, wie von solchen, die sich geplant in eine schwierige Situation gebracht haben. Die Diskrepanz zwischen den Erwartungen und den erlebten Beeinträchtigungen bestimmt aber wesentlich den Grad der Beanspruchung, die ihrerseits wieder somatische Symptome hervorrufen bzw. verstärken kann.

In einer weiteren Analyse wurden 60 Prädiktoren aus allen Variablengruppen zur Vorhersage „pathologischer" Schwangerschaftsverläufe herangezogen. 11 dieser Prädiktoren trugen signifikant zur Vorhersage bei, und zwar: Gewicht vor der Schwangerschaft, Parität, Einkommen, Offenheit, Planung, Menstruationsbeschwerden, Beziehung zu den Eltern, Einstellung zur Sexualität, Wohnsituation, Ängstlichkeit und Alter. Hinsichtlich Ängstlichkeit und Planung der Schwangerschaft gibt diese mit einem größeren Datensatz durchgeführte Analyse keine weiteren Aufschlüsse.

Aus dieser Analyse geht jedoch hervor, daß Übergewichtige wesentlich mehr pathologischer Schwangerschaftsverläufe haben. Ebenso zeigen Erstgebärende sowie Frauen aus Familien mit höherem Einkommen einen deutlich höheren Anteil pathologische Schwangerschaften. Auch weitere psychische Merkmale waren im Hinblick auf den Schwangerschaftsverlauf relevant. So haben „offenherzige" Frauen weniger pathologische Schwangerschaftsverläufe, desgleichen Frauen, die eine gute Beziehung zu ihrem Vater angaben. In dieses Bild läßt sich ferner das Ergebnis einordnen, daß Frauen mit einer positiven Einstellung zur Sexualität weniger häufig pathologische Schwangerschaftsverläufe aufweisen, nicht jedoch jene unter ihnen, die die körperlichen Veränderungen während der Schwangerschaft als häßlich empfinden.

Schlechte Wohnverhältnisse führen nur bei an sich hohen Familieneinkommen zu einem höheren Anteil an pathologischen Verläufen; in diesen Familien wird das Einkommen offenbar für andere Zwecke verwendet, als die Wohnung für das erwartete Kind entsprechend auszustatten, so daß sich hier Spannungen ergeben können, die der Schwangerschaft abträglich sind.

Frauen, die zu Menstruationsbeschwerden neigten, zeigen ebenfalls mehr pathologische Verläufe. Schließt man den Einfluß der Parität aus, so zeigt sich, daß das Alter der Frau einen eher leicht positiven Einfluß auf die Schwangerschaft hat. Erstgebärende über 30 haben mehr pathologische Verläufe als Erstgebärende unter 30, aber schon bei den Zweitgebärenden und erst recht bei den Mehrgebärenden dreht sich diese Beziehung um: Frauen über 30, die schon mindestens ein Kind geboren haben, weisen seltener pathologische Verläufe auf, als Frauen mit gleicher Geburtenzahl unter 30 Jahren.

10.2 Vorhersage des Befindens am Ende der Schwangerschaft

In diese Analyse wurden 132 Frauen, von denen sowohl die Daten der dritten Befragung, als auch 60 Prädiktoren aus der ersten Befragung vollständig vorhanden waren, einbezogen.

Folgende Variablen tragen signifikant zur Vorhersage von Befindensbeeinträchtigungen am Ende der Schwangerschaft bei: vegetative Labilität, Aggressivität, Geburtsangst, Übergewicht vor der Schwangerschaft, Alter, Parität, Menstruationsbeschwerden und Wohnsituation.

Vegetativ labile Frauen fühlen sich in ihrem Befinden deutlich stärker beeinträchtigt, hohe Aggressivitätswerte sind ebenfalls ein deutlicher Indikator für die Entwicklung von Befindensbeeinträchtigung. (In der statistischen Analyse wurden nur Korrelationen berechnet. Dabei wurden nur Ergebnisse berücksichtigt, die ein Minimum von 5%-Signifikanzniveau erreichten.)

Hinsichtlich Parität und Alter wurden dieselben Gesetzmäßigkeiten vorgefunden, wie im vorigen Abschnitt beschrieben. Übergewicht und Menstruationsbeschwerden vor der Schwangerschaft sind ebenfalls mit einer stärkeren Befindensbeeinträchtigung durch die Schwangerschaft verbunden. Auch ängstliche Frauen neigen zur Entwicklung von Störungen des Wohlbefindens durch die Schwangerschaft. Dies trifft ebenfalls für Frauen mit starker Neigung zu Angstabwehr zu.

10.3 Mögliche Mechanismen der Symptomentstehung

Einige spezielle Fragestellungen wurden mittels Pfadanalyse behandelt. Da mit dieser Methodik nicht nur die Beziehung von Prädiktoren zu einer Zielvariable untersucht wird, sondern auch das Gefüge von Beziehungen der Prädiktoren untereinander in die Berechnung einbezogen wird, gibt die Pfadanalyse näheren Aufschluß über mögliche Mechanismen der Entstehung bestimmter Symptome.

Hypertonie

Für die Gruppe der berufstätigen Frauen wurde versucht, ein Modell der Entstehung von hypertonen Graviditäten zu erstellen. Das besondere Interesse galt hier den beiden Grundthesen, nämlich einerseits, daß hypertone Zustände als Folge von Belastungen durch die berufliche Tätigkeit auftreten, andererseits, daß sie im Sinne eines psychosomatischen Geschehens als Folge eines Konflikts zwischen der Berufs- und der Mutterrolle entstehen können. Die Daten unserer Untersuchung stützen beide Thesen (Abb. 10.2). Lange Arbeitszeiten (häufige Überstunden) und Zeitdruck können die Entstehung einer Hypertonie in der Schwangerschaft begünstigen. Aber auch hohe Ambivalenz, bezogen auf die Schwangerschaft, führt zu einem erhöhten Risiko. Allerdings reduziert hoher Zeitdruck sowohl direkt als auch indirekt über eine Verschlechterung des Betriebsklimas die Ambivalenz, was sich wieder günstig im Sinne einer Reduktion der Wahrscheinlichkeit, eine Hypertonie zu entwickeln, auswirkt. Auch die bewußte Planung der Schwangerschaft erhöht die Ambivalenz und wirkt dadurch indirekt auf die Hypertonie.

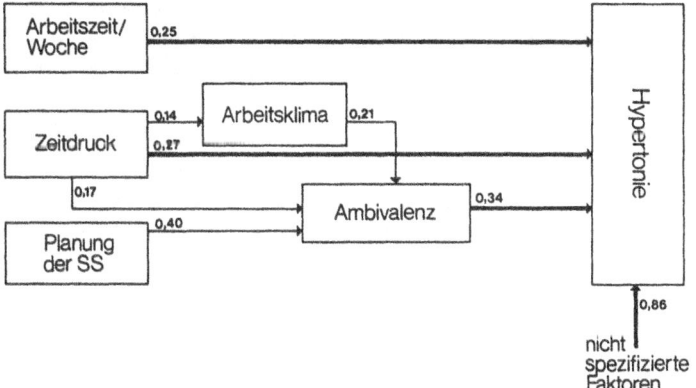

Abb.10.2. Einfluß von Arbeitssituation und Ambivalenz gegenüber der Schwangerschaft auf die Entwicklung einer Hypertonie (Pfaddiagramm). Die Zahlen geben die Korrelationskoeffizienten an

Es sei jedoch hervorgehoben, daß die Entstehung der Hypertonie selbstverständlich nur zu einem relativ geringen Teil durch die hier dargestellte Struktur erklärt wird.

Pathologische Schwangerschaftsverläufe

Für die pathologischen Schwangerschaftsverläufe zeigt das Pfaddiagramm (Abb. 10.3) ein zunächst recht kompliziert erscheinendes Beziehungsgefüge, das jedoch bei näherer Betrachtung in relativ einfache Muster zerfällt.

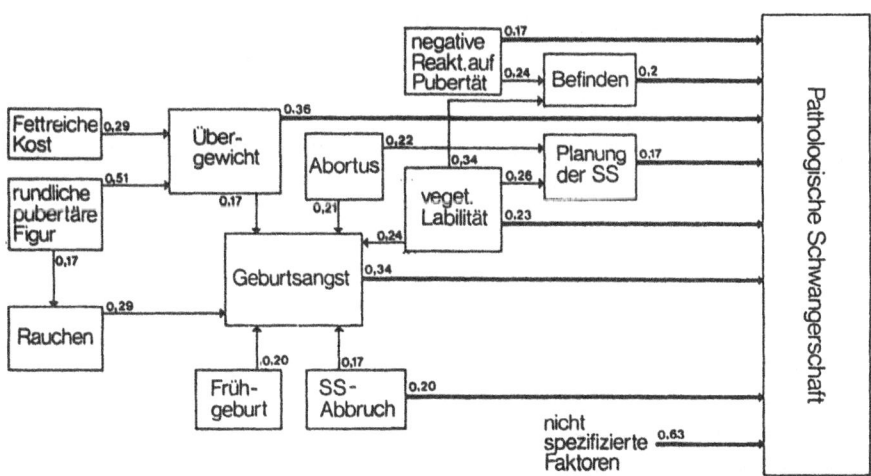

Abb.10.3. Einflußfaktoren auf einen pathologischen Schwangerschaftsverlauf. In die Pfadanalyse wurden die 194 Frauen einbezogen, von denen sämtliche Befragungsdaten und medizinischen Befunde vorlagen. Die Zahlen geben die Korrelationskoeffizienten an

Zunächst zeigt sich, daß pathologische Schwangerschaftsverläufe direkt durch Geburtsangst, vegetative Labilität, Reaktion auf die Pubertät, Planung der Schwangerschaft, Übergewicht, fettreiche Kost, frühere Schwangerschaftsabbrüche und vorhergegangene Frühgeburten sowie das subjektive Befinden beeinflußt werden. Besonders interessant sind jedoch die indirekten Pfade: Frauen mit Schwangerschaftsabbrüchen und/oder Aborten entwickeln eine höhere Geburtsangst, die ihrerseits die Wahrscheinlichkeit einer pathologischen Entwicklung erhöht. Ebenso neigen Raucherinnen zu einer erhöhten Geburtsangst, vielleicht deshalb, weil ein starker sozialer Druck auf sie ausgeübt wird, das Rauchen in der Schwangerschaft aufzugeben, und sie wissen, daß das Rauchen dem Kind schadet. Frauen, die schon mindestens einen Abort gehabt haben, planen häufiger die Schwangerschaft, bei geplanten Schwangerschaften ist die Wahrscheinlichkeit für einen pathologischen Verlauf größer. Frauen, die angaben, in der Pubertät eher eine rundliche Figur gehabt zu haben, weisen auch am Beginn der Schwangerschaft ein höheres Ausgangsgewicht auf. Hier ergab sich auch ein Pfad zu einem ausgeprägteren Rauchverhalten dieser Frauen in der Schwangerschaft.

10.4 Folgerungen für die Praxis

Es war das Hauptanliegen der vorliegenden Studie, mit Hilfe empirischer psychologischer Meßverfahren zu prüfen, ob sich psychosoziale Zusammenhänge zu den medizinischen Schwangerschaftsverlaufsdaten nachweisen lassen. Wir konnten statistisch signifikante direkte wie indirekte Wechselwirkungen aufzeigen. Bei einer derart sensiblen Thematik, wie sie die werdende Mutterschaft darstellt, generalisierende Aussagen treffen zu wollen, ist sicher nicht angebracht, implizieren Pauschalbemerkungen doch das Risiko von popularisierenden Rückschlüssen, die dem Anliegen eines individuellen Eingehens und Verstehens widersprechen.

Dennoch möchte ich zur Orientierung für die Praxis die wichtigsten Trends aus der Untersuchung zusammenfassen:

Die Frage: „Sollen und können wir uns ein Kind zutrauen − oder nicht?" bewegt jede zweite Frau, jede vierte Frau denkt dezidiert auch an die Möglichkeit eines Schwangerschaftsabbruchs. Welche Relevanz hat diese Feststellung für die Praxis der Schwangerenbetreuung?

Viele Geburtshelfer und Hebammen mögen sich unschlüssig sein, ob die Einstellung zur bestehenden Schwangerschaft ein Sprechstundenthema sein darf. Die Antwort ist differenziert zu geben:

Sie darf es nur, wenn eine Vertrauensbeziehung besteht und die Gesprächssituation von den Grundprinzipien psychologischer Gesprächsführung getragen ist. Unter diesen Voraussetzungen scheint mir ein Mitfühlen und Mitbedenken der Begleitumstände der Schwangerschaft jedoch unerläßlich. Wie aus der Untersuchung deutlich hervor ging, sind Planung und Ambivalenz im Sinne eines Durchdenkens der Frage: „Was bedeutet ein Kind nun für mein/unser Leben?" eine wichtige und prognostisch günstige Vorbedingung für die weitere psychische und physische Adaptierung an diese neue Lebenssituation. Eine unbedingt geplante Schwangerschaft bei Frauen, die sich als ängstliche, unsichere und unselbständige Persönlichkeiten beschreiben und daher die normalen Umstellungskrisen einer Schwangerschaft verleugnen, führte nach unseren Daten zu einer Überbetonung der körperlichen Begleiterscheinungen als negativ gefärbten Empfindungen der Schwangerschaft und daher zu entsprechend wenig Zuversicht für den weiteren Verlauf. Dies fand in einer ungünstigen Prognose seine Entsprechung.

Worauf wäre also bereits bei der ersten Sprechstunde zu achten?

Folgen wir zunächst den körperlichen Mitteilungsangeboten der schwangeren Frauen, so sind negativ getönte Aussagen, wie Klagen über Erbrechen, Kopfschmerzen und Schlafstörungen, Schwindel und Müdigkeit, sehr ernst zu nehmen. Diese werden zwar zu den normalen Begleitumständen der Schwangerschaft gezählt und daher gerne bagatellisiert; wie unsere Ergebnisse jedoch gezeigt haben, sind sie sehr oft Begleitsymptome von Belastungen, Spannungen und Konfliktmomenten.

Eine Patientin kann sich kaum verstanden fühlen, wenn ihr mitgeteilt wird, daß dieser für sie unangenehme Zustand, daß ihr übel ist, sie sich müde und niedergeschlagen fühlt und schlecht schläft, die normalen Schwangerschaftssymptome seien. Sie kann dies als Zurückweisung empfinden („sei nicht so empfindlich") in einer Situation, wo sie vielleicht zum Ausdruck bringen möchte, daß ihr nun manches Mal der Zustand der Schwangerschaft Sorge bereitet.

Als weiterer wichtiger Punkt sollte in der Anamnese die aktuelle Lebenssituation, die Arbeitsplatzsituation und die soziale Unterstützung durch Familie, Angehörige, Freunde zumindest angesprochen werden können. Dieser persönliche Zugang zur schwangeren Frau ist am besten in einer kontinuierlichen Betreuung in einem Team, gemeinsam mit einer Hebamme garantiert, so daß dies als Hilfsangebot und nicht als soziale Kontrolle empfunden und angenommen werden kann.

Als dritter Schwerpunkt hat sich in unserer Studie als wichtig herauskristallisiert, daß die Anamnese vorangehender Schwangerschaften (auch solcher, die durch Interruptio beendet wurden) einen breiteren Raum einnehmen sollte. Die subjektive Darstellung aus der Sicht der Patientin muß dabei im Vordergrund stehen.

Viel subjektives Leid und auch Krisen können durch ein derartiges präventives Vorgehen abgefangen werden. Das folgende Beispiel soll dies verdeutlichen:

Eine 28jährige Patientin schildert folgende leidvolle Schwangerschaftskarriere:
Interruptio auf Drängen der Eltern und Ende einer unglücklichen Liebesbeziehung mit 20. Schwangerschaft von einem zu diesem Zeitpunkt nicht sehr geliebten Partner mit 21 und erfolgte Heirat. Diese Schwangerschaft endete infolge einer kindlichen Mißbildung in einer Frühgeburt und dem Tod des Kindes. Die nächste Schwangerschaft endete mit Frühgeburt im 5. Schwangerschaftsmonat. Darauf folgten drei weitere erfolglose Schwangerschaften, die wieder jeweils im 5. bzw. 6. Schwangerschaftsmonat als Frühgeburt traumatisch beendet

wurden. Dies führte verständlicherweise zur völligen Verunsicherung der Patientin, was ihre Fähigkeit, je eine Schwangerschaft austragen zu können, betraf. Das gemeinsame Leid stabilisierte jedoch die Partnerbeziehung. Nach all diesen schweren Verlusterlebnissen riet ihr Mann der Patientin, nun ein Kind zu adoptieren. Dies wurde jedoch von der Frau so empfunden, daß ihr Mann ihr nun auch die Gebärfähigkeit absprach. Dennoch willigte sie in eine Adoption ein.

Die Patientin erzählte, daß ihre Ängste vor einem erneuten unglücklichen Ausgang der Schwangerschaft nie ein Thema in den Sprechstunden waren, ebensowenig wie ihre Enttäuschung und ihre ohnmächtige Wut nach dem Verlust des Kindes weder vom Personal der Wochenbettstation, noch später von den Arbeitskolleginnen verstanden wurde.

Ganz generell zeigen unsere Daten die bekannten Zusammenhänge des Gesundheitsverhaltens, insbesondere des Rauchens und des Ernährungsverhaltens, vor allem in Hinblick auf Übergewicht. Das Eingehen darauf bzw. notwendige Interventionen erfolgen bis dato in der Schwangerenbetreuung zu zaghaft und zögerlich. Hier bedürfte es einer Schwerpunktsetzung „Gesundheitsverhalten und Aufklärung" und der Zusammenarbeit mit Selbsthilfegruppen und der Einbindung einer Diätassistentin.

11 Psychologische Interventionen in der Schwangerschaft

11.1 Was kann die Psychologie in der Schwangerenbetreuung leisten?

Aus der vorliegenden empirischen Untersuchung läßt sich ein Mosaik von bestimmten Erlebensweisen von Frauen mit Schwangerschaftsbelastungen zusammensetzen. Auffallend waren eine negative Ich-Einschätzung sowie ein negatives Körperbild bereits ab der Pubertät, die in einer wenig optimistischen Einstellung zur Schwangerschaft ihre Fortsetzung fanden. Sie erschweren es, an sich sowie an das Kind als Teil von sich zu glauben. Ebenfalls statistisch auffällig waren belastende Schwangerschaftsvorerfahrungen (Schwangerschaftskonflikte, Schwangerschaftsabbrüche sowie belastende Schwangerschaften).

Dies führt uns zur grundlegenden Frage: Wissen wir über die Frauen, die wir zu betreuen haben, überhaupt genug, hören wir deutlich genug zu, um individuelle Konflikte beachten zu können? – Und ist die bisherige klinische Betreuung so angelegt, um ein Verstehen zu fördern? Welche Bedeutung wurde persönlichen Informationen, die über die Auflistung der Daten und Krankheitsanamnese hinausgehen, bisher eingeräumt?

Erst allmählich bezieht die medizinische Versorgung auch soziale und psychische Aspekte mit ein. Dennoch ist die routinemäßige Beiziehung von ausgebildeten Psychologen eher als Pioniertätigkeit einzuschätzen (vgl. Ringler 1985; Wimmer-Puchinger 1982c; Bradley et al. 1987). Das bedeutet auch, daß psychologische Leistungen unter dem Druck der Rechtfertigung ihrer „Sinnhaftigkeit" im Rahmen des medizinischen Versorgungssystems stehen. Die Frage, welche positiven Effekte psychologische Interventionen tatsächlich mit sich bringen können, wird lediglich an perinatalen „outcomes", z. B. der prozentuellen Abnahme von Risikoschwangerschaften, gemessen. Ein Maßstab, der so jedoch nicht angelegt werden kann, denn:

- es fehlen breite Evaluationsstudien, insbesondere für Frühgeburtlichkeit, eventuell Abortus und Gestose;
- die Interventionskriterien sind unklar;
- die statistisch geringe Zahl von schweren Risiken und erhöhter Mortalität und Morbidität machen große Screenings notwendig.

Die Einbeziehung psychologischer Aspekte in die Schwangerenbetreuung erfordert für Hebammen und Ärzte Zusatzausbildungen über psychologische Faktoren der Reproduktion und die psychosexuelle Entwicklung der Frau sowie Grundkenntnisse in Gesprächsführung. Eine breitere Basis psychologisch geschulter Ärzte und die Integration von Sozialarbeiterinnen in das geburtshilfliche Team können die psychosoziale Betreuung der Frauen verbessern. Die Funktionen einer klinisch-psychotherapeutisch ausgebildeten Psychologin wären zum einen die Aus- und Fortbildung sowie die Supervision für das Team, zum anderen das Angebot spezieller Serviceleistungen für Frauen in der geburtshilflichen Abteilung.

Erfahrungen haben gezeigt, daß ein solches multidisziplinäres Team innerhalb relativ kurzer Zeit die stereotype Behandlungsroutine zugunsten einer innovativen, ganzheitlichen Betrachtung und Behandlung aufweichen kann.

Wann sind Interventionen angebracht? Welche „Experten" sollten beigezogen werden?

Wird die Station von einem Team betreut, das regelmäßig Stationsbesprechungen durchführt und daher auch die Situation der Patientinnen diskutiert, erübrigen sich diese Fragen vielleicht. Im weniger idealen Fall, der im Moment noch eher den Alltag repräsentiert, wären folgende Leitlinien für eine Orientierung denkbar:

Verhalten der Frauen

Spezielle Zuwendung ist immer dann angebracht,

- wenn aus dem Verhalten Ängstlichkeit (ständig wiederkehrende Fragen gleichen Inhalts, deren Antworten wenig Beruhigung bringen, nervöse Anspannung, verbale Hinweise darauf, panikartige Stimmungen) und Hinweise auf Verunsicherung („ich schaffe das nicht", „ich halte das nicht aus" etc.) sichtbar werden,
- wenn Zeichen massiver Verleugnung von Angst beobachtet werden,
- wenn sehr starke Anpassung und Selbstverleugnung (z. B. bei starken Schmerzen oder in einer bedrohlichen Situation) manifest werden,
- wenn sehr „angenehme", stumme, bedürfnislose Frauen, die z. B. mit dem Hinweis „Mir geht es gut, kümmern Sie sich lieber um die anderen, die sind noch viel schlimmer dran als ich..." jegliche Zuwendung und damit auch mögliche Hilfe von sich abwenden.

Bestimmte Indikationen

Eine weitere Markierung ist durch medizinische Indikationen gegeben, z. B.

- bei drohendem Verlust des Babys,
- vor und nach einem entscheidenden Eingriff,
- bei plötzlichem Umkippen einer bisher stabilen Situation,
- bei Ankündigung von vorzeitigen (oder zu schwachen, zu späten oder irregulären) Wehen,

– bei Einsetzen von Wehen überhaupt,
– vor und nach einer operativen Geburt ungewissen Ausgangs,
– nach Fehlgeburten, Totgeburt oder einer bekannt schwierigen Schwangerschaft.

Bestimmte situative Faktoren

Manche psychosozialen Rahmenbedingungen der Frau lassen ebenfalls ein Eingreifen angezeigt erscheinen, z. B.

– Frauen mit einer möglichen Behinderung des Kindes oder Mißbildung, vor Risikogeburt, drohender Totgeburt und Frühgeburt,
– Frauen, die allein ohne Beistand das Krankenhaus aufsuchen,
– Ausländerinnen, die die Sprache nicht verstehen oder die Situation ohne Beistand in einem „kulturellen Vakuum" und mit wenig Orientierungshilfen meistern müssen,
– Frauen mit Wunsch nach Adoptionsfreigabe,
– Frauen mit einer sehr ambivalenten Schwangerschaft (z. B. Jugendliche).

Das Gesprächsangebot sollte empathisch sein. Dazu gehört die Kunst, sensibel zu beobachten, ob das Angebot angenommen oder abgelehnt wird. Abwehr kann bedeuten, daß zuviel Aufmerksamkeit und Zuwendung die Frau verunsichern, es für sie ungewohnt oder peinlich ist, sich zu öffnen, oder daß sie gewohnt ist, schwierige Situationen oder Schmerzen allein auszutragen (um daraus eventuell Stärke zu gewinnen). Zuwendung sollte daher „leise" und einfühlend angeboten werden: „Wie geht es Ihnen?" Danach gilt es, der Frau wirklich Zeit zu geben und zuzuhören.

Dieses Gespräch ist kein therapeutisches Angebot im engeren Sinn, vielmehr soll es durch aufmerksame Zuwendung gelingen, bestimmte Reaktionsweisen der Frauen besser zu verstehen und mit diesem Wissen und Verständnis therapeutische Maßnahmen vielleicht anders, und damit frauengerechter, setzen zu können.

11.2 Krisen am Beginn der Schwangerschaft

Häufig wird der „Start" einer Schwangerschaft konflikthaft erlebt. Den seelischen Turbulenzen am Beginn der Schwangerschaft tragen zahlreiche Institutionen Rechnung, indem sie Schwangerschaftskonfliktberatungsstellen anbieten, um Frauen mit ungeplanten, sehr ambivalent erlebten Schwangerschaften eine professionelle Beratung zu garantieren. Wie schon angeführt, tritt bei etwa 50% der Frauen eine Schwangerschaft ungeplant und somit überraschend ein. Das bedeutet, daß zwar nichts gegen eine mögliche Konzeption unternommen wurde (aus welchen Gründen auch immer), daß aber auch für den Fall einer Schwangerschaft der weitere Lebensplan nicht überlegt wurde. Die Frau bzw. das Paar steht vor einer Situation, die zunächst unklar und verwirrend ist. Wieweit kann sie sich auf eine unbekannte Zukunft „Kind und Familie" einlassen? Zunächst werden konkrete reale, soziale und finanzielle Möglichkeiten und Grenzen abgesteckt. In dieser labilen Gefühlssituation schwankt die Perspektive bei manchen Frauen täglich zwischen zwei Extremen hin und her. Jedes Wort, jedes Schweigen, jede Geste des Partners, der Familie, der Freunde sowie auch des Gynäkologen erfahren eine bestimmte Färbung und Deutung. Viele Frauen befinden sich in dieser Phase der Entscheidungsbildung in einem „Gefühlsghetto". Alles Denken, Handeln und Fühlen ist völlig von der Frage absorbiert, wie sie sich entscheiden soll. Sehr schwer nur ist diese Gedanken- und Gefühlswelt einem(r) zweiten oder dem Kindesvater mitteilbar.

Durch eine Ultraschalluntersuchung z. B. kann diese erste Phase der langsamen gefühlsmäßigen Annäherung an eine Entscheidung massiv gestört werden. Wenn überhaupt, so sollte diese Untersuchung nur nach einem klärenden Gespräch und mit Einverständnis der Frau durchgeführt werden. Wir haben oft erlebt, daß eine Ultraschalluntersuchung von der Frau als massive Bedrängnis empfunden wurde. Leider kommt es auch vor, daß der behandelnde Arzt im Eifer seines Beratens und Fürsorgens und seines eigenen Wunschdenkens die Ultraschalluntersuchung bewußt einsetzt, um die Frau von ihrem Zweifel abzubringen.

Ausdruck dieser zwiespältigen Gefühlslage kann es auch sein, wenn Frauen uns am Beginn der Schwangerschaft sagen, sich für das Kind entschieden zu haben, aber ihre Zweifel an „finstere Mächte des Schicksals" delegieren (vorzeitige Blutung oder gynäkologische Komplikationen, die eine Beendigung der Schwangerschaft aus den verschiedensten Gründen erforderlich machen, z. B. Medikamenteneinnahme oder Erkrankungen, wodurch ihnen die Entscheidung abgenommen würde).

Besonders belastet sind jene Frauen, die zwei oder mehrere Schwangerschaftsabbrüche durchlebt haben. Die ersten Schritte in Richtung Mutterschaft sind dann unter Umständen von dem Wunsch nach Wiedergutmachung oder nach einer Schuldbegrenzung initiiert.

Für den weiteren Schwangerschaftsverlauf haben diese Gefühlsbarrieren dann Bedeutung, wenn während der Schwangerschaft Komplikationen auftreten, die die Frau nun als „Bestrafung für ihre sündigen Gedanken" interpretiert. Diese Aspekte können freilich nur in einer vertrauensvollen Arzt-Patienten- oder Berater-Klientenbeziehung zur Sprache kommen. Es erscheint mir jedoch wichtig, darauf hinzuweisen, daß wir – obwohl die emotionellen Begleitumstände des Schwangerschaftsbeginns nicht in die „offizielle" Schwangerschaftsanamnese Eingang finden können und sollen – dennoch sensibel für äußere sowie innerpsychische Belastungen sein müssen.

Das folgende Fallbeispiel soll Widerstände und Konflikte am Beginn der Schwangerschaft illustrieren: Frau A., eine 35jährige Frau, wird in der 11. Schwangerschaftswoche an uns überwiesen; sie hat mehrmals um einen Schwangerschaftsabbruchtermin gebeten, jedoch jedesmal die Praxis fluchtartig verlassen. Eine nähere Klärung ihrer Lebenssituation ergibt folgendes:

Sie ist alleinstehend; zum Kindesvater hat sie eine ungeklärte, unentschiedene Beziehung, d. h. bis zum Eintritt der Schwangerschaft war die Zukunft ihrer Beziehung völlig offen. Sie leben getrennt und treffen sich regelmäßig an den Wochenenden. Er ist 14 Jahre älter, geschieden, hat zwei erwachsene Kinder. Beide sind beruflich sehr engagiert und erfolgreich. Eine gynäkologische Anamnese ergab Zyklusanomalien schon von der Pubertät an, mit mehreren Perioden, in denen die Blutung ausblieb, wie auch kurz aufeinanderfolgende Perioden mit starken, schmerzhaften Blutungen. Aufgrund dieser Situation fühlte sie sich auch immer „unfruchtbar, unweiblich" und gab auch vor, nie wirklich an eigene Kinder gedacht zu haben. Kinder werden in diesem Sinne von ihr als belastend abgewehrt. Die Reaktion beider Partner auf das Eintreten der Schwangerschaft war zunächst Bestürzung und die Überzeugung, daß sich ein Kind in keinster Weise in ihr jeweiliges unabhängiges Leben integrieren ließe. Im Gespräch wurde ihr aber auch erstmals deutlich, daß sie bisher ausschließlich sehr kontrollierte und distanzierte Beziehungen zu Männern gehabt hatte. Die Angst, sich auf eine Beziehung wirklich einzulassen, bringt sie mit massiven traumatischen Kindheitserlebnissen in Verbindung: Ihr Vater hat etwa ab dem 12. Lebensjahr Versuchungssituationen herbeigeführt. Damit war sie einerseits erklärter Liebling des Vaters, in der Phantasie der Mutter vorgezogen, andererseits dem Vater ausgeliefert und bedroht, verletzt. Mit ihrer Mutter gab es das übliche Arrangement: Beide reden nicht darüber, die Mutter tut so, als wüßte und sähe sie nichts. Sie wurde anorektisch und war in kinderpsychiatrischer Behandlung. So wurde ihr in diesem Gespräch klar, daß ihre hochgradig ambivalente Einstellung zu Kinderwunsch und Schwangerschaft durch ihre schwierige Konkurrenzbeziehung zur Mutter und ein tiefes Mißtrauen Männern gegenüber begründet ist und nicht nur, wie sie es für sich zunächst dargestellt hatte, durch die Zurückweisung und Ablehnung der Schwangerschaft von seiten ihres Freundes.

In der Beratung wurde Frau A. ermutigt, eine eigene Einstellung zu dieser Schwangerschaft zu entwickeln. Zur einige Tage darauf vereinbarten Beratungsstunde kam sie mit einem großen Strauß weißer Lilien und teilte mir mit, daß sie sich nun entschlossen habe, das Kind zu bekommen und dies auch dem Freund mitgeteilt habe. Nach anfänglichen Widerständen habe er sich auch allmählich mit dem Gedanken einer späten Vaterschaft anfreunden können. In der dritten Beratungsstunde überwog die Freude über diese Schwangerschaft. Sie hatte sich in der Zwischenzeit einen Mutter-Kind-Paß geholt. Sie beschäftigte vor allem die Frage, wie sie ihr zukünftiges Leben mit Kind gestalten könne. Einige Tage später wurde die Patientin wegen schwerer Blutungen stationär aufgenommen. Die Schwangerschaft nahm ein überraschendes Ende.

Frau A. war entsetzt, wütend, deprimiert und fühlte sich nun erst recht unfähig. In all dem Entsetzen, der Kränkung und dem Gefühl der Leere machte sich aber auch ein wenig Erleichterung bemerkbar. Erleichterung darüber, wie sie es ausdrückte: „Ich habe es nun erstmals in meinem Leben als reale Möglichkeit, nach all den Widerständen, innerlich zulassen können, schwanger zu sein. Das war wie eine Art ‚Probeaufnahme'"

Das folgende Fallbeispiel soll zeigen, welche Chancen die Beratung für die weitere Lebensplanung eröffnet: Eine 34jährige Frau wurde in die Beratung überwiesen, da sie zweimal eine ärztliche Praxis aufsuchte und beide Male kurz vor dem Eingriff kehrt machte. Sie lebe als „brave Tochter" im elterlichen Haus, habe eine jahrelange, von ihrer Familie sehr forcierte Vernunftsbeziehung mit einem ungeliebten Mann, der auf Heirat dränge. Sie empfinde keinerlei erotische Liebesgefühle für ihn. Er sei mehr wie ein Bruder.

Ihre Verzweiflung über die Schwangerschaft resultierte aus dem Gefühl, nun den Erwartungen der dörflichen Gemeinschaft und ihrer Familie entsprechen zu müssen: „Alles ist nun so, wie es die anderen haben wollten".

Andererseits war ihr bewußt, daß sie das Kind bekommen wollte. Die Entscheidung, das Kind als ledige Frau zu bekommen, ermöglichte eine Ablösung von den Eltern. Es gelang ihr, sich nun nicht als fremdbestimmtes Opfer zu sehen, sondern eigene Wünsche für ihr Leben zu aktivieren.

Wie unsere Untersuchung deutlich zeigen konnte, hat sich vor allem die Zuversicht der Frau am Schwangerschaftsbeginn oder aber ihre Skepsis in bezug auf die eigenen Fähigkeiten, schwanger zu sein und zu bleiben und die körperlichen und seelischen Umstellungen gut zu bewältigen, als wesentlich für eine problemlose oder eine belastende Schwangerschaft erwiesen. Insbesondere waren jene Frauen auffällig, die auf negative Vorerlebnisse zurückblicken mußten (starke Blutungen in der letzten Schwangerschaft, habituelle Aborte oder mehrere Schwangerschaftsabbrüche oder lange Krankenhausaufenthalte aufgrund vorzeitiger Wehen etc.). Selbstverständlich entwickeln Frauen mit diesen Erfahrungen eine negative Erwartungshaltung und Angst vor einer Wiederholung der Belastungen. Sie wagen es daher nicht – in einer Art magischen Denkens – sich ganz auf die Schwangerschaft einzustellen, aus Angst, wieder enttäuscht zu werden. Das bedeutet aber auch, daß sie ein Stück weit distanziert bleiben, ihre Gefühle unter Kontrolle halten wollen. Deutlich wird dies zum Beispiel an Äußerungen über das Rauchen oder andere „gesunde und vernünftige" Verhaltensweisen etwa in dem Sinn: „... ich bin noch nicht richtig schwanger, darf also noch rauchen"; „... ich will oder darf es noch nicht so richtig ernst nehmen mit der Schwangerschaft ...". Einen ähnlich schwierigen psychischen Balanceakt müssen jene Frauen bewältigen, die aufgrund verschiedenster Indikationen (z. B. Alter, medizinische Vorgeschichte etc.) eine Amniozentese vornehmen lassen. Auch unter diesen Vorzeichen kann eine Schwangerschaft erst dann innerlich gelebt und angenommen werden, wenn die entscheidenden Weichen durch den Befund gestellt sind.

Wichtige Hilfsangebote in Krisenstimmungen sind generell:
- Handlungsmöglichkeiten aufzeigen,
- klare zeitliche Begrenzungen geben, in denen bestimmte Handlungen getan werden sollen,
- Mut zur eigenen Entscheidungsfähigkeit, Entscheidungsmöglichkeit mobilisieren,
- auf soziale Beziehungen zu Freunden, Angehörigen usw. hinweisen, Mut machen, diese auszunutzen,
- einen deutlichen organisatorischen Rahmen setzen, wie und ob man die Betreuung weiter übernimmt.

Akzente der Betreuung

Der größte und wichtigste Schritt zu einer psychologisch orientierten Geburtshilfe liegt naturgemäß bei dem Arzt, der in der Regel den ersten Kontakt mit einer – geplant oder ungeplant – schwangeren Frau hat. Es ist an ihm, im Gespräch Andeutungen von Konflikten, Ängsten oder Zweifeln zu registrieren, sie zuzulassen, ernst zu nehmen oder wegzureden, zu übergehen, zu bagatellisieren.

Schwangerschaftskonflikt

Entsteht der Eindruck, daß die Frau keine Handlungsalternativen sieht, in ihren Gedanken und Gefühlen eingeengt und festgefahren erscheint, sehr deprimiert ist und von der nun geforderten Entscheidung erdrückt wird, ist eine Überweisung zu einer speziellen Beratungsstelle unbedingt angezeigt. Beratung in einer hochgradig ambivalenten Schwangerschaftskonfliktsituation erfordert eine psychotherapeutische Ausbildung und einen klaren Gesprächsrahmen. Dies ist leichter im Beratungssetting einer Institution, schwieriger jedoch in der gynäkologischen Praxis oder einer Ambulanz möglich. Für die Patientin ist wichtig, daß sie nun nicht auf eine „böse Schiene" abgeschoben werden soll, sondern die Überweisung geschieht, um ihr eine qualifizierte Beratung und damit eine bessere eigene Entscheidung, zu der sie stehen kann, zu ermöglichen.

Gleichzeitig wissen wir, daß trotz aller empathischer Einfühlung bei der Patientin Phantasien über Bestrafung, Ablehnung und Verurteilung aufkommen werden. Im Sinne der auf diesem Zwiespalt basierenden Spaltung in Gut und Böse wird dem Arzt, der um die konfliktgeladenen Gedanken und Gefühle weiß, die Rolle des Richters und der moralischen Instanz zugeschoben. Um so mehr sollte die Beratung in einer freundlich unterstützenden, zugewandten Weise Hilfsangebote in beide Richtungen aufzeigen, auch wenn diese abgewehrt, nicht gesehen oder schlechtgemacht werden (... „der/die hat mir ein Kind aus(ein)geredet, mich im Stich gelassen, mich nicht verstanden etc.").

Nicht selten kommt es vor, daß Frauen, wenn sie sich definitiv für das Kind entschieden haben, den Arzt oder das Krankenhaus wechseln. Der betreuende Arzt darf dies nicht als Kränkung oder als Quittierung seiner „falschen Strategie" sehen, sondern als innere psychische Bewältigung der Konfliktsituation durch die Patientin. Mir sagte einmal eine Patientin:

> Wissen Sie, wenn ich in diese Klinik wiederkomme, komme ich mir manchmal so vor wie ein Verbrecher, der an den Tatort zurückkehrt. Mittlerweile bin ich gerne in der Klinik und freue mich auf die Geburt ... Aber am Anfang hatte ich immer ein schlechtes Gewissen, daß jeder meine Gedanken, die ich hier hatte, lesen kann. Es fiel mir am Anfang schwer, mich in dieser Klinik als werdende Mutter wohlzufühlen.

Negative Vorerlebnisse

Für Frauen nach unglücklichen Schwangerschaften besteht die wichtigste Aufgabe der Betreuung am Beginn der Schwangerschaft darin, deutlich zu machen, daß dies nun eine neue Schwangerschaft, ein neues, anderes Kind, unter völlig anderen Lebensumständen ist. Die unglücklich verlaufene Schwangerschaft prägt und begünstigt es, auch dieser Schwangerschaft negative Erwartungen entgegenzubringen. Die Erlebnisse der ersten Schwangerschaft werden aktualisiert, durch die Verlustängste wird eine Konzentration auf körperliche Symptome begünstigt. Selbstzweifel bestimmen meist die Einstellung zur neuen Schwangerschaft. Im Sinne einer negativen „selffulfilling prophecy" lassen uns diese zumeist unbewußten negativen Erwartungen Dinge tun, die dazu beitragen, daß die erwarteten schlimmen Befürchtungen tatsächlich auch eintreten. Dies hemmt und hindert den emotionalen Kontakt zum Kind, was wiederum Gefühle der Selbstabwertung, keine „richtig gute Schwangere" zu sein, verstärkt. Dieser Teufelskreis trifft vor allem für die Fixierung vieler schwangerer Frauen nach einer Fehlgeburt zu; sie beobachten gebannt bestimmte körperliche Vorzeichen oder achten auf ein bestimmtes Datum, das mit negativen Ereignissen verbunden ist („. . . damals war es genau so").

Eine wichtige Stütze kann darin bestehen, ganz klare, kurzfristige zeitliche Betreuungsarrangements abzumachen. So konnten wir beobachten, daß die Erreichbarkeit des Arztes bei belastenden Ereignissen oder engmaschige Kontaktangebote bei Angstzuständen ein wichtiges, unterstützendes therapeutisches Instrument darstellen. Die negativen, angstbesetzten Gedanken, z. B. in bezug auf bestimmte körperliche Empfindungen, Informationen über den Verlauf der Schwangerschaft, Andeutungen im Bekanntenkreis usw., sollten mit der Patientin durchgegangen und ihr jeweils alternative Perspektiven aufgezeigt werden. Meist ist die Angst vor einer Fehlgeburt bei entsprechenden Vorerfahrungen so überwertig, daß jedes körperliche Signal auf diese Möglichkeit hin interpretiert wird. Die Betreuung von Frauen mit vorbelasteten Schwangerschaften sollte vor allem darauf abzielen, mehr Selbstakzeptanz und Selbstsicherheit zu entwickeln. Diese können sich dann schwerer entwickeln, wenn das ärztliche Handeln zu sehr auf das Risiko ausgerichtet ist, ohne die eigenen Fähigkeiten der Frau zu betonen und zu unterstützen.

Schwangerschaftserbrechen

Eine für das erste Schwangerschaftsdrittel fast typische Belastung ist das anhaltende, mehrmals tägliche Übelsein und Erbrechen. Wir beobachten dies häufig bei Frauen, die ihre derzeitige Lebenssituation als besonders bedrückend, belastend und einengend empfinden. Nicht selten stehen diese Frauen in einem Berufsfeld, das ständiges Präsentsein erfordert oder Engagement und Dasein für andere (Lehrerin, Kindergärtnerin, Sozialarbeiterin).

Wir stellten fest, daß eine großzügige Krankschreibung oder Freistellung von der Arbeit Entlastung und somit schlagartig physische und psychische Besserung brachte. Diese Chancen durch die Entlastung sollten jedoch mit der Patientin genau besprochen werden. Es ist sinnlos, über die Frau hinweg eine „Ruhestellung" vorzuschreiben, ohne daß die Frau physisch und psychisch einen Gewinn daraus ziehen kann. Es ist ein offenes Geheimnis, daß die Kollegen am Arbeitsplatz diese Ruhephase häufig abfällig kommentieren. Frauen, vor allem Frauen im mittleren Management, werden schnell ihrer Schreibtische sowie ihrer Kompetenzen beraubt und erleben dies natürlich als massive Bedrohung, Ausgrenzung und Abwertung.

Um also Hilfestellung und Entlastung durch das Krankenhaus oder den Arzt annehmen zu können, muß die Schwangere selbst eine Verbindung zwischen ihrem Beschwerdebild und seiner Deutung als Alarmzeichen einer Überbelastung oder Drucksituation herstellen können. Für eine sehr kontrollierte, leistungsorientierte schwangere Frau mag selbst die wohlgemeinte Entlastung als zusätzlicher Störfaktor empfunden werden.

Umstellungsschwierigkeiten

Einer der Konflikte in der Frühphase der ersten Schwangerschaft besteht zwischen der aktiven Selbstbestimmung und Einflußnahme auf die täglichen Dinge des Lebens und der neuen Anforderung einer Lebenshaltung des „Geschehenlassens, des allmählich Sich-Einfügens" in die neue Selbstwahrnehmung als Mutter, gleichbedeutend mit „sich zu einem Teil für neue Ausgaben aufgeben". Bei manchen Frauen kommt es zu starken Affekten und inneren Spannungen.

Zum Beispiel suchte mich eine Sozialarbeiterin auf, da sie an sich beobachtet hatte, daß sie sich leichter aufregt und auf eine bisher ihr völlig unbekannte Weise aggressiv reagiert, Dinge zerstören, schreien und toben möchte und auch aggressive Impulse gegen ihren Freund, den Kindesvater, hat. „Manchesmal möchte ich am liebsten zerspringen; ich weiß nicht, was mit mir los ist, bisher war ich immer eher ruhig und gelassen." Sie befürchtete, durch die Schwangerschaft „außer sich" zu geraten, ja überzuschnappen, die Kontrolle zu verlieren.

Frauen kommen auch zu einer unterstützenden Psychotherapie, da sie sich aufgrund ihrer Persönlichkeit den neuen Aufgaben nicht gewachsen fühlen. Sie wollen sich sozusagen eine Psychotherapie selbst auferlegen, da sie unsicher sind, „eine ordentliche Mutter zu sein". Eine wichtige Funktion der psychologischen Beratung wäre, die idealisierten Vorstellungen von Mutterschaft realitätsgerechter, ja anspruchsloser, aber auch damit weniger belastend werden zu lassen. Ein sehr heilsames Prinzip ist das der „gut genugen Mutter".

Zusammenfassung

Bei Krisen im ersten Trimenon ist die Ambivalenz gegenüber der Schwangerschaft deutlich zu machen und als normales und nicht als „sündiges" Gefühl zuzulassen. Nach unglücklichen Schwangerschaften ist es hilfreich, im Beratungsgespräch zu betonen, daß dies nun eine völlig neue Situation, eine völlig neue Schwangerschaft ist. Im Rahmen der Anamnese sollten belastende Ängste oder Vorstellungen der Schwangeren in Erfahrung gebracht werden.

Als Beispiel mag folgender Dialog aus einer ersten Schwangerschaftsanamnese dienen:

Arzt: „Wie geht es Ihnen?" Patientin: „Wissen Sie, Herr Doktor, wenn es nur die Schwangerschaft wäre, wäre alles in Ordnung. Aber das ist im Moment meine geringste Sorge. Mir geht momentan alles daneben... ."

Der Arzt erfuhr im weiteren, daß die Patientin selbst gekündigt und einen Arbeitsprozeß gegen ihren Arbeitgeber angestrebt hatte und sich in dieser Kampfsituation von der Welt verlassen fühlte. In ihrem Verhalten demonstrierte sie dem Arzt, daß sie keine „normale" Schwangere sei oder sein wolle, und gestand trotzig-zornig, daß sie weiterhin mehr als 20 Zigaretten rauche, da sie so viele Sorgen habe. Dadurch konnte eine Überweisung des Arztes in die Psychosomatikambulanz des Hauses erfolgen. Im Laufe der psychologischen Betreuung wurde deutlich, wie sehr diese Frau von einem Grundgefühl belastet war, sich alles mit Gewalt und Drohgebärden erobern zu müssen, aus Angst, sonst zu kurz zu kommen. Es wurde auch deutlich, wie sehr sie sich als Kind von ihrer Familie verlassen fühlte. Im Laufe der weiteren psychologischen Beratung konnte sie aber auch erkennen lernen, daß sie Hilfsangebote, z. B. von ihrem Mann, bisher nie als solche wahrgenommen hatte.

11.3 Betreuung bei stationärer Aufnahme

Die ärztliche Einweisung zur stationären Aufnahme in der Schwangerschaft wird von allen Frauen als dramatische Entwicklung empfunden. Ein Zustand ist nun eingetreten, der der „guten Hoffnung" eine atypische oder pathologische Wendung gegeben hat: „Wir müssen Sie aufnehmen" (um etwas abzuklären, um eine Medikation einzuleiten, Wehen zu beruhigen oder auszulösen, um die Versorgung des Babys zu gewährleisten etc.). Wie auch immer die Begründung des einweisenden Arztes sein mag, unausweichlich bedeutet es Entsetzen, Enttäuschung, Angst und Verunsicherung, Tränen. Im Zentrum steht wohl die Sorge um das Baby, um den Ausgang der Schwangerschaft, erschwerend wirkt aber auch der plötzliche Szenenwechsel in eine fremde, bedrohliche Umgebung sowie die plötzliche und meist unerwartete Trennung von der Familie.

Stationäre Aufnahme bedeutet immer einen abrupten Rollenwechsel – einen Bruch mit der Alltagswelt. Siegrist (1978) betont in diesem Zusammenhang folgende Aspekte:

Der Kranke erfährt durch Zuweisung eines für ihn vorbestimmten Ortes sowie durch umfangreiche Reglementierungen des Verhaltens die Übermacht einer Institution über seinen individuellen und sozialen Bewegungsspielraum (sog. Stripping-Prozedur). Die Aufgabe des Krankenhauses, auf alle möglichen Arten von Aufnahmesituationen vorbereitet zu sein (Notfall, einbestellte Patienten, reine Betreuungsfälle etc.), erschwert von vornherein eine differenziert individuelle Integration.

Folgende Gesichtspunkte erschweren zusätzlich die stationäre Aufnahme für den Patienten (vgl. Siegrist 1978):

1. Kollektiver Tagesablauf, personelle, räumliche und arbeitsorganisatorische(?) Zwänge schließen eine Orientierung des Tagesablaufs an den Bedürfnissen des Patienten von vornherein weitgehend aus.
2. Ständige Präsenz: Dieser Aspekt der Patientenrolle bezieht sich zunächst auf die permanente Verfügbarkeit des Kranken. Dies impliziert eine ständige Bereitschaft, sich den Arbeits- und Zeitplanungen der Experten unterzuordnen sowie häufige Transporte und extensive Wartezeiten zu dulden. Möglichkeiten der Privatisierung, des Rückzugs in die Intimsphäre sind nur sehr begrenzt vorhanden.
3. Kontaktbegrenzung: Diese wird durch den Liegezwang ausgeübt. Die Immobilität des Patienten ist für den Routinebetrieb günstig, der Arbeitsablauf kann nicht beeinflußt werden, der Patient ist ständig erreichbar, unerwünschte Kontakte sind nahezu ausgeschaltet.
4. Informationsbegrenzung: Die Patienten können sich nur schwer über ihre Behandlung, die Krankheitsursache, Verlauf und Prognose, überbetriebliche Regelungen, Rechte und Beschwerdeinstanzen orientieren. Die Information wird in der Regel reglementiert.
5. Unpersönlichkeit der Beziehungsformen: Krankenhausarbeit ist prinzipiell durch das Dilemma zwischen Arbeitsroutine und individueller Zuwendung gekennzeichnet. Sie spitzt sich im Akutkrankenhaus unter den Bedingungen des Zeitdrucks, der personellen Unterbesetzung, der Arbeitsüberlastung, der hohen Fluktuation und der Schichtdienstregelung zu.

6. **Hohes, ungeregeltes Sanktionspotential:** Zur Sicherung, so Siegrist, der Verhaltenskonformität von Patienten können, teilweise in medizinische Maßnahmen gekleidet, vielfältige Sanktionen angedroht werden. Zum Beispiel Vorenthaltung kleiner, selbstverständlicher Gefälligkeiten bis zur Entlassung aus der Klinik. Die meisten Sanktionsandrohungen spielen sich auf der informellen Ebene ab, sind also wenig geregelt. Begünstigt wird dies durch die soziale Isolierung der Patienten und deren durch Informationsrestriktion bedingten Orientierungsunsicherheit (Siegrist, S. 8).

Für die ohnedies labilen schwangeren Frauen wirkt sich der krasse Wechsel in eine passive Abhängigkeit von vielen Faktoren negativ auf das Selbstwertgefühl aus. Die soziale Interaktion ist plötzlich ausschließlich auf Krankheit, auf Bedrohung und Risiko und nicht auf sie als Person konzentriert. Sie fühlt sich als nicht kompetente Laiin von aktiven Informationszugängen ausgeschlossen und ist von verschiedenen Interpretationen der Informationen abhängig. Wir alle wissen, daß jedem Blick, sei es der Putzfrau, sei es des Oberarztes bei der Visite enorme Bedeutung beigemessen wird. Der lange Krankenhaustag einer Frau mit z. B. vorzeitigen Wehen wird so zum Hindernislauf durch verschiedene Informationskanäle, um ein Stück Sicherheit zu erhaschen.

Generell können wir folgende Grundbedürfnisse von Krankenhauspatienten feststellen (vgl. Schmeling-Kludas 1988, S. 92):

1. Das Grundbedürfnis, medizinisch richtig behandelt zu werden. Dies ist bei Schwangeren – vor allem in Hinblick auf die Verantwortung für das Kind – hochsensibilisiert. Durch die pränatale Diagnosetechnologie werden allerdings unrealistische Vorstellungen, Risiken bis ins kleinste Detail ausschalten zu können, geweckt.
2. Das Grundbedürfnis nach Ruhe und Vertrautheit.
3. Das Grundbedürfnis nach Zuwendung. Oft ist nicht die medizinische Therapie allein entscheidend, sondern auch die Pflege und die Art, wie der Arzt bzw. das Pflegepersonal die Patienten betreut.
4. Das Grundbedürfnis nach Aufklärung. Informationsbedürfnisse von Patienten/-innen im Stationsalltag werden gerne bagatellisiert. So wagen unserer Erfahrung nach viele Frauen nicht zu fragen, wie die Geburt abläuft, wie Wehen ausgelöst werden etc.
5. Das Grundbedürfnis, als ganze und verantwortliche Person behandelt und respektiert zu werden.

Schmeling-Kludas stellt zu Recht folgenden Gesichtspunkt in den Mittelpunkt:

> Wollen wir uns damit befassen, wie der Arzt oder das Pflegepersonal die verständlichen Grundbedürfnisse vom Stationspatienten besser berücksichtigt, so müssen wir nach Möglichkeiten fragen, wie das Pflegepersonal darauf eingehen kann.

Aus dem Blickwinkel eines stationsführenden Arztes stellt sich folgendes, widersprüchliches Szenario dar:

So soll er
- eine optimale medizinische Versorgung trotz zunehmender Arbeitsintensität und Überlastung gewährleisten und dabei nun auch mehr als bisher auf die Person eingehen;

- den Ansprüchen der Patienten auf gute und menschliche Behandlung genügen, selbst aber keine Ansprüche auf gute Arbeitsbedingungen stellen;
- Patienten nicht hetzen, auch wenn man selber zeitlich ständig unter Druck steht oder sich so fühlt;
- die richtige Therapie festlegen oder sogar weit über medizinische Belange hinausgehende Entscheidungen treffen, den Patienten aber zugleich als selbständige und selbstverantwortliche Persönlichkeit achten (Er soll zwar omnipotent sein, sich das aber nicht anmerken lassen);
- die Gefühle des Patienten ins Gespräch einbeziehen, die eigenen Gefühle aber hintanstellen;
- es akzeptieren, wenn Patienten „sich hängen lassen", selbst aber 32 Stunden während Dienste ableisten, ohne zu klagen;
- Verständnis haben für unvernünftiges Verhalten der Patienten, selbst aber immer vernünftig und kontrolliert sein;
- Abwehrmechanismen der Patienten verstehen, selbst aber keine haben.

Wesentlich scheint mir in diesem Zusammenhang folgende Aussage des eben zitierten Autors:

Der Arzt muß akzeptieren, daß es Wünsche und Bedürfnisse vom Patienten gibt, die er zwar verstehen, nicht aber erfüllen kann, sei es wegen der Arbeitsbedingungen, sei es wegen der Unerfüllbarkeit der Patientenwünsche an sich. In jedem Fall kommt der Arzt dabei mit dem Gefühl von Ohnmacht in Kontakt.

Aspekte, die es der Schwangeren ermöglichen, die stationäre Aufnahme nicht als Zwangsaufenthalt, sondern als zielgerichtete Maßnahme zu sehen und zu akzeptieren, sind:

- der subjektive und objektive Leidenszustand,
- die Fähigkeit, sich gehen zu lassen und Fürsorge anzunehmen,
- das Vertrauen in die Klinik sowie eine empathische Klinikatmosphäre und
- die Überzeugung, daß die Aufnahme im Dienste der Gesundheit und der Sicherheit für sie und das Kind steht.

Hyperemesis

So wird eine stationäre Aufnahme von Frauen mit Hyperemesis, Schwächegefühl und Gewichtsverlust meist als willkommene Entlastung empfunden, denn ihre aktuelle psychische Situation bedeutet, daß sie oral „verhungern".

Wir bieten diesen Frauen routinemäßig eine individuelle Betreuung durch eine Psychologin an. Den Schwestern der Station wird ausführlich die jeweilige Grundproblematik erklärt, und sie werden als wesentliche Bezugspersonen in das Betreuungskonzept eingebunden. So zeigte sich in den regelmäßigen Stationsbesprechungen immer wieder, daß diese Frauen von den Schwestern schwierig und anspruchsvoll, aber auch unzufrieden und abweisend (häufig geht dies über die Zurückweisung der angebotenen Speisen) empfunden werden. Ein entscheidender Lerneffekt besteht darin, darauf nicht zu reagieren und dies nicht als persönliche Kränkung, sondern als Ausdruck der Bedürftigkeit dieser Frauen zu verstehen.

Gestose

Frauen mit dem massiven Leidensdruck des ausgeprägten Schwangerschafts-erbrechens können in der Regel Pflege, Zuwendung und die Entlastung durch den Krankenhausaufenthalt sehr gut akzeptieren. Manchmal ist die Aufnahme in die Klinik sogar eine willkommene Legitimierung gegenüber den Familien-mitgliedern („Mir hat tatsächlich etwas gefehlt, aber sie wollten es mir nicht glauben" ... „Niemand hat sich um mich gekümmert"). Demgegenüber ist die stationäre Aufnahme für Frauen mit Hochdruck und/oder Gestose in der Re-gel schwer hinzunehmen. Sie spüren keinen Leidensdruck, der durch das Sym-ptom „Hochdruck" bedingt ist, auch keinen Schmcrz oder andere belastende Alarmzeichen (wie z. B. bei vorzeitigen Wehen). Lediglich das Blutdruckmeß-gerät läßt sie von der Rolle der gesunden, hoffnungsvollen, „normalen" schwangeren Frau in die der Risikopatientin schlittern. Der Leidensdruck ent-steht nun erst als Folge dieses Befundes durch die Angst um das Wohl des Kin-des, um den Ausgang der Schwangerschaft.

Es ist daher bei der stationären Aufnahme ein Kontaktgespräch darüber, wie diese empfunden wird, ganz besonders wichtig für den weiteren Klinikauf-enthalt. Empfindet die Frau dies als ärztlichen Willkürakt, als „gegen sie ge-richtet", als Anmaßung oder Kontrolle, als Einengung, die für sie keinen Sinn ergibt, so sind die weiteren Interaktionen mit dem Klinikpersonal oft heftig und für beide Teile unbefriedigend. Mißtrauen gegenüber der Medikation, ge-genüber den Blutdruckwerten, gegenüber dem Sinn des Aufenthalts generell, dominieren. Erschwerend kommt hinzu, daß für die somatopsychische Spirale des Hochdrucks die innere Unruhe, die Spannung, die Leistungsanforderun-gen der Frau, die „innere" Uhr und ein panikartiges Gefühl, daß nun alles schief laufe, ein weiteres beschleunigendes Moment für die Erhöhung des Blut-drucks darstellen. In weiterer Folge finden wir Schlafstörungen, Nervosität und Angst vor dem Ausgang dieser Schwangerschaft. Verstärkt wird dies durch die Angst vor jeder Visite mit Blutdruckkontrollen.

Für die psychologische Betreuung sind daher Schritte einzuleiten, um die Fixierung an die fixen Blutdruckzeiten, an die Meßsituationen und Meßwerte aufzulösen. In den täglichen Gesprächen vor der Visite wird deutlich, wie bela-stend die Zeit vor der Messung empfunden wird („Wie hoch wird mein Blut-druck diesmal sein? Was wird der Arzt entscheiden oder sagen?"). Die Frauen fühlen sich ohnmächtig einem unbekannten und bedrohlichen Blutdruckregel-mechanismus ausgeliefert.

Jeder Praktiker kennt die Erwartungsangst, die allein bei dem Gedanken an die Meßsituation, die als schicksalhaft empfunden wird, auftritt. Wir gehen daher mit den Frauen ihre Gedankenketten und Phantasien minutiös durch. Die Frauen registrieren sehr bald, wie sie sich in diese Spirale stimmungsmäßig „hochschrauben", wenn sie sich mehrmals täglich die schlimmsten Befunde mit katastrophalen Folgen ausmalen.

Da die Ätiologie der Gestose unklar ist, neigen viele Frauen dazu, die Schuld bei sich zu suchen, und stellen zu streßhaften Ereignissen oder auch sehr ambivalenten Ausgangssituationen am Beginn der Schwangerschaft Verknüpfungen her. Viele Frauen beobachten an sich schon seit längerer Zeit eine Unruhe und anhaltende Schlafstörungen. Daher ist in der psychologischen Betreuung auch eine passivere, selbstverwöhnende Einstellung zur Schwangerschaft zu erarbeiten. Der Tenor soll dabei jedoch nicht auf das Wohlergehen des Kindes, sondern primär auf das der Frau und erst in der Folge auf das des Kindes gelegt werden. Ärger oder Unruhe, Spannungen (manche Frauen haben ausgeprägte Rötungen im Gesicht und am Hals) können vorsichtig angesprochen werden. Sehr häufig gelingt es den Frauen dann erstmals zuzugeben, daß sie dazu tendieren, sehr viel Ärger oder Wut oder Kränkung zu schlucken, nach außen aber völlig ruhig und gelassen zu wirken.

Das von den Ärzten gerne verwandte Bild, daß durch die Plazentainsuffizienz das Kind mangelernährt werde, löst bei der werdenden Mutter sehr bedrohliche Phantasien und Schuldgefühle aus. Meist ist die Rückfrage, wie sie sich selbst die Dinge erklärt, ein guter Einstieg in die „Drucksituation" der Patientin.

Wir versuchen daher immer, positive und offene „Vorstellungsbilder" durch eine innere Kommunikation zwischen Mutter und Kind anzuregen, bedrückende Idealvorstellungen und Leistungsanforderungen zu hinterfragen („weniger ist mehr"), sie sozusagen psychisch zu nähren, zu unterstützen, ihr Selbstbewußtsein zu geben und erst dadurch indirekt das Kind zu stabilisieren. Dazu gehört auch, Handlungsalternativen zu ermöglichen, wenn die stationäre Aufnahme für alle Beteiligten zur Qual wird. Eine Entlassung auf eigenes Risiko wird nach genauer Rücksprache mit dem Internisten und behandelnden Gynäkologen, mit dem nächstgelegenen niedergelassenen Arzt und unter Einbeziehung aller sozialen Unterstützungen durch Familie oder Freunde mit der Patientin besprochen. Wir besprechen dann auch ein genaues ambulantes Konzept, das die psychologische Betreuung miteinschließt.

Bei weiterem stationärem Aufenthalt ist ein tägliches vormittägliches Konsultationsgespräch ein fester Bestandteil des Behandlungsplans.

Unverzichtbares Element im Behandlungskonzept ist für uns auch die regelmäßige Durchführung von Kreislauf-, vor allem aber Entspannungsübungen durch die Psychotherapeutinnen. Diese Behandlung muß bei Hochdruckpatientinnen jedoch vorsichtig beobachtend aufgebaut werden, da die plötzliche Ruhe vielen Patientinnen Angst macht.

Teestunden für alle stationär aufgenommenen schwangeren Frauen im Aufenthaltsraum der Station haben sich als einfache und doch erfolgreiche Einrichtung der Klinik herausgestellt. Dabei ist entweder eine Sozialarbeiterin oder eine Psychologin als Gesprächsmoderatorin anwesend.

Das folgende Fallbeispiel soll die Effekte einer kurzfristigen psychologischen Intervention demonstrieren:

Eine 27jährige erstgebärende Frau wird in der 23. Woche wegen einer akuten Hochdrucksituation (210/120) zur Kontrolle und Abklärung auf der Station aufgenommen. Sonstige Schwangerschaftsbefunde sowie die Schwangerschaftsanamnese sind unauffällig. Frau X. ist von dieser Akutsituation völlig überwältigt und von Weinkrämpfen geschüttelt. Eine Hauptsorge gilt nun ihrem Gefühl, daß sie diese Situation mitverursacht habe. Sie berichtet von der vielen Arbeit, die in den letzten Monaten auf sie zugekommen wäre. Sie arbeitet als leitende Sekretärin im Büro eines führenden Politikers, der sich gerade in einer heißen Wahlkampfsituation befindet und diese „Kampfstimmung" natürlich auf das ganze Büro überträgt. Sie habe immer schon bemerkt, wie stark sie sich mit ihm und seiner Situation identifiziert habe. Diese Stimmung habe sie auch in ihrer Freizeit nicht losgelassen. Sie entwickelte ihrem Chef gegenüber Schuldgefühle, nun schwanger zu sein und ihn in dieser schwierigen Situation allein zu lassen. Es wäre so, als befinde sie sich zwischen zwei Fronten, zwischen den Erwartungen ihres Chefs und denen ihres Mannes. Er sei gekränkt darüber, daß sie sich nicht mehr schonen und nicht mit mehr Rücksichtnahme auf die Schwangerschaft einstellen könne. Dies habe häufig Anlaß zu Konflikten gegeben. So habe sie auch die Klinikaufnahme und die Meinungen der Ärzte in derselben Tendenz wie die Appelle ihres Mannes empfunden und sehr deutlich gegenreagiert. Sie wünschte, sofort entlassen zu werden und empfand Ärger über den einweisenden Arzt.

Es scheint, als habe das Symptom einen Krankheitsgewinn, da der Konflikt „nun an die Medizin weitergegeben wird". Diese übersetzt ihn in ein Problem von anerkanntem Krankheitswert, wodurch der psychosoziale Konflikt verleugnet bzw. verborgen bleibt. „Für die einzelne Frau ist damit eine doppelte Distanzierung verbunden: Ausgelöst durch das Erlebnis der Schwangerschaft kann sich die Frau zunächst von patriarchalen Normen distanzieren, wodurch Widersprüche in der Kultur für sie einsichtig werden. Da sie den Widerspruch zumeist individuell aber nicht zu lösen vermag, bietet das Symptom sodann eine Möglichkeit der Distanzierung vom Konflikt. Hinterrücks hat man sich wieder an patriarchalen Normen adaptiert, fühlt sich dabei jedoch entlastet, da eine Anpassung auf sozial-akzeptierte Weise und in verdeckter Form erfolgte" (Köster-Schlutz 1987, S. 339).

Dies brachte die Patientin auch ganz klar mit folgenden Worten zum Ausdruck: „Nun kann ich ohne Gesichtsverlust und ohne daß mein Chef mir böse ist zu Hause bleiben." Am 5. Tag der Aufnahme verglich sie den Krankenhausaufenthalt mit Phantasiebildern eines „Traumchefs" oder „Luxushotels". Nach weiteren drei Tagen hatte sich der Blutdruck normalisiert. Frau H. hatte sich nun doch entschlossen, Resturlaub zu nehmen und aus dem Krankenstand nicht mehr an die Arbeit zurückzukehren.

Vorzeitige Wehen

Eine relativ große Patientengruppe bei den stationären Aufnahmen von schwangeren Frauen vor der Geburt stellen Frauen mit vorzeitiger Wehentätigkeit dar. Auch für diese Frauen hat ein erstes Kontaktgespräch unmittelbar nach Aufnahme wichtige Stützfunktionen. Die Frauen sind meist äußerst deprimiert, von Angst und Sorge überwältigt und in pessimistischer Grundstimmung. Es kränkt sie, daß ihr Körper nicht so funktioniert, wie sie es erwartet haben, und daß sie – wie es scheint – keinerlei Einfluß darauf nehmen können. Körper (und Kind) lassen sich nicht kontrollieren, reagieren vor der bestimmten Zeit. Nicht selten wird dies von den Frauen so phantasiert, als wolle das Kind nicht mehr länger bei ihnen drinnen bleiben, als würde es ihm nicht gefallen, als ginge es ihm nicht gut, als würden sie abgelehnt werden. Eine andere, realitätsnahe Vorstellung ist die, daß die vorzeitigen Wehen ein Zeichen dafür seien, daß mit dem Kind oder dem Uterus oder dem Fruchtwasser irgend etwas nicht in Ordnung sei. Die Angst vor einem ungewissen Ausgang der Schwangerschaft ist massiv. Jedes Wort, jede Erklärung des Arztes – sei sie noch so nett gemeint – kann die Verunsicherung verstärken. Auch bei diesen

belastenden, irritierenden und, weil zu früh, nicht normalen Wehen suchen fast
alle Frauen die Schuld bei sich. Denn auch hier sind die Regelmechanismen rational schwer oder zum Teil auch gar nicht erklärbar. Das Selbstwertgefühl ist
sehr beeinträchtigt, man hört von diesen Frauen Selbstvorwürfe, z. B. „Nichts
kann ich ordentlich oder so wie andere machen", manches Mal hört man Anspielungen auf die eigene Ungeduld, die man sich nun vorwirft.

Andere Schuldzuweisungen sind bei vorzeitigen Wehen nicht selten Koitus
und Lust: „Ich hätte es nicht tun dürfen, ich hätte es nicht zulassen dürfen".
Es ist nun wichtig, dies als Schuldzuweisung zu hören und zu verstehen, vielleicht auch anzusprechen („Sie mögen sich nun selber die Schuld geben, vielleicht auch, weil Sie sich nicht gut gefühlt haben dabei. Auch wenn Ihnen das
jetzt so vorkommt, so ist dies in keinster Weise möglich ..."). Auch zuwenig
Rücksichtnahme auf die gesundheitlichen Erfordernisse der Schwangerschaft
oder Verstimmungszustände, Unglücklichsein oder Partnerprobleme werden
nun als gravierendes eigenes Verschulden und, im Falle eines Abortus, als Strafe empfunden. Diese Schuldgefühle können zu Affekthandlungen führen und
so stark werden, daß die Frauen zusätzlich in Panik geraten.

Folgendes Fallbeispiel eines ersten Kontaktgesprächs mit einer Frau mit
vorzeitigen Wehen soll dieses Stimmungsbild nun illustrieren:

Ich werde auf der Station zu einer Frau in der 20. Schwangerschaftswoche mit vorzeitigen Wehen gebeten. Sie ist Französin, 39 Jahre alt, und lebt allein. Seit einem Jahr lebt sie
in Österreich, die Übersiedlung hierher bezeichnete sie als Flucht vor sich selbst, Hintersich-
lassen einer langen, unglücklichen, kinderlosen Ehe und einer beschwerlichen Kindheit. Ihre
Deutschkenntnisse sind sehr gut. Als ich dies ansprach, lachte sie und erzählte, daß sie eine
deutsche Mutter und einen französischen Vater habe. Sie eröffnete sehr rasch im Gespräch,
daß sie meine, daß ihr die Aufregungen zu viel geworden wären. Sie wäre bereits in den letzten Wochen vor Ungeduld und Panik außer sich gewesen, war unbeherrscht und „lief im
Kreis". Sie führte ihre vorzeitige Wehentätigkeit auf eine Begebenheit zurück, die ihr − wie
sie sagte − nach langem Verleugnen schlagartig bewußt machte, daß sie nun nicht wisse,
wo sie das Kind zur Welt bringen solle − in Frankreich oder in Österreich. Welchen Namen,
welche Nationalität es haben solle und in welcher Kultur sie es großziehen solle. Sie meinte
auch, sie sei eine „Spätzünderin", sie habe all die Jahre eigentlich nie ein Kind haben wollen.
Dann, schwanger geworden, fühlte sie sich sehr stark und all den Anforderungen gewachsen.
Das Kind sei ein Kind der Liebe; sie habe sich hier in Wien, wie sie meinte, zum ersten Mal
richtig verliebt. Der Mann sei jedoch verheiratet und habe selber eine Familie. Es war eine
geheime Wochenendbeziehung, die jedoch für beide sehr innig gewesen sei. Sie habe keine
Minute gezögert, gewußt, daß sie das Kind gerne haben wollte. Es sei jedoch allein ihre Entscheidung, er solle es gar nicht wissen. Erst, als der Bauch sichtbar wurde, habe sie ihm die
Schwangerschaft mitgeteilt und betont, daß sie von ihm nichts erwarten wolle. Nach einigen
Wochen habe er jedoch bei einem Notar für die Zukunft dieses Kindes finanzielle und recht-
liche Regelungen getroffen. Als sie nun all die Formalitäten für die Geburt des Kindes erledi-
gen wollte und beim französischen Konsulat war, überfiel sie plötzlich die Angst, daß sie
sich, die bisher im Leben, wie sie meinte, nie besonders mutig gewesen sei, zuviel zugemutet
hätte. Es wurde ihr auch bewußt, daß sie nie offiziell mit dem Kindesvater verbunden sein
könne und auch bei der Geburt, vor der sie Angst hatte, allein wäre. Sie projizierte ihre Ungeduld und Angst in das Baby und meinte immer, die will schon raus, der ist es zu viel bei
mir. Frau X. wirkte wie ein kleines Mädchen, konnte jedoch über ihre Unsicherheit und ihre
Unzufriedenheit mit sich in dieser Situation sprechen.

Zunächst war es wichtig, ihr ein Stück Sicherheit zu vermitteln und ganz konkrete Hand-
lungsschritte mit ihr durchzugehen. Sie hatte eine sehr gute Freundin, die ab nun jeden Tag

zu Besuch kommen sollte. Auch faßte sie sich ein Herz und rief den Kindesvater an, der ab nun ebenfalls täglich zu Besuch kam. Vor allem kam es mir darauf an, sie nach dem Bruch wieder in ihren ursprünglichen Gefühlen der Freude, Zuversicht und Liebe zu bestärken. So entwickelte wir ein Gespräch über Amelie (Frau X. wußte durch die Amniozentese, daß sie ein Mädchen erwartete und entschloß sich, egal, wie die Schwangerschaft auch ausgehen möge, spontan zu diesem Namen). Amelie braucht Ruhe, braucht noch Zeit, Amelie braucht sie, und es geht ihr gut bei ihrer Mutter.

So fing sie bei mehreren Konsultationsgesprächen an zu lächeln, den Bauch zu streicheln und sich einen Dialog mit dem Kind auszumalen. Man konnte richtig spüren, wie sie sich dabei beruhigte und entspannte. Sie sprach das an, da ihr vor allem auffiel, daß ihre Hände und Beine nun wieder warm wären und sie besser schlafen könne. Wir konnten arrangieren, daß sie ein Zimmer allein bekam, und sie empfing Besuche von Kolleginnen, ihrer besten Freundin und von ihrem Freund, dem Kindesvater. Er bat mich schließlich zu einem Gespräch. Er wollte gerne bei der Geburt dabei sein, hatte jedoch Angst, daß sie ihm dies verweigern könne. Generell fühlte er sich bei dem Gedanken an die Geburt unsicher, ob er es aushalten würde und wie er helfen könne. Frau X. wurde von Tag zu Tag zuversichtlicher. Sie hatte nun, durch die Krise, ihre Entscheidungen gefällt. Sie hatte sich zu dem französischen Namen, der auch in deutsch gut klang, entschlossen und entschieden, ihr Kind in Wien auf die Welt zu bringen. Dazu kam die Gewißheit, daß ihr Freund ihr beistehen würde. Die Wehentätigkeit hatte sich vollkommen beruhigt. Sie kam danach bis zum Geburtstermin einmal wöchentlich ambulant zu mir. Amelie kam drei Tage nach dem errechneten Geburtstermin gesund und kräftig zur Welt. Auch ihr Freund hielt Wort.

Machte das obige Fallbeispiel deutlich, daß Belastungen und innere Spannungen die vorzeitige Wehentätigkeit begünstigen können, so soll das folgende Fallbeispiel aufzeigen, daß langgehegte Familiengeheimnisse eine Konfliktsituation darstellen können, die von der Patientin als Auslöser der vorzeitigen Wehentätigkeit interpretiert wurde.

Frau Y., 36 Jahre, 4. Gravidität, verheiratet, 2 Kinder, wurde wegen vorzeitiger Wehentätigkeit in der 23. Woche stationär aufgenommen. Beim ersten Kontaktgespräch auf der Station wirkte sie blaß, bedrückt und weinte. Sie ist Engländerin und in zweiter Ehe mit einem Japaner verheiratet. Aus erster Ehe mit einem Engländer hatte sie zwei Kinder. Sie erzählte, daß sie ein sehr wildes und gewaltvolles Eheleben mit ihrem ersten Mann geführt habe. Er habe getrunken, war ordinär und habe viele Frauen neben ihr gehabt. Sie empfand ihn als abstoßend und „schmutzig". Sie sei nun seit einem Jahr mit einem japanischen Musiker verheiratet, der sehr ordentlich, sehr genau, sehr kontrolliert, fleißig, erfolgreich, aber auch sehr penibel sei. Er dürfe von ihrem Vorleben nichts wissen. Nun quälte sie seit einiger Zeit folgende Vorstellung: Sie habe von ihrem ersten Mann des öfteren Gonorrhö bekommen. Bei der letzten Infektion habe man ihr gesagt, sie müsse dies nach einiger Zeit kontrollieren lassen. Es könne möglich sein, daß „Keime aufgestiegen seien, sich einkapselten und bei einer etwaigen Schwangerschaft das Kind gefährden könnten". Diese Vorgeschichte der Geschlechtskrankheit habe sie jedoch in der Anamnese nie angegeben. Nun habe sie Angst, daß durch die Schwangerschaft die Gonorrhö aktiviert worden sei und sie unter Umständen dann ein behindertes oder mißgebildetes Kind zur Welt bringen könne. Sie habe schreckliche Angst, könne dies jedoch niemandem, schon gar nicht ihrem Mann mitteilen. Sie habe schreckliche Angst, ihren Mann zu verlieren, aber sie sei sicher, er könne ihr Vorleben nicht tolerieren. Nachdem wir diese Phantasien über ihren „strafenden" Mann besprechen und in Verbindung zu ihren Schuldgefühlen bringen konnten, zog ich einen Arzt als ihre ständige Kontaktperson hinzu. Er wurde von mir über die irrationalen, jedoch wichtigen Ängste informiert, so daß er behutsam, als ärztliche Autorität, beruhigen konnte. Auch die Schwestern wurden mit in den Behandlungsplan, sie in dem Gefühl einer gesunden, „sauberen", normalen und guten Schwangeren zu bestärken, einbezogen. Auch bei dieser Frau kamen die Wehen ohne Wehenhemmer nach einigen Tagen völlig zum Stillstand. Die Schwangerschaft konnte voll ausgetragen werden.

Abort und Totgeburt

Ein besonders wichtiges Anliegen ist die psychologische Betreuung der Frauen nach Abort oder Totgeburt. War doch bisher das Verhalten meist auf Ignorieren der Trauer und der psychologischen Problematik, auf Bagatellisieren des Verlusts (es ist noch kein „richtiges" oder reifes Kind) und auf Kompensation durch Anraten einer raschen nächsten Schwangerschaft ausgerichtet.

Wesentlich für die Arbeit des Personals auf der Station und seine mögliche Hilfestellung ist zunächst die Erkenntnis, daß sich die Trauerreaktion unweigerlich einstellt, sich aber auf verschiedenen Ebenen ausdrücken kann. Oft geht das Personal von den eigenen Empfindungen aus und erwartet bestimmte Verhaltensweisen. Werden andere als die erwarteten beobachtet, so wird dies nicht selten als befremdlich oder inadäquat bewertet. Hinter allen individuellen Ausdrucksformen der Trauer steht jedoch das bedrückende Gefühl eines doppelten Verlusts: nämlich eine Schwangerschaft durch die Geburt eines toten Kindes beenden zu müssen. Dieses Erlebnis der Leere wird meist mit Schuld- und Versagensgefühlen verbunden. Der Abort oder die Totgeburt kann dann als Strafe erlebt werden. Auf der verzweifelten Suche nach Klärung und Verarbeitung dieses Schicksals bekommen Maßnahmen der Schwangerenvorsorge oder der Geburtshilfe sowie diverse Aussagen des Personals eine spezifische Bedeutung. Fehler werden gesucht. Es ist wichtig, dies als Appell nach Entlastung von den bedrückenden Schuldgefühlen zu erkennen. Leid und Trauer mag sich (je nach früheren lebensgeschichtlichen Erfahrungen) entweder darin äußern: „Laß mich allein, ich brauche niemanden", oder in einem direkten Hilferuf an die Umgebung: „Helft mir", oder aber in einer nach außen gerichteten Verleugnung der Traurigkeit: „Ich schaffe es schon, es ist nicht so schlimm". Dies hat für manche Frauen die oftmals fatale Konsequenz, daß sie tatsächlich wenig Unterstützung erfahren und mit niemandem über ihre Trauer sprechen können. Nicht selten wird dann erst im Rahmen der nächsten Schwangerschaft das Verlusterlebnis der vorausgegangenen Schwangerschaft aufgearbeitet.

Die Beratung zur Krisenbewältigung muß mit folgenden Mechanismen rechnen:

1. Verleugnung: Der Wunsch, das Ereignis ungeschehen zu machen und nicht wahrhaben zu wollen kann so stark sein, daß die Frau den bevorstehenden Abortus vollkommen verleugnet und diesen in der Phantasie durch die Vorstellung einer normalen Geburt ersetzt. Sie zeigt sich dann selbstzufrieden und zuversichtlich.

2. Affekt der Isolierung: Das bedeutet, daß der kognitive Anteil eines Ereignisses überbetont, während dem affektiven Anteil wenig Beachtung beigemessen wird. Frauen mit diesem Bewältigungsmechanismus wirken nach außen sehr kompetent und gefaßt. Nur gelegentlich werden affektive Durchbrüche (dann, wenn sich die starken Emotionen nicht mehr unterdrücken lassen) virulent. Diese erscheinen dann unverständlich oder deplaciert. Es ist nun vor allem für das Betreuungspersonal wichtig, dies als eine Form der Bewältigung eines massiven Erlebnisses zu verstehen, statt die Patientin an ihrem vielleicht auch

„befremdlichen" Verhalten festzumachen oder gar als „neurotisch" oder „psychisch gestört" zu stigmatisieren.

3. Projektion von Schuld: Dieser Bewältigungsmechanismus ist, wie wir schon erwähnt haben, sehr häufig und leicht zu erkennen. Versäumnisse werden entweder in der ärztlichen Behandlung oder im Verhalten von Familienmitgliedern oder dem Transport, Reisen oder was auch immer, die einen vorzeitigen Blasensprung oder Wehen ausgelöst haben, gesucht. Oder die Schuld wird in den eigenen Ahnen oder der Verwandtschaft gesucht. Ein belastenderer Schuldprojektionsmechanismus ist, wenn die Frau sich selbst die Schuld gibt. Wie schon erwähnt, werden hier nicht selten sexuelle Erlebnisse in der Schwangerschaft erwähnt oder nach außen gelagerte Interessen, Berufstätigkeit und Arbeit oder auch starke ambivalente Gefühle in der Frühschwangerschaft.

4. Regression: Diese deutet sich zaghaft im Wunsch nach guter Versorgung oder auch in der Forderung nach Ruhe, Verlegung in ein Einzelzimmer etc. an. Die Familien- und Partnersituation wird als ideal dargestellt und bietet so Schutz vor zu bedrängenden Trauergefühlen. Die Frau signalisiert dem Personal oder den Angehörigen, nicht mit Gesprächen über das Kind belastet werden zu wollen, zieht sich aus der Beziehung zurück, lenkt sich ab und zeigt ein starkes Bedürfnis nach Ruhe und Schlaf.

Die Reaktion der Umgebung: Das Miterleben von Leid löst bei jedermann ein für ihn ganz spezifisches Gefühl der Betroffenheit aus. Gerade im Umgang mit Verlust und Tod werden eigene Ängste bzw. eigene Erfahrungen aktiviert. In einer Arbeitsgruppe mit Gynäkologen und Hebammen zu diesem Thema formulierte ein Gruppenmitglied dies folgendermaßen: „Es geht mir hier, jetzt bei diesem Thema, genauso wie im Kreißsaal. Ich muß immer wieder kurz hinausgehen, um mich wieder zu fangen, um zu sehen, wer ich bin, um erst dann wieder zu der Frau gehen zu können ... Manches Mal ist es mir zu viel. ... Ich fühle mich oft selbst schuldig und frage mich, was wir hätten anders machen können." Häufig entspringt aus diesem Gefühl der Impuls, Trost zu spenden und Hoffnung zu vermitteln.

Ein anderes Gruppenmitglied drückte dies folgendermaßen aus: „Man ist selber so mit davon betroffen, man hält das ja nicht aus, also muß man der Frau irgend etwas Aufmunterndes sagen, damit es mir besser geht."

Die Einstellung auf die Situation der Frau ist dann etwas weniger schwierig, wenn das Kind intrauterin verstorben ist. Für eine sensiblere Beachtung ihrer psychischen Lage ist dann etwas mehr Raum. Dies ist kaum möglich, wenn das Kind während der Geburt stirbt. Ein Gruppenmitglied formulierte dies folgendermaßen: „Dann ist eine allgemeine Hektik, so viel zu tun, und man ist nur damit beschäftigt, nun keinen Fehler zu machen."

Unterstützende Maßnahmen: Für die Verarbeitung von Trauer und Verlust ist die sogenannte Trauerarbeit unerläßlich. Trost im Sinne vom Vermitteln optimistischer Inhalte wird vom Trauernden häufig als Bagatellisierung des Schmerzes bzw. Nichtverstehen der Schmerzreaktion verstanden und ist daher wenig hilfreich. Der Beitrag zur Verarbeitung der Trauerreaktion auf Station besteht darin, den Schmerz der Frau akzeptieren zu können. Gerade dies erweckt beim Pflegepersonal jedoch häufig das Gefühl, nichts zu bieten bzw. keine wesentliche Hilfe zu sein oder auch schlechtes Gewissen, die Frau in ihrer Trauer so allein lassen zu müssen.

Ein wichtiger Faktor kann sein, bei den Besuchsregelungen großzügige und unkonventionelle Lösungen zuzulassen und sich ganz auf die Bedürfnisse und Wünsche der betroffenen Frauen einzustellen. Die Frage, auf welcher Station die Frau liegen möchte, sollte entsprechend ihren Bedürfnissen geregelt werden. Sehr kontrovers wird derzeit die Frage diskutiert, ob den Müttern (oder Eltern) das tote Kind gezeigt werden soll oder nicht. Es gibt nun mehr und mehr Versuche, dies den Eltern zu ermöglichen. Manche Frauen brauchen ein paar Tage, bis sie innerlich nachvollziehen können, daß ihr Baby gestorben ist. Dies ist besonders dann schwierig, wenn es nach der Geburt in die Neugeborenenintensivstation der Kinderklinik verlegt wurde. Besonders schlimm ist es dann, wenn von der Klinikorganisation her keine Möglichkeit für die Eltern besteht, sich vom Baby zu verabschieden und es noch einmal zu sehen.

Die psychologische individuelle Betreuung bei stationär aufgenommenen werdenden Müttern scheint uns eine wichtige Möglichkeit zu sein, die Compliance der Patientin zu erhöhen und die nun eingetretene Krisensituation als Chance für die weiteren Phasen der Schwangerschaft und die Geburt, vielleicht auch für die Mutterschaft zu nützen.

Im Sinne eines positiven Krisenkonzepts bedeutet dies, der schwangeren Frau neue Perspektiven zu eröffnen und sie gleichzeitig in ihren eigenen Fähigkeiten zu bestärken. Die zur Krise gewordene Schwangerschaft wird dann nicht als Bedrohung der sie sich ohnmächtig ausgeliefert fühlt, sondern als ein passagerer Zustand empfunden, auf den sie sich wieder neu einstellen kann. Dies kann bedeuten, zu seinen regressiven Wünschen zu stehen oder einen neuen Ausgleich zwischen aktiven und passiven Impulsen zu finden. Die Chance ist jedoch nur dann gegeben, wenn man von den somatischen Symptomen zum individuellen Erleben eine Brücke schlagen kann. Dies erfordert eine spezifische Schulung des Betreuungspersonals und bei Einbindung einer psychotherapeutisch geschulten Psychologin einen Ansatz zur Teamzusammenarbeit auf der Station, wie auch die Einrichtung eines geeigneten Raumes, der Intimität gewährleistet.

11.4 Möglichkeiten der Geburtsvorbereitung

Eine Erfahrung, die jede schwangere Frau durchlebt, ist Angst vor der Geburt. Wir verstehen darunter ein ängstliches, unbehagliches, unsicheres Gefühl, das mit dem Gedanken an die bevorstehende Geburt aufkommt. Beschränken wir uns nur auf Anzeichen der vegetativen Anspannung – als ein Hauptindikator der Angst – so können wir aus den Daten unserer Studien eindeutig ableiten, daß sich die Angst vor der Geburt vom zweiten zum dritten Trimenon verdoppelt. Unruhiger Schlaf, bedrückende Träume und Einschlafstörungen nehmen ebenso rapide zu. Im selben Ausmaß nimmt die Zuversicht der Frauen (den Ausgang der Schwangerschaft betreffend) ab. Bemühungen zur Erleichterung der Geburt sind psychologisch daran zu messen, inwiefern Unsicherheit minimiert werden kann, wie weit den Frauen das Gefühl der Selbstkontrolle über ihre Situation, ihren Körper und somit über den Schmerz vermittelt werden kann und ob Strategien erarbeitet werden, die in der individuellen akuten Streßsituation der Geburt hilfreich sind.

Wissen ist Macht – dieses Leitmotiv gilt in abgewandelter Form auch für die Gebärende! Ihr Wissen darüber, was in ihrem Körper während des Geburtsvorgangs vorgeht, wodurch Wehen ausgelöst werden und was sie bewirken, welche körperlichen Vorgänge Schmerzempfindungen und körperliche Belastungen verursachen und schließlich, was sie selbst dazu beitragen kann, um die Geburtsarbeit für sich und somit auch für ihr Kind zu erleichtern, daß sie also ihren Fähigkeiten vertrauen kann, macht die Bewältigung des Geburtsgeschehens wesentlich leichter, als passiv und hilflos den körperlichen Empfindungen ausgesetzt zu sein.

Daher soll die Geburtsvorbereitung danach beurteilt werden, ob das Angebot geeignet ist, den Handlungsspielraum für die Gebärende zu erweitern.

In den letzten Jahren hat sich nun – Gott sei Dank – eine Entwicklung vollzogen, die die Geburtsvorbereitung als reine Alibiveranstaltung die irgendwo im Keller ein separiertes Eigenleben führt, abgelöst hat. Psychohygienische Maßnahmen, wie intensivierte Geburtsvorbereitung, Elternrunden, Stillinformationen usw., die bisher ausschließlich als außerinstitutionelle Angebote auf privater Basis oder im Rahmen eines dafür gegründeten Vereins möglich waren, werden nun gemeinsam mit den Kliniken gestaltet.

Die Erfolge der Geburtsvorbereitung sind eindeutig: Geringerer Einsatz von schmerzstillenden Medikamenten sowie Wehenförderern sowie weniger Einrisse durch bessere Entspannung sind nur einige der erwiesenen Effekte. Ebenso kann als erwiesen gelten, daß das Geburtserlebnis aufgrund der gezielten Vorbereitung und Information wesentlich positiver eingeschätzt wird (Ringler u. Pavelka 1982; Zeidner u. Wimmer-Puchinger 1982; Wimmer-Puchinger u. Weissenblöck 1986; Rechnitzer 1986).

Bisher werden Geburtsvorbereitungsangebote vor allem von erstgebärenden Frauen (zwei Drittel der Teilnehmerinnen) wahrgenommen. Frauen mit geringeren bildungsmäßigen und beruflichen Qualifikationen sind unterrepräsentiert.

Organisation und Durchführung einer Geburtsvorbereitung in der Klinik

– Wie kann man das Angebot der Geburtsvorbereitung in einer Institution verankern?
– Mit welchen Widerständen und Schwierigkeiten ist zu rechnen?
– Welche Strukturen sind möglich?
– Welche Anforderungen und Erwartungen werden gestellt?

Steht man heute vor der Aufgabe, Geburtsvorbereitung in einer Klinik aufzu-
bauen, so sind die Voraussetzungen heute wesentlich günstiger als noch vor einigen Jahren. Gezielte Programme sowie Erfahrungsberichte von Frauen und
Männern überschwemmen den Buchmarkt. Die Schulen, Meinungen und Konzepte der Geburtsvorbereitung haben sich längst von den beiden Vätern Lamaze und Read emanzipiert und führen nun mehr oder weniger ein buntes Eigenleben. Eine breite Palette von Fortbildungsmöglichkeiten hat sich in den letzten
Jahren entwickelt.

Im folgenden möchte ich Schwerpunkte setzen, um angesichts der verwir-
renden Methodenvielfalt einen gemeinsamen Nenner von Grundprinzipien zu
finden.

Ich persönlich halte Geburtsvorbereitung als integrierten Bestandteil der
Schwangerenbetreuung durch die jeweilige Frauenklinik bzw. -abteilung für jeder außerinstitutionellen Einrichtung überlegen. Die Frauen werden durch die
regelmäßigen Besuche der Klinik mit den Gepflogenheiten, der Atmosphäre
und den Räumlichkeiten auch außerhalb den Ambulanzzeiten vertraut. Sie bekommen Kontakt zum Personal; dadurch ist das Krankenhaus keine anonyme
Institution.

Außerdem können die Frauen gezielt und detailliert über den Ablauf an der
Klinik informiert werden. Ein Kreißsaalbesuch gibt ihnen die Möglichkeit, die
auf sie zukommende Situation realitätsnah durchzuspielen. Bei ausgeprägten
Ängsten und Unsicherheiten, bei Risiken oder speziellen Wünschen ermöglicht
die Geburtsvorbereitung in der Klinik jederzeit eine Rücksprache mit dem geburtshilflichen Team bzw. die Aufnahme eines Hinweises in die Krankengeschichte.

Der ständige Informationsaustausch mit dem Kreißsaalpersonal über seine
Erfahrungen mit der Geburtsvorbereitung, Anregungen und Teambesprechun-
gen sind ein wesentlicher Bestandteil einer problemangepaßten Organisation.
Die andere wichtige Verbindung besteht zur Schwangerenambulanz als der
Stelle, an der Frauen sich informieren, fragen, aber auch von den Ärzten gut
motivierbar sind. Ohne diese wichtige Achse Schwangerenambulanz-Kreiß-
saalteam führt die Geburtsvorbereitung innerhalb der Klinik ein hilfloses ohn-
mächtiges Schattendasein und erstarrt – von anderen abgewertet – in Routine. Die Zusammenarbeit mit dem Schwangerenambulanzteam in regelmäßigen
Meetings ist ein Ansatzpunkt zur besseren Integration. Der regelmäßige Kreißsaalbesuch mit der Gruppe bezieht das Kreißsaalteam mit ein. Ist es in die Geburtsvorbereitung eingebunden, wird es diese als Ergänzung und nicht als Konkurrenz empfinden. Dies ist nicht unwichtig. Ein Krankenhaus ist ein sehr sen-
sibles soziales System, in dem – wie zahlreiche Kommunikationsanalysen zeigen – die einzelnen Berufsgruppen unter sich bleiben und die Kommunikation
zwischen den Hierarchien zahlreichen Störungen unterliegt. Rivalitäten zwischen Abteilungen sind die Regel.

„Wessen Kind wird geboren?" – Obwohl rational klar ist, daß die Bestätigung und das Erfolgserlebnis einzig und allein den Frauen gebühren, so möchte doch jeder andere Beteiligte einen gewissen Anteil an dem positiven Erlebnis
für sich beanspruchen. Es ist daher nachvollziehbar, daß sich manchmal Riva-

litätsgefühle zwischen dem Beitrag der Geburtsvorbereitung und dem des Kreißsaalteams einstellen. Eine Integration der Hebammen in die Geburtsvorbereitung ist deshalb, aber auch wegen der kontinuierlichen Betreuung über die Schwelle des Kreißsaals hinweg allen anderen Ansätzen vorzuziehen.

Je nach Zusammensetzung der Geburtsvorbereitungsgruppen, z. B. Risikoschwangerschaften, alleinstehende Frauen, Partnergeburtsvorbereitung oder Männergruppen, hat sich Zusammenarbeit von Psychologinnen und Hebammen bewährt.

Die Organisation und der Aufbau eines Geburtsvorbereitungsprogramms richten sich nach den personellen, räumlichen und zeitlichen Ressourcen sowie der Anzahl der Personen, die vorbereitet werden sollen.

Unsere Geburtsvorbereitung für Paare an der Ignaz-Semmelweis-Frauenklinik Wien besteht aus 8 Abenden (zu 60 Minuten) einmal wöchentlich. Die Gruppenzusammenstellung erfolgt nach dem Geburtstermin. Die Gruppengröße besteht aus durchschnittlich 10 Paaren. Die Kurse werden alternierend an drei verschiedenen Wochentagen (abends) angeboten. Der Zugang zum Kurs erfolgt über die Schwangerenambulanz, aber auch über die Tonbildschau der Klinik, in der ein Hinweis auf alle Vorbereitungsprogramme enthalten ist. Außerdem bekommt jede Schwangere eine Informationsbroschüre über Serviceeinrichtungen der Klinik, in der die genauen Termine und Anmeldemodalitäten detailliert angeführt sind. Dieser Informationsbroschüre ist auch eine Kurzbeschreibung der Vorbereitungskurse zu entnehmen. Die Teilnahme am Geburtsvorbereitungskurs erfolgt zu 60% über die Zuweisung der Ärzte der Schwangerenambulanz, 28% wurden von Bekannten, die dieses Angebot schon wahrgenommen hatten, motiviert, und 7% erhielten ihre Impulse über die Medien.

Kurselemente

Jedes Angebot eines Geburtsvorbereitungsprogramms sollte mindestens folgende vier Bereiche umfassen:

1. Information über den physiologischen Ablauf der Geburt mit allen eventuellen Vorkommnissen. Der Gewinn liegt für die Kursteilnehmer darin, die körperlichen Empfindungen zuordnen zu können und die Geburt nicht passiv über sich ergehen lassen zu müssen.
2. Aus dem bekannten Zusammenhang zwischen Angst, Muskelspannung und Schmerzerleben ergibt sich, daß die Angst-Schmerz-Spirale mittels gezielter Entspannungsübungen unterbrochen werden kann. Durch diese Übungen soll die Frau lernen, an sich zu registrieren, wann sie angespannt ist, wie sie körperlich reagiert und sich bewußt auf die Entspannung der Körperteile zu konzentrieren.
3. Selbstvertrauen und Kompetenz sind wichtige Vorbedingungen, Krisen oder Ausnahmesituationen besser zu beherrschen und sich ihnen nicht resignativ ausgeliefert fühlen zu müssen oder in Panik zu geraten. Mindestens ebenso wichtig ist es aber auch, seine Bedürfnisse zu kennen und zu

artikulieren (z. B. Verlangen von schmerzlindernden Medikamenten oder Fragen nach der Hebamme oder dem Arzt etc.).

4. Angst und Unsicherheit resultieren aber nicht nur aus mangelnder Kenntnis, sondern auch aus den Lebensumständen und den verschiedenen Veränderungen, die mit der Mutterschaft einhergehen. Die unterschiedlichen Motive, aus denen Angst und Unsicherheit resultieren können, sollen ebenso in einem Geburtsvorbereitungskurs angesprochen werden.

Die Geburtsvorbereitung soll also die werdende Mutter oder das werdende Elternpaar immer wieder mit den Anforderungen der Geburt und den damit verbundenen Themen konfrontieren. Da Geburtsvorbereitung aber eine „Als-ob-Situation" durchspielt, soll sie so gestaltet werden, daß sich dennoch halbwegs realistische Vorstellungen einstellen können. Wir versuchen diesem Ziel durch ein Vorstellungstraining gerecht zu werden, indem die Wehen verbal, detailliert, entsprechend den physiologischen Anforderungen und Schwierigkeiten vermittelt und nicht beschönigt werden, und an diese Schilderung die entsprechenden Atemübungen anzukoppeln.

Entspannungsmethoden

Wie erwähnt haben sich in den letzten 10 Jahren sehr viele verschiedene Schulen entwickelt. Ich persönlich bin von dem Konzept der Entspannungsmethode nach Jacobson, die ja ein fester Bestandteil der Lamaze-Methode ist, abgekommen, da die Frauen durch den Wechsel von aktiven und passiven Elementen, an- und entspannen, ihre Empfindungen kaum wirklich registrieren können, vor allem dann, wenn die Abfolge zu schnell ist. Ich bin daher dazu übergegangen, mit Vorstellungsbildern zu arbeiten, die vor allem darauf abzielen, daß die Frau lernt, sich völlig ihrem Körper zu überlassen und in Ruhelage körperliche Veränderungen, aber auch Empfindungen zu registrieren. Dafür werden pro Sitzung ca. 20 Minuten verwendet.

Gruppenleitung

Wie in jeder Arbeit mit Menschen kommen auch in der Geburtsvorbereitung Beziehungsaspekte zum Tragen. Für die Betreuung von Geburtsvorbereitungsgruppen ist deshalb die Fähigkeit, Akzeptierung und Einfühlung zu vermitteln, eine wichtige Vorbedingung. Grundkenntnisse von Gruppenprozessen und Gesprächsführung und eine sensible Beobachtung sind daher unumgänglich. Schließlich muß die Gruppenleiterin sich auch ihre eigenen Gefühle gegenüber Schwangerschaft und Geburt sowie der eigenen Weiblichkeit und Genitalität bewußt gemacht haben.

Grenzen der Geburtsvorbereitung

Jede Art von Geburtsvorbereitung bleibt in ihren Möglichkeiten begrenzt, eine Erfahrung vorweg zu nehmen, die in der Zukunft liegt und deren Ausgang nie-

mand vorhersagen kann. Wir wissen, daß die Beziehung, die die Frau zum ge-
burtsbetreuenden Personal entwickelt, sowie das Vertrauen zur Geburtshilfe
der Klinik ein sehr entscheidender Faktor für die Stimmungslage, für die Kooperation mit dem Geburtsablauf und somit für die An- oder Entspannung
der Gebärenden ist. Die konkrete Situation kann unter negativen Voraussetzungen alle Vorsätze und Strategien zunichte machen oder aber all das, auf das
man sich vorbereitet hat, zur vollen positiven Entfaltung bringen. Eine gute
Atmosphäre im Kreißsaal, die Hebamme, der Arzt oder der Partner (also eine
empathische Bezugsperson) können, wie eine Studie von Löschenkohl (1981)
zeigen konnte, Geburtsvorbereitung unter Umständen auch ersetzen.

Eine weitere Grenze der Möglichkeiten von Geburtsvorbereitungskursen liegt
darin, daß Geburtsangst tiefer in der Geschichte der Frau verankert liegt, also
nicht nur eine situative Angst darstellt und in der kurzen Zeit der Geburtsvorbereitung und der Gruppensituation nicht bearbeitet werden kann; dies gilt vor allem für all jene Phantasieinhalte, die dann der Gedanke an die Geburt auslöst.
Manche Frauen neigen auch dazu, einen zu hohen Leistungsanspruch an sich
selbst zu stellen, oder haben große Angst, die Kontrolle über sich zu verlieren.
Auch Frauen, deren Geschlechtlichkeit mit starken Tabus belegt ist, werden unter Umständen auf die starken körperlichen Sensationen während des Geburtsvorgangs mit Scham, Verspannung oder aversiven Gefühlen reagieren. Das bedeutet, daß Verspannungen und Affekte oft tiefer liegen, als dies in den Ge-
burtsvorbereitungsprogrammen nahegelegt wird, und somit psychologische Bedingungen darstellen, die die Formel „Geburtsvorbereitung = problemlose Geburt" nicht aufgehen lassen. Doch gerade diese Formel ist im Bewußtsein werdender Eltern durch die Medien sehr stark in den Vordergrund gerückt.

So erleben wir oft, daß ein gegenteiliger Effekt eintritt als ursprünglich be-
absichtigt. Man zog aus mit dem Ziel, der Frau bzw. den werdenden Eltern ein
bewußtes und positives Geburtserlebnis zu ermöglichen. Damit sind aber auch
neue Leistungsanforderungen an die Frauen gestellt worden. Etwas überspitzt
könnte man es so formulieren: „Die Geburt hat positiv gestaltet und positiv
erlebt zu werden". Stellen sich nun andere als diese normierten Gefühle bei der
Geburt ein, so sind Schuld-, Versagensgefühle und Enttäuschung oft das einzige, was von den wohlgemeinten positiven Ansprüchen und der vorgeburtlichen
Euphorie überbleibt.

Auf der Strecke bleibt dann das Gefühl der Erleichterung und Freude, daß
das Kind geboren ist, mit dem nun ein langer gemeinsamer, am Beginn oft
mühsamer Weg beginnt. Dem vorzubeugen, den eigenen Fähigkeiten mehr zu
vertrauen und zu seinen (wenn auch negativ ambivalenten) Gefühlen zu stehen,
ist vielleicht ein wesentlicherer Beitrag der Geburtsvorbereitung als ein perfek-
tes Wehenatmungstraining.

11.5 Psychologisch günstige Bedingungen im Kreißsaal

Obwohl Geburtsvorbereitung zweifellos kein Garantieschein für eine problemlose leichte Geburt darstellt, können wir sie doch als Startvorteil betrachten.

Die erworbene Fähigkeit, sich auf den Körper einzulassen, auf die Wehen gezielt mit rhythmisch angepaßter Atmung zu reagieren und vor allem sich in den Wehenpausen maximal zu entspannen, hilft, die Geburtsarbeit zu beschleunigen und zu erleichtern. Dennoch sind im Augenblick der Wahrheit – der Geburt – im Vergleich zum „Trockenkurs" der Geburtsvorbereitung vor allem das gute Zusammenspiel der Hebamme mit der Gebärenden (bzw. das Zusammenspiel des werdenden Elternpaars) förderlicher und wichtiger als alle Vorbereitung oder aber vernichtend. Eine Hebamme, die wenig Vertrauen in die Fähigkeiten der Gebärenden und keine Zuversicht ausstrahlen kann, macht mit Sicherheit alle Aufbauarbeit des Vorbereitungsteams zunichte. Die Geburt wird dann zum Austragungsort rivalisierender emotioneller Kräfte.

Folgende typische Szenen entsprechen ungelösten Teamkonflikten:

Szene 1: Die Geburtsvorbereitungsleiterin einer Klinik besucht regelmäßig „ihre" Paare im Kreißsaal, um für sich selber ein Feedback ihrer Arbeit zu gewinnen und auch, weil es ihr ein emotionales Bedürfnis ist, den Kontakt zu dem werdenden Elternpaar zu halten. War ihre Intervention im Kreißsaal auf Unterstützung und Motivation ausgerichtet, so meinten die Hebammen, kaum hatte sie den Kreißsaal verlassen, daß sie ja keine Ahnung habe und die Geburt heute sicher nicht mehr eintreten werde.
Szene 2: Ein vom Kreißsaalteam nicht allzusehr respektierter Oberarzt trifft mit einem werdenden Elternpaar eine Vereinbarung, die, sobald dieser den Kreißsaal verlassen hat, von den Hebammen mit abwertenden Bemerkungen kommentiert und umgestoßen wird. Das betroffene Paar gerät so zwischen verschiedene Machtbereiche.

Teamkonflikte gibt es natürlich nicht nur im Kreißsaal oder der Geburtshilfe, sie sind krankenhausspezifisch. Im Kreißsaal sind die Interaktionsprobleme lediglich pointierter, da sich die Gebärende in einer körperlichen und seelischen Ausnahmesituation, in der ihre aktive Mitarbeit gefordert ist, befindet. Dafür bedarf sie eines unterstützenden und entspannten Klimas.

Die Geburt eines Kindes löst in jedem der Beteiligten bewußte sowie unbewußte Gefühle aus, die mit der eigenen Geburt, der eigenen Biographie und dem Geschlecht verquickt sind. Diederichs (1986) widmete sich als erster ausführlich den Beobachtungen zur Interaktion im Kreißsaal. Er betonte vor allem die Konfliktebenen Arzt-Hebamme/Gebärende-Partner. Dabei unterscheidet er zwei verschiedene Dimensionen:

– die gruppendynamische Ebene
– die intrapsychische bzw. persönlichkeitsspezifische Ebene.

Betrachtet man das Konfliktpaar Hebamme-männlicher Gynäkologe unter gruppendynamischen Aspekten, so sind der Status, verschiedene Privilegien, die Patientennähe, die Verantwortlichkeit, das Ausmaß der Selbstbestimmung des Arbeitsablaufs, die Arbeitsbeanspruchung, sowie der männlich-weibliche Rollendiskurs trennende bzw. rivalitätsbegünstigende Gesichtspunkte. Dies ist vor folgendem Hintergrund zu verstehen: War die Hebammenrolle ursprünglich keinesfalls mit der klassischen Dienerinnen- und Helferinnenrolle der Frau identifiziert, sondern eher mit Macht und Entscheidungsbefugnis ausgerüstet, so wurde sie mehr und mehr durch den lange Zeit fast ausschließlich männlichen Gynäkologen als „Geburtsexperten" verdrängt. Andererseits: Frausein ist kein psychologisches Programm! Die Tatsache der gleichen Geschlechtszugehörigkeit (Hebamme/Gebärende) bedeutet keinesfalls automatisch eine konfliktärmere Interaktion mit der Gebärenden. Dies kann weder die Hebamme für ihre Beziehung zur Gebärenden beanspruchen, noch gilt dies für die Beziehung Hebamme/Gynäkologin. Die Konfliktebenen unter Frauen sind verdeckter, mitunter aber auch schärfer. In einer Arbeitsgruppe äußerte eine junge Ärztin spontan, daß der Anblick von schwangeren Frauen oder Gebärenden in ihr Abwehr, ja Gänsehaut hervorrufe. Sie sei eigentlich gegen Kinderkriegen. Sie meinte auch, sich schon auf die nächste Ausbildungsstation zu freuen, in der sie es überwiegend mit Männern zu tun habe. Ihre Zielvorstellung als Ärztin sei vor allem, kompetent zu funktionieren und die richtige Entscheidung zum richtigen Zeitpunkt zu fällen. Gefühlsmäßige Betroffenheit habe in der Medizin nichts verloren. In der Gruppensitzung wurde deutlich, daß eigene Wünsche radikal abgewehrt werden sollten.

Für die Arbeit im Kreißsaal wie für die Gynäkologie überhaupt ist es förderlich, sich seine eigene Geschlechtsidentität, seine Selbsteinschätzung, aber auch sein Idealbild bewußter zu machen und damit auch die Chance zu verbinden, zu den meist unbewußten Wurzeln der eigenen Berufswahl vorzustoßen. Woher rührt der Wunsch, Geburtshelfer (sei es als Arzt oder Hebamme) sein zu wollen?

Welche Form der Interaktion und Betreuung könnten wir als Wunschbild für eine gute Atmosphäre im Kreißsaal wählen? Welche Einstellung wäre für beide Teile, die „Helfer" wie die „Betroffenen", hilfreich, um Konflikte zu minimieren?

Diederichs (1986, S. 49 f) skizziert folgendes Szenario einer idealen Betreuung:

Die Hebamme wünsche ich mir als gute und einfühlsame Mutter, die genau spürt, was für das Kind, „die Gebärende", richtig ist. Eine „gute Mutter" wird ihr „Kind" als gleichberechtigt erleben und nicht ihre Überlegenheit mißbrauchen und das „Kind" (Gebärende) zum Objekt ihrer eigenen Wünsche und Interessen machen. Sie wird also den seelischen Raum des „Kindes" (Gebärende) respektieren und keine Grenzverletzungen vornehmen. Ich glaube – soweit ich mich als Mann einfühlen kann –, daß viele Frauen in der Gebärsituation sich sehr ungeschützt und damit verletzbar fühlen, was kein Widerspruch zu ihrer gleichzeitig vorhandenen Stärke zu sein braucht. Eine „gute Mutter" (Hebamme) spürt auch rechtzeitig die Angst des „Kindes" und stellt sich dementsprechend darauf ein, wie nah oder fern sie bleiben soll; u. U. muß sie auch das „Kind" (Gebärende) in den Arm nehmen, also Körperkontakt herstellen ...

Den ärztlichen Geburtshelfer – es sind ja meist noch die Männer – wünsche ich mir als einen „guten und starken Vater", der aber mehr im Hintergrund bleiben und nur kommen sollte, wenn „Mutter" (Hebamme) ihm grünes Licht gibt. „Vater" (Kreißsaalarzt) sollte sich natürlich mit der „Mutter" (Hebamme) gut verstehen, da er sonst dem „Kind" (Gebärende) Angst macht. Angst verspannt und verzögert den Geburtsverlauf. Er sollte auch in der Lage sein, sich mit „seiner Frau", also der Hebamme, darüber auszutauschen, daß ihm die Zurückhaltung bei der „Tochter" (Gebärende) eigentlich schwerfällt und er auch eifersüchtig auf den intimen Kontakt zwischen „Mutter" und „Tochter" ist. Er sollte auch zulassen können, daß er insgesamt auf die Gebärfähigkeit der Frau neidisch ist und sich gar nicht immer so stark und sicher fühlt, wie er es sich wünschte ...

Teamkonflikte zu erkennen und Lösungen zu suchen wird in den letzten Jahren in der Medizin deutlicher forciert. Dies ist jedoch lediglich simple Aufholarbeit dessen, was in privatwirtschaftlichen Betrieben seit Jahren zu einem guten Management gehört. Es ist kein Zufall, daß Forderungen nach Balint-Gruppenarbeit oder teambegleitender Supervision vor allem für die helfende Arbeit an den beiden Polen des Lebens – der Altenbetreuung und des Sterbens sowie der Geburt – artikuliert werden. In meiner langjährigen Erfahrung als Dozentin für Psychologie an einer Hebammenschule zeigte sich, wie gewinnbringend gerade am Beginn der Ausbildung eine Selbsterfahrungsgruppe ist. Wünsche und Idealerwartungen an das Berufsbild der Hebamme können so rechtzeitig verarbeitet werden. Enttäuschungen, die zu Abbruch der Ausbildung oder Berufswechsel führen, können rechtzeitig aufgefangen werden. Konfliktfelder der Zusammenarbeit im Kreißsaal werden praxisbegleitend angesprochen und im Rollenspiel und in Kleingruppenarbeit nachempfunden. Dabei kann selbst erlebt werden, wie sich Gefühle der Hilflosigkeit, der Angst, der Ungeduld, des Überfordertseins manifestieren können. Die Schülerinnen lernen allmählich, in einer schwierigen Interaktion rechtzeitig die Frage zu stellen: „Was macht die Gebärende mit uns, was braucht sie, was veranlaßt sie, so zu reagieren?" Dies ist die Voraussetzung, gezielt und somit hilfreich reagieren zu können, und gibt gleichzeitig der Helferin die Möglichkeit, nicht persönlich betroffen zu reagieren und sich zurückgestoßen, nicht geliebt oder überfordert zu fühlen. Das heißt, die Schülerinnen lernen in Kategorien der Übertragung und Gegenübertragung zu denken.

Generell möchte ich dringend für Psychologieunterricht in der Hebammenausbildung plädieren: Damit lernen die Hebammen von Anfang an, psychologische Mechanismen in ihre Arbeit selbstverständlich zu integrieren.

11.6 Betreuung im Wochenbett (Stillbetreuung)

Die Betreuung der Frau im Wochenbett leidet an folgendem Dilemma: War die Geburt problemlos, das Baby gesund, bleibt für spezifische geburtshilfliche Interventionen scheinbar nichts zu tun: Der Fall ist medizinisch völlig uninteressant. Bei der Visite bleiben somit lediglich stereotype Fragen wie „Wie geht's mit dem Stillen?" Erfolg bzw. die absolut problemlose Patientin ist kein medizinisches Thema! Dagegen ist das Wochenbett eine wichtige Phase der psychologischen Umstellung.

Was zeichnet die Wochenbettsituation emotional aus? Mitunter werden die jungen Mütter mit kurzfristigen Befremdungsgefühlen konfrontiert: „Ich bin dieselbe Person und doch nochmals etwas anderes." Ein Kind geboren zu haben, muß erst allmählich nachvollzogen und verinnerlicht werden. Für viele Frauen kommt dies überraschend. Dergleichen Umstellungsmomente hatten sie nicht erwartet. Die nun auch gefühlte Verantwortung und Sorge für das kleine, neugeborene Kind mischt sich mit Stolz und Rührung über das Wunder

„Leben", das sie nun endlich sehen und liebkosen darf. Dieser Wendepunkt –
Ende der Phase der guten Hoffnung – und gleichzeitiger Beginn einer völlig
neuen Lebenssituation läßt sie nun die eigenen Eltern, den Partner, ihre Le-
benssituation zusätzlich aus dem Blickwinkel des Kindes betrachten. Für die
Betreuung bedeutet dies, zu verstehen und zu respektieren, daß die psychischen
Energien der jungen Mutter (bzw. der Eltern) nun in allem auf sich und das
Baby konzentriert sind. Die Ich-Grenzen sind äußerst labil, da die Mutter- und
Elternschaft erst in ihr Selbstbild, aber auch das der Partnerbeziehung, integriert werden muß. Das bedeutet gleichzeitig auch, zu verstehen, daß jede Kleinigkeit im Zusammenhang mit dem Wohlergehen des Babys oder der eigenen
Gesundheit oder der des Partners als bedrückend und bedrohlich empfunden
wird. Auch noch so beiläufig erscheinende Fragen kaschieren unter Umständen Sorgen und Verunsicherung. Jede Reaktion der Gebärenden muß daher
ernst genommen und respektiert werden.

Die vielleicht wichtigste Anforderung an die Wochenbettbetreuung ist, die
junge Mutter zu bestärken, zu bestätigen und ihr, ähnlich der Hebamme im
Kreißsaal als „gute Mutter" eine emotionelle Sicherheit zu vermitteln. Eine
junge Mutter muß sozusagen psychisch genährt werden, um ihr Kind emotional und physisch nähren zu können. Die „Wochenbettblue" (von Depression im
eigentlichen Sinn zu sprechen ist nur bei klar umschriebenen Symptomen zulässig) ist sowohl der seelischen Bewegtheit der Umstellung zuzuschreiben wie
den hormonellen körperlichen Vorgängen. Die Wochenbettsituation ist
physisch und psychisch ein Pendant zu den Adaptierungsvorgängen im ersten
Trimenon. Erschwerend wirken der Erschöpfungszustand bedingt durch Geburt und Streß und die ungewohnt kurzen Schlafrhythmen sowie durch die
frühen Weckzeiten und das nächtliche Stillen. Ich denke, daß ein ideales
Wochenbett, das der jungen Mutter Erholungsphasen und psychische Bestätigung erlaubt, ihr andererseits auch gestattet, ein wenig Verantwortung (z. B.
für das physische Wohlergehen des Kindes) an die Klinik abzugeben, für die
Erholung der Mutter und somit auch für den Beginn der Mutter-Kind-Beziehung geeigneter ist als unter den Bedingungen zu Hause. Anderes gilt, wenn
die Organisationsroutine gegen die Mutter-Kind- oder Eltern-Kind-Beziehung
gerichtet ist.

Das heißt also: Die ideale Wochenbettbetreuung sollte der jungen Mutter
unnötig belastende Handreichungen abnehmen und sie in der Sicherheit um
ihr eigenes und das Wohl des Kindes bestärken. Kinderschwestern und Sta-
tionsschwestern sollten als Beraterinnen zur Seite stehen, nicht als die „rivali-
sierenden, bevormundenden besseren Mütter", und sie sollten der Mutter die
Wahl lassen, ob sie selbst die Betreuung (baden, wickeln, umkleiden des Babys)
übernehmen will oder dies oder jenes gerne auch einmal an die Schwester ab-
gibt. Sie sollen den jungen Eltern somit erleichtern, langsam und in einem unterstützenden Klima elterliche Identität anzunehmen und bei jedem Handgriff
mit dem kleinen Baby ein Stück Sicherheit zu gewinnen. Die Mütter können
ihre Kräfte auf die neue Rolle, auf das Staunen und Bewundern und auf das
Stillen des Babys konzentrieren und sind von täglichen Versorgungen und Be-
sorgungen entlastet.

Eine Aus- und Weiterbildung des Wochenbett-Teams und Überlegungen zur psychischen Betreuung in dieser Umstellungsphase halte ich für besser als die Flucht vor der Klinik in die eigenen vier Wände durch die ambulante Geburt. Dies nämlich bedeutet – und darüber sollte man werdende Eltern vorher gut informieren – ein nicht unerhebliches Ausmaß an Familienengagement von Verwandten und Bekannten und ein sich täglich Bewußtmachen der jungen Mutter, daß sie nicht alles alleine bewältigen muß, sondern delegieren kann und soll. Aus meinen Erfahrungen weiß ich, daß dies vielen jungen Müttern jedoch schlecht gelingt.

Ein konkreter Vorwurf vieler junger Mütter betrifft die mangelnde Stillförderung durch das Klinikpersonal. Ein weiterer Vorwurf gilt dem routinemäßigen Zufüttern, den zum Teil noch starren Stillzeiten sowie den genau vorgeschriebenen Trinkeinheiten pro Mahlzeit und der mangelnden Stillberatung.

In einem Pilotprojekt versuchten wir daher, die werdenden Mütter bereits in der Schwangerschaft in Stillinformationsgruppen über den Stillmechanismus und häufige Stillprobleme zu informieren. Die Informationsgruppen wurden von stillerfahrenen Müttern mit Spezialausbildung durch die La-Leche-Liga sowie Erfahrungen in Gruppenleitung gestaltet. Folgende drei Ziele sollten damit verfolgt werden:

1. die Bedeutung einer zielgruppenorientierten und bedürfnisgerechten Informationsvermittlung bereits in der Schwangerschaft für den Stillerfolg aufzuzeigen,
2. durch die Integration von Hebammen und Säuglingsschwestern und Schülerinnen in die Gruppen diesen ein Lernen am Modell zu gewährleisten,
3. das Personal Gefühle und Ängste sowie irreale Vorstellungen und Vorerfahrungen der werdenden Mütter miterfahren zu lassen (Informationen, die für diese – mangels Gelegenheit, in einen derart intensiven Kontakt mit den Frauen zu treten – bisher neu waren).

Diese Art der Stillvorbereitung war bei den Frauen so beliebt, daß wir nach kurzer Zeit von einem 14tägigen Rhythmus auf einmal wöchentlich stattfindende Treffen übergehen mußten. Ferner konnten wir an der Follow-up-Studie ein halbes Jahr post partum ablesen, daß signifikant weniger Stillprobleme, signifikant bessere Stillzufriedenheit sowie vor allem eine deutlich längere Stilldauer als positive Effekte dieses Vorbereitungsangebots zu verzeichnen waren. Wir mußten leider auch feststellen, daß für die Mehrheit der jungen Mütter die Stillberatung im Wochenbett unbefriedigend blieb. So fühlte sich ein Drittel der von uns befragten Frauen zu wenig in ihren Stillambitionen unterstützt. 40% vermißten ferner eine detaillierte Stillinformation und Beratung im Wochenbett. Außerdem monierte ein Drittel der Frauen, daß die Kinderschwestern zu bald auf Flaschennahrung verweisen, ohne für das Vollstillen gezielt Mut zu machen. Daher überwog der Wunsch der Frauen nach Stillgruppen im Wochenbett unter gezielter Anleitung durch stillerfahrene Frauen, Hebammen oder Kinderschwestern. Weiter wünschten viele eine psychologisch bessere Betreuung, in der auch Informationen über die psychologische Kindesentwicklung sowie über die Umstellungsschwierigkeiten in der Familie gegeben werden.

Die Beurteilung der Stillvorbereitung in der Schwangerschaft fiel äußerst positiv aus, wobei sich als wichtigster Faktor die Erfahrung der Frauen herausstellte, in den Gruppen mehr Selbstvertrauen und Mut zu den eigenen Fähigkeiten entwickelt zu haben.

Für die Etablierung von Stillvorbereitungsangeboten in der Klinik ist die Motivierung der Frauen durch die Ärzte wichtig. Dies hat ferner den wünschenswerten Effekt, daß sich Gynäkologen mehr als bisher für das Thema Stillen engagieren müssen. Um Kontinuität im Wochenbett zu garantieren, sollten regelmäßig Personalbesprechungen auf den Wöchnerinnenstationen angestrebt werden, um die Integration eines semiprofessionellen Teams in das Stammpersonal zu ermöglichen bzw. Erfahrungen austauschen zu können und Handlungsweisen und Informationsschwerpunkte aufeinander abzustimmen. Der Stillerfolg − die Stillust oder der Stillfrust − beginnt im Wochenbett. Daher ist eine einheitliche Linie bezüglich der Information und konkreter Unterstützungsmaßnahmen der Frauen unbedingt anzustreben. Gemeinsame Gespräche zwischen Säuglingsschwestern, Hebammen, Ärzten, Psychologen, Sozialarbeitern und Physiotherapeuten würden die Akzeptanz der unterschiedlichen Tätigkeitsschwerpunkte und deren Kompetenzen erhöhen oder insgesamt eine frauen- und familienorientiertere Wochenbettatmosphäre erleichtern.

12 Ansätze zur Prävention von Schwangerschaftskomplikationen

12.1 Primäre Prävention

Folgen wir der klassischen Einteilung in primäre, sekundäre und tertiäre Prävention, so hat sich aufgrund unserer Studie als wesentlicher Ansatz zur primären Prävention von Schwangerschaftskomplikationen das Ernährungsverhalten – und zwar bereits ab dem Zeitpunkt der Pubertät – herauskristallisiert. Übergewicht stellte einen Hauptfaktor zur Erklärung von Schwangerschaftskomplikationen im Zusammenhang mit Hypertonie und EPH-Gestose dar. Zur Analyse der Ernährungssituation (schlechte Qualität der Nahrungsmittel sowie Ernährungsverhalten) sind komplexe ökonomische, gesellschaftliche und psychosoziale Mechanismen heranzuziehen. Es verspricht wenig Erfolg, Ernährungsverhalten nur durch moralisierende Aufrufe zur biologischen Vollwertkost ändern zu wollen. Die Forderung an eine engagierte Gesundheitspolitik im Sinne der WHO-Ottawa-Charta müßte vielmehr in die Richtung weisen, Schadstoffbelastungen zu minimieren. Gerade bei den schwangeren Frauen zeigt sich die Brisanz der toxischen Nahrungsmittelkette am deutlichsten: Schadstoffe gelangen in den mütterlichen – und nachgewiesenermaßen über die Muttermilch – in den kindlichen Organismus.

Das Auf und Ab des Körpergewichts, der Wechsel von Deregulierung, Kontrollverlust und Kontrolle ist ein weiteres Indiz für gesellschaftlich vermittelte ideale weibliche Körpermaße (Orbach 1984). Verfolgen wir allein den großen Marktanteil von verschiedenen Diätnahrungen, Diätprogrammen und Schlankheitsfibeln gekoppelt mit einer Propagierung von Gesundheits- und Körperbewußtsein, so zeigt das die breite, gesellschaftliche Dimension auf. Daneben können wir aus den Daten auch eine psychologische Dimension des Ernährungsverhaltens ableiten. Für viele der Frauen mit ständigen Gewichtsproblemen war bereits in der Pubertät, in einer besonders für junge Mädchen sehr labilen Phase des weiblichen Selbstwertgefühls, die Unzufriedenheit mit dem Aussehen besonders stark ausgeprägt. Primäre Präventionsmaßnahmen zum Ernährungsverhalten bei Frauen müssen sowohl die gesellschaftlichen wie auch die psychosozialen Aspekte weiblichen Körperbewußtseins berücksichtigen.

Ein anderer primär präventiver Ansatz, der sich aus der vorliegenden Studie ableiten läßt, liegt im gestörten Schlafverhalten der Schwangeren. Dieses läßt sich, wie wir zeigen konnten, auf situative und intrapsychische Belastungen zurückführen. Primäre Prävention müßte hier auf Entlastung der Mütter – vor allem hinsichtlich flexibler Zeitmodelle für eine auch lebbare Kombination von Beruf und Elternschaft – sowie flexible Kinderbetreuungsmodelle abzielen.

Einer Gesellschaft, in der Kinderfreundlichkeit von Restaurants und Hotels via Aufkleber dem Konsumenten werbewirksam erst vermittelt werden muß, liegt prinzipielle Kinderfeindlichkeit zugrunde. Nach Dekaden in denen eine „gute" und „schlechte" Mutter für die neurotische Entwicklung der Kinder, für kriminelle Delikte und die Ausbreitung des Drogenkonsums verantwortlich zeichnete, scheint es nun an der Zeit, den werdenden Müttern und Eltern das Prinzip der gut genugen Mutter anzubieten, zumindest solange es vor allem die Mütter sind, die die erzieherische Verantwortung zu tragen haben. Aus meiner Beraterpraxis mit schwangeren Frauen weiß ich, daß man mit psychischen Entlastungen von mütterlichen Über-Ich-Idealen Streßreduktion und somit auch ein Genießenkönnen der Zeit der guten Hoffnung erzielen kann.

Weitere erfolgreich primär präventive Einrichtungen sind Selbsthilfegruppen für alleinstehende werdende Mütter und Geburtsvorbereitungsgruppen. Diese helfen die in der Schwangerschaft für die psychische Stabilisierung wichtigen sozialen Netzwerke auszubauen.

Bei allen Ansätzen, die es nun da und dort gibt, ist die Entwicklung präventiv wirksamer Modelle noch lange nicht am Ende. Ich denke, wir haben eben erst begonnen, erste Ansätze von wichtigen Bedürfnissen überhaupt erst zu erkennen!

12.2 Betreuung durch Familienhebammen

Berücksichtigen wir die eindeutigen Zahlen zur Säuglingssterblichkeit von ausländischen Frauen mit schlechten finanziellen und sozialen Bedingungen sowie die nach wie vor deutlichen Trends auch bei inländischen Frauen mit sozialer Benachteiligung, die alle von den Vorsorgeangeboten kaum profitieren, so muß uns klar sein, daß wir vorgeschaltete Betreuungsmodelle aufbauen müssen. Das heißt zum Beispiel die Ausbildung von ausländischen Frauen als Hebammen, Krankenschwestern, Sozialarbeiterinnen und Ärztinnen zu unterstützen, um Vorsorgemaßnahmen zielgruppenorientierter und kulturspezifischer ausrichten zu können.

Ein zukunftsweisendes und international seit langem bewährtes Modell ist das der Familienhebammenstützpunkte, ein gemeindenahes Versorgungsmodell, das durch seine Ansiedelung in sozial benachteiligten Gegenden oder Gegenden mit schlechter medizinischer Versorgung eine gute Brücke zu den schwangeren Frauen darstellt.

In Sozialarbeit und Psychologie zusätzlich ausgebildete Hebammen übernehmen die ständige Betreuung zwischen den medizinisch vorgeschriebenen

Mutter-Kind-Paß-Untersuchungen durch den Arzt. Durch diese Form der individuellen und kontinuierlichen Schwangerenvorsorge werden frühzeitig medizinische und/oder soziale Risiken erkannt und in Absprache mit den Frauen Maßnahmen getroffen. In einem breit angelegten Pilotprojekt in Bremen konnten die Vorteile dieses Systems deutlich nachgewiesen werden. Hier wurden in sozial benachteiligten Regionen der Stadt spezielle Stützpunkte mit besonders ausgebildeten Hebammen errichtet, die auch die häusliche Betreuung der Schwangeren übernahmen (Collatz u. Rohde 1987). In Nordeuropa (Schweden, Finnland, Norwegen, Dänemark, Holland) hat diese Form der Primary-health care Tradition. Ebenfalls seit langem bewährt hat sich dieses Modell in Irland und England. In New York wurde speziell für die puertorikanische Bevölkerung ein Programm der Health-care-nurse-practitioners entwickelt, die in Health-care units engmaschige Stützpunkte errichten. Die Hauptarbeit wird von graduierten Hebammen, die in einem zweijährigen Kurs in Gynäkologie und Geburtshilfe sowie in Sozialarbeit, Familienarbeit und Psychologie, Fragen der Sexualität und Familienplanung speziell fortgebildet werden, geleistet. Eine Begleitstudie zeigte eine 30mal häufigere Frequentierung dieser Einrichtung im Vergleich zu den niedergelassenen Ärzten sowie gleichzeitig eine 5mal längere Konsultationszeit und eindeutig bessere Resultate in der perinatalen Mortalität und Morbidität. Daneben können diese Zentren bei familiären Problemen auch allgemein präventiv wirken.

Für uns erscheint vor allem die Frage relevant, wie wir soziale Barrieren für schwangere Frauen nivellieren und Betreuungsangebote gerade für jene Gruppen von Schwangeren attraktiv gestalten können, die von den bisher eingeführten Betreuungseinrichtungen wenig profitieren, bzw. wie wir eine noch intensivere soziale und medizinische Versorgung in der Tradition des Social support und nicht der medizinischen Bevormundung und Moralisierung erreichen. Ein Königsweg scheinen auch bei uns diese engmaschigeren Betreuungsangebote durch speziell und breiter ausgebildete Hebammen zu sein – in Stützpunkten, die innerhalb von Wohngebieten mit schlechter Versorgungslage liegen. Folgen wir den Erfahrungsberichten entsprechender Einrichtungen (in Wien gibt es z. B. 8 davon), so läßt sich feststellen, daß ihre Arbeit teilweise noch von Widerständen begleitet ist. Zum einen ist die Kooperation mit den Fachärzten nicht so ideal, wie es für ein integratives, gesundheitsförderndes Konzept anzustreben wäre. Zum anderen gibt es bei der Verzahnung von ambulanter Betreuung außerhalb und stationärer Betreuung innerhalb des Krankenhausbereichs ebenfalls noch eine Fülle von Reibungspunkten.

Das hochaktuelle Problem der Vernetzung der verschiedenen Angebote (ebenfalls aktuell z. B. auch in der Frage der Betreuung chronisch Kranker durch Hauskrankenpflege) zeigt eine große Lücke des Gesundheitsversorgungssystems: Es scheint, als sei das System Krankenhaus – ähnlich den mittelalterlichen Einrichtungen zur Abschottung und Aussonderung von physisch und pychisch Kranken – von einer unsichtbaren Mauer umgeben. Krankenhausexterne Einrichtungen (allen voran die Versorgung durch die niedergelassenen Ärzte) gehen selten befriedigend Hand in Hand mit stationären Versorgungssystemen. Will man, daß die Medizin sich mehr der Prävention und Gesundheitsförderung annimmt, wird man um die Frage, wie man die verschiedenen Institutionen und Personen vernetzt, wie man Kooperation optimieren kann, nicht umhin kommen. Im Rahmen eines europaweiten WHO-Projekts („gesundes Krankenhaus") wird derzeit versucht, durch regelmäßige Treffen von krankenhauszuweisenden niedergelassenen Ärzten mit den Ärzten der jeweiligen Klinik unter fachkundiger Moderation Fenster in diesen bisher so stark voneinander isolierten Systemen zu öffnen.

Wir wissen, wie schwierig es bereits innerhalb der Institution Krankenhaus ist, z. B. Hebammen, Kranken- und Kinderschwestern und Ärzte an einen Tisch zu bringen. Sollen nun auch noch Familienhebammen oder gar semiprofessionelle Selbsthilfeeinrichtungen beteiligt werden, so tun sich oft schier unüberwindliche Schranken auf. Um sich als Team zu fühlen, bedarf es einer gemeinsamen, klar definierten Aufgabenstellungen, klar definierter Vorgehensweisen und vor allem eines gemeinsamen, von allen gleich vorrangig eingeschätzten Zieles. In bezug auf die Geburtshilfe sind die Ziele zur Zeit:

– medizinisch unklar,
– individuell verschieden,
– berufsgruppenspezifisch unterschiedlich je nach Verantwortungsbereich und Kompetenz,
– keinesfalls ganzheitlich, sondern bestenfalls an harten medizinischen Daten (Senkung der Sektiohäufigkeit, der perinatalen Mortalität und Morbidität oder der Frühgeburtlichkeit) orientiert.

Ein gemeinsam formuliertes, von allen beteiligten Berufsgruppen erarbeitetes Ziel würde bedeuten, daß sich jedes Mitglied des Teams dafür verantwortlich fühlt. In Besprechungen und Fallbesprechungen muß die Situation der Frauen aus der Sichtweise der unterschiedlichen, aber für die Frauen gleich wichtigen Berufsgruppen beleuchtet werden, um so zu einem integrierten Gesamtkonzept zu gelangen. Und schließlich muß die Teamsupervision als notwendiges Instrumentarium erkannt und nicht als „Luxus" abgelehnt werden.

12.3 Verbessung der Arzt-Patientin-Kommunikation

Was könnte innerhalb des medizinischen Systems zusätzlich zur Prävention von Schwangerschafts- und Geburtskomplikationen beigetragen werden? (Ausklammern möchte ich hier die Frage der medizintechnologischen, medikamentös-pharmakologischen Weiterentwicklung sowie die einer noch verfeinerten Diagnostik.)

Zweifelsohne liegt das Medium der Prävention in einer Verfeinerung ärztlicher Detektoren für Wohlbefinden oder eine beginnende Krisenentwicklung oder Erkrankung. Wodurch aber gewinnen wir einen Gesamteindruck über unser Gegenüber?

Die erste Datenerhebung durch das anamnestische Gespräch, auf die im weiteren Schwangerschaftsverlauf von allen anderen Kolleginnen und Kollegen aufgebaut wird, ist in der Regel unter kommunikativen Aspekten keinesfalls optimal gestaltet. Das Anamneseschema verführt geradezu dazu, daß der Arzt auf der vorgegebenen, somatischen Ebene bleibt und dadurch Gefahr läuft, die oft sehr wichtigen subjektiven Hinweise zu ignorieren. Dies ist, wie sich oft erst später zeigt, ein wichtiger Informationsverlust.

Man unterscheidet die Kommunikation hemmende und fördernde Gesprächsstrategien.

Hemmende Gesprächsstrategien sind:

1. Das Fehlen eines Gesprächsrahmens (Begrüßung, Vorstellung, Verabschiedung, abschließende Information). Dies führt leicht zu Desorientierung und „Versachlichung" des Patienten (vgl. Hein et al. 1985; Wimmer-Puchinger et al. 1987).
2. Das Fehlen von metakommunikativer Orientierung. Darunter versteht man folgendes: Der Arzt erklärt in der Einleitung des Gesamtgesprächs oder während eines seiner Gesprächsabschnitte das Ziel und den Ablauf des weiteren Gesprächs sowie der noch zu unternehmenden diagnostischen Untersuchungen. Dadurch kann sich der Patient in der Gesprächssituation orientieren und gegebenenfalls sinnvolle Initiativen setzen. Fehlen solche Hinweise, so schränkt dies für den Patienten die Möglichkeit ein, im Gesprächszusammenhang Initiativen zu ergreifen.
3. Geschlossene Fragen: Dies sind solche Fragestellungen, die lediglich ein Nein oder ein Ja zulassen und zudem oft in einer suggestiven Form gestellt werden. Besonders störend sind sie dann, wenn mehrere geschlossene Fragen schnell und gestaffelt hintereinander gestellt werden. Dies führt beim Patienten zu passivem Gesprächsverhalten bis zum Verstummen (vgl. Quasthoff-Hartmann 1982; Hein et al. 1985; Wimmer-Puchinger et al. 1987).
4. Das Fehlen von markierten und vorausgreifend angekündigten Gesprächszäsuren. Dies stellt den Patienten vor die Alternative, entweder den Arzt zu unterbrechen oder keine expliziten Initiativen mehr zu setzen.
5. Das Fehlen von Hörersignalen vermittelt Desinteresse des Arztes und führt ebenfalls zum Verstummen des Patienten.
6. Unterbrechungen stören den Patienten in seiner Darstellung oder seinem Gedankengang und können ebenfalls als Desinteresse des Arztes am gerade Gesagten verstanden werden (vgl. Hein et al. 1985; Wimmer-Puchinger et al. 1987).
7. Nichtbeachten von Relevanzmarkierungen des Patienten (Pausen, Zögern, Wiederholungen, eine bestimmte Intonation des Patienten, die ein Thema andeuten sollen, das oft von großer persönlicher Relevanz für den Patienten ist, sich aber hinter Andeutungen versteckt). Spezielle Ängste oder auch wichtige Informationen, die vom ungeschulten Arzt leicht überhört werden können und somit keinen Eingang in die Krankengeschichte finden. Dies führt ebenfalls zum Verstummen des Patienten oder zu Dramatisierung oder Themenwiederholung.

8. Jargonverwendung, wenn der Arzt in der medizinischen Fachsprache bleibt. Dies führt leicht zu Mißverständnissen und unverläßlicher Information (vgl. Hoffmann-Richter 1985; Hein et al. 1985; Wimmer-Puchinger et al. 1987).

9. Monologische Erklärung: Dies führt zu Passivierung und Überforderung der Verarbeitungskapazitäten des Patienten (vgl. Quasthoff-Hartmann 1982).

Fördernde Gesprächsstrategien sind:

1. Der Rahmen des Gesprächs sorgt für eine persönliche Atmosphäre.

2. Eine metakommunikative Orientierung ermöglicht dem Patienten sinnvoll gesetzte Initiativen.

3. Offene Fragen ermöglichen dem Patienten die Darstellung wichtiger Themen in eigenen Worten. Besonders relevant sind offene Fragen am Beginn des Gesprächs, zur Einleitung einzelner Gesprächsabschnitte, die eine spezifische Relevanz haben, und am Ende des Gesprächs, um eventuell offen gebliebene Fragen oder Unklarheiten zu klären (vgl. Hein et al. 1985; Wimmer-Puchinger et al. 1987).

4. Markierte und vorausgreifend angekündigte Gesprächszäsuren: Der Patient kann sich dadurch auf einen Themenwechsel einstellen.

5. Hörersignale unterstützen den Patienten in seiner aktiven Sprecherrolle und vermitteln Interesse und Verständnis des Arztes.

6. Das Aufgreifen und Beachten von Relevanzmarkierungen des Patienten durch geeignetes Nachfragen und Kommentieren. Dies ermöglicht das Besprechen für den Patienten relevanter Themen und verhindert Kommunikationskonflikte (vgl. Hein et al. 1985; Wimmer-Puchinger et al. 1987).

Das Anamnesegespräch

In einem Pilotprojekt haben wir (Wimmer-Puchinger et al. 1987) einmal anhand von Anamnesegesprächen mit erstschwangeren Frauen in der Schwangerenambulanz eine Ist-Analyse der Kommunikation zwischen schwangerer Frau und Arzt durchgeführt.

Aufgrund der teilnehmenden Beobachtung konnte nachgewiesen werden, daß folgende Verhaltensweisen die Kommunikation zwischen schwangerer Frau und Arzt in der Anamnesesituation günstig beeinflussen:

1. *Die Art der Begrüßung:* Für ein gutes Gesprächsklima war besonders relevant, ob die Patientin persönlich begrüßt wurde. Jene Ärzte, die ihre Patientinnen persönlich mit Handschlag begrüßten, schafften von Beginn an ein freundlicheres und vertrauensvolleres Klima als jene Kollegen, die am Schreibtisch sitzen blieben und nur kurz aufblickten. Auffallend war, daß mit Ausnahme eines Arztes sich niemand mit Namen vorstellte.

2. *Der Blickkontakt:* Während des Gesprächs und der Untersuchung ist Blickkontakt sehr wichtig. Die Frauen werden dadurch aktiv einbezogen und wenden sich dem Arzt/der Ärztin signifikant häufiger zu als bei fehlendem Blickkontakt. Die Frauen starrten während der Untersuchung auf die

Decke und begannen nur äußerst selten von sich aus ein Gespräch. Besonders nachteilig wirkte sich gleichzeitiges Eintragen von Befunden in die Kartei und somit Unterbrechen des Blickkontakts aus oder Sprechen mit der Patientin ohne Blickkontakt. Dieses Verhalten führte, wie wir nachweisen konnten, signifikant häufig zu Hörfehlern, die inadäquate Antworten der Patientinnen mit sich zogen, vom Fragesteller aber nicht einmal als solche erkannt wurden. Dadurch wiederum wurden viele Frauen verunsichert und reagierten entsprechend desorientiert.

3. *Der persönliche Kontakt:* Auf den persönlichen Kontakt zwischen Arzt und Patientin wirkte es sich günstiger aus, wenn der Arzt selbst Untersuchungen wie Messen des Bauchumfangs oder Ermittlung des Fundusstandes vornahm und sie nicht einer Schwester oder Hebammenschülerin überließ.

4. *Kommentiertes Handeln:* Ärzte, die ihre einzelnen Untersuchungsschritte während der Untersuchung kommentierten, hatten weniger Distanz zu den Schwangeren und dadurch einen besseren persönlichen Kontakt. Dadurch wurden auch die Frauen in die Untersuchungsroutine miteinbezogen und wandten sich entsprechend von sich aus mit Fragen an den Arzt.

5. *Koordination – mangelnde Koordination im Team:* Oft mußten die Frauen erst auf die weiteren Untersuchungsschritte warten und befanden sich lange im Umkleideraum, ohne zu wissen, was nun weiter mit ihnen geschieht. Aus dem Verhalten der Frauen war deutlich zu beobachten, daß diese Situation Unbehagen und Scham auslöste.

6. *Störungen von außen:* Eine gute Kommunikation zwischen Arzt und Patientin herzustellen ist oft allein durch die bauliche Anordnung der Untersuchungskabinen ungünstig und durch ständiges Kommen und Gehen fremder Personen, Assistentinnen, Krankenschwestern etc. Störungen unterworfen. Ein besonderer Störfaktor ist das Telefon. Der Gesprächsfaden wurde, wie wir nachweisen konnten, dann oftmals an einer ganz anderen Stelle wieder aufgegriffen. Auch mußten andere Gespräche mitangehört werden.

7. *Intimität:* Ist die Intimität schon durch die Anordnung der einzelnen Untersuchungskabinen oft nicht gewährleistet, so wird sie bei der gynäkologischen Untersuchung am Stuhl oftmals völlig vernachlässigt. Wir konnten beobachten, daß ausgerechnet die unangenehmste und peinlichste Untersuchungssituation bei exponierter Lage des Gynäkologiestuhls stattfindet. Die Folge war deutlich zu beobachten: Viele Frauen verkrampften sich bei der Untersuchung.

Die folgenden Textbeispiele sollen fördernde bzw. weniger fördernde *Eröffnungen* des Anamnesegesprächs aufzeigen (A: Arzt/Ärztin, P: Patientin, S: Schwester):

A: Grüß Gott – Doktor H. Sie sind heute das erste Mal bei uns.
P: Ja.

Der Arzt begrüßt die Schwangere, stellt sich vor. Die Bedeutung der Begrüßung liegt vor allem darin, einen klaren und höflichen Anfangspunkt des Gesprächs zu setzen.

Im nächsten Textbeispiel findet sich weder ein namentliches Ansprechen der Frau noch eine einleitende offene Frage:

S: Wenn Sie sich bitte auf die Waage stellen.
P: Grüß Gott.

A: Am 8. 9. haben Sie Termin. – Wieviel haben Sie gewogen vor der Schwangerschaft? – So so, 43.
P: – 43.
S: – 43.

A: Frau S., es geht Ihnen gut oder? – Ja, Sie schauen blaß aus.
P: – Ja.

A: – Sind Sie immer?

Dieses Textbeispiel zeigt, wie durch den technischen Ablauf der Untersuchung ein Teil der kommunikativen Einleitung nicht zustande kommt. Die Krankenschwester bittet die Schwangere sofort auf die Waage und überhört dabei ihren Gruß. Auch die Ärztin erwidert den Gruß nicht, sondern geht gleich zu ihrer ersten Frage über. Erst in der Mitte des Gesprächs stellt die Ärztin eine offene Frage nach dem Befinden, die sie im weiteren auch ausspricht („Sie schauen blaß aus"). In der folgenden Gesprächssequenz zeigte sich dann, daß die Frau kurz zuvor operiert wurde. Das Beispiel zeigt also recht klar die Bedeutung, die eine einleitende offene Frage für die Anamneseerhebung haben kann. Gleich von Beginn des Gesprächs an hätte sich die Ärztin ein Bild über das aktuelle Befinden der Schwangeren machen können, hätte sie diese Chance genutzt. Die Frau hätte sich persönlicher von der Ärztin wahrgenommen gefühlt und von Anfang an die Möglichkeit gehabt, für sie wichtige Themen anzusprechen.

Die *Beendigung* des ärztlichen Gesprächs kann mehrere strukturelle Teile umfassen, wie abschließende Bemerkungen, eine abschließende offene Frage und die Verabschiedung.

Abschließende Bemerkungen umfassen im Rahmen der Schwangerenanamnese in der Ambulanz meist eine Orientierung über den weiteren Untersuchungsfortgang (z. B. Blutbild machen, Harnbefund, Ultraschall etc.), über den nächsten Kontrolltermin und Hinweise auf die Angebote der Klinik (Erreichbarkeit, verschiedene Angebote wie autogenes Training, Stillinformationsgruppen, Geburtsvorbereitung etc.).

Das folgende Textbeispiel zeigt, daß abschließende Bemerkungen, abschließende offene Fragen und Verabschiedung gut im Gespräch integriert sind:

A: Sie sind regelmäßig zur Kontrolle.
P: Ja.

A: Ist alles eingeschrieben.
P: Ja.

A: Haben Sie noch Wünsche, Beschwerden – Fragen?
P: –

A: Fällt Ihnen nichts ein jetzt?
P: – Nein.

A: Also Kontrolle zweite Jännerwoche. – So – Haben wir auch nichts vergessen. Jetzt müssen wir nur auf den Harnbefund warten, gell.
P: Das ist alles – danke. Wiedersehen.

A: Wiedersehn.
S: Wiedersehn.

Interessanterweise leitet in diesem Gespräch die Schwangere selbst die Verabschiedung ein. Dies deutet darauf hin, daß sie mit allem zufrieden war, keine Fragen mehr offen sind. Die Initiative zum Gesprächsabschluß geht in der Regel ja meist vom Arzt aus.

Im folgenden Beispiel wird deutlich, wie ein Gespräch durch metakommunikative Orientierung sprachlich gut strukturiert werden kann:

A: So jetzt werd ich das Becken abmessen. – Wenn Sie bitte den Fuß ein bißchen runterziehen. – 26 – 29 –
P: Für was ist das gut?

A: Ich sag's Ihnen gleich – 33. Das Becken wird gemessen, um zu sehen, ob normale Beckenverhältnisse vorliegen – das heißt, daß die Geburt normal vor sich gehen kann.

Die Ärztin orientiert die Schwangere zuerst über die folgende Abnahme des Beckenmaßes, d. h. die Patientin kann sich gut darauf einstellen. Als dann die Frau die Frage nach dem Sinn dieser Untersuchung stellt, gibt die Ärztin den Hinweis: „Ich sage es Ihnen gleich", um die Untersuchung noch abschließen zu können. Dadurch weiß die Schwangere, daß die Ärztin ihre Frage verstanden hat und auch darauf eingehen wird, die Ärztin muß nicht fürchten, die abgenommenen Beckenmaße zu vergessen bzw. zu sehr von ihrem eigenen Vorgehen abweichen zu müssen.

Ein spezielles Thema stellt das Aufgreifen gesundheitsfördernder Aspekte in der Schwangerschaft dar, wie Alkohol, Gewicht und Rauchen. Diese Themen werden, obwohl ihre Relevanz unbestritten ist, nicht selten bagatellisiert, in eine geschlossene Frage gepackt oder vom Tisch gewischt. Es zeigte sich, daß häufig trotz sichtbarer Problemstellung (Übergewicht oder starke Raucherin) dies für beide Gesprächspartner unangenehm war, so daß nicht wirklich detailliert ein Ansatz für gesundheitsfördernde Verhaltensweisen aufgezeigt werden konnte.

A: Grüß Gott Frau W. – Frau W. wieviel ham Sie
P: Grüß Gott.
S: 95 Kilo.

A: Vor der Schwangerschaft gewogen? Ungefähr – wieviel
P: Ich weiß nicht.

A: Haben Sie schon zugenommen nach Ihrer Waage?
P: Ich hab' mich daheim noch nicht gewogen – also, ein bißchen was hab' ich

A: Aha – aha – also, viel dürfte es noch nicht gewesen sein

P: Sicher schon zugenommen weils ein bißchen spannt.
A: Ja – also schreiben wir halt 94 Ausgangsgewicht, circa – eineinhalb Kilo – das Gewicht wird schon

P: Ja

A: Stimmen. – mhm – Elfte Woche haben wir jetzt.
P: Ja das dürfte...

Es zeigt sich deutlich, daß die Frau großen Widerstand hat, über dieses Thema zu reden. Interessant ist in diesem Zusammenhang, daß auch die Ärztin das Thema wohl schnell vom Tisch haben will, denn sie unterbricht zweimal die Frau, bevor diese ausgesprochen hat. Die Ärztin spricht das überhöhte Gewicht nicht als problematisch an, sondern geht zu weiteren Routinefragen über. Erst am Ende des Anamnesegesprächs kommt sie darauf zurück:

A: Es ist noch etwas, was ich mit Ihnen besprechen möchte – Frau W. – Es wäre ganz günstig, irgendwann einen sogenannten Glykosetoleranztest zu machen.
P: Was heißt das?

A: Das ist – hm – Folgendes. Es kann in der Schwangerschaft – bei jemanden,
P: mhm

A: der nicht sehr schlank ist zum Beispiel oder der eben – wo die Eltern oder die Geschwister zuckerkrank sind – da kann in der Schwangerschaft – das ungünstig auswirken – wenn derjenige noch nicht wirklich zuckerkrank ist. Und – das ist für die...
P: Mhm.

Die Ärztin beginnt ihre Erklärung mit einem langen Vorspann („Es ist noch etwas, was ich mit Ihnen besprechen möchte..."). Dies vermittelt der Angesprochenen das Gefühl, daß es etwas sehr Bedeutendes ist. Man merkt, daß die Ärztin bemüht war, der Frau den Test schmackhaft zu machen. Wir sehen jedoch auch, daß die Ärztin nur sehr vorsichtig auf das Übergewicht zu sprechen kommt („Jemand, der nicht sehr schlank ist"), so als wolle sie der Frau die Möglichkeit geben, sich davon zu distanzieren. Der Widerstand der Schwangeren ist offensichtlich groß, das Thema Übergewicht zu besprechen, obwohl die Ärztin bei sehr euphemistischen Umschreibungen bleibt. Insgesamt ergibt sich das Bild, daß Schwangere und Ärztin gemeinsam verhindern, direkt über das problematische Thema zu sprechen. Obwohl wahrscheinlich beiden klar ist, worum es geht, redet man ein bißchen um den heißen Brei herum. Daraus folgt, daß die Ärztin die Schwangere nicht über das Risiko des Übergewichts in der Schwangerschaft aufklärt und auch keine Anweisungen oder Ratschläge gibt, wie sie am besten mit ihren Gewichtsproblemen umgehen könnte.

Im nächsten Textbeispiel geht der Arzt wesentlich direkter vor und gibt Anweisungen, wie sich die Frau in bezug auf ihr Übergewicht am besten verhalten soll.

A: Wie war das Gewicht?
S: 87

A: Wieviel haben Sie vor der Schwangerschaft gehabt – wissens jetzt nicht?
P: Weiß ich nicht.

A: 87 waren es.
P: Normal hab ich 84.

A: 84 normal, und wie groß sind Sie?
P: 1,60

A: 1,60 – ein bißchen zu viel. Ja – gerade in der Schwangerschaft müssen Sie aufpassen. Einmal in der Woche Obsttag einschalten.

P: Ja.

A: Das tun Sie so und so?

P: Ja das tu ich so und so.

A: Ich meine, nur Obst essen, nur Obst essen an dem Tag.

P: Ach so – nur Obst, nicht...

A: Haben Sie eine Harnblasenentzündung gehabt?

In diesem Gespräch steigt der Arzt direkt in das Problem ein, indem er feststellt, daß das Gewicht zu hoch ist. Interessant ist, daß die Schwangere den Arzt zuerst mißversteht, der Arzt das bemerkt, und ihr noch genau erklärt, was er mit Obsttag gemeint hat.

Die Dauer eines durchschnittlichen Anamnesegespräches betrug 13 Minuten (Minimum von 9 Minuten, Maximum von 17 Minuten).

Themenzentriertes Kommunikationstraining

Nach der Analyse der Arzt-Patientin-Kommunikation wurde Kommunikationstraining für die Ärzte durchgeführt. Insgesamt wurden 7 Sitzungen zu je eineinhalb Stunden geplant. Jede Trainingseinheit war einem bestimmten Themenkreis gewidmet.

---

1. Sitzung:
   - Theoretische Einführung in die Arzt-Patient-Kommunikation,
   - Spezifität der Schwangerenambulanz,
   - persönliche Erwartungen an die Trainingsphase für die eigene zukünftige Arbeit,
   - Psychologie der Schwangerschaft und Geburt – Überblick.
2. Sitzung:
   Anhand von Tonbandausschnitten
   - Rahmen des Gesprächs,
   - Metakommunikation.
3. Sitzung:
   Gesprächsführung (anhand von Tonbandausschnitten)
   - Grundvoraussetzungen
   - Ebenen des Gesprächs,
   - Art der Fragen,
   - Jargon.
4. Sitzung:
   Gruppendiskussion.
5. Sitzung:
   - Heikle Themen,
   - Erklärung von Befunden, Therapiepläne.

6. Sitzung:
Für den Arzt unbefriedigend gebliebene Arzt-Patient-Interaktionen.

7. Sitzung:
- Feedback,
- Konsequenzen für bzw. Transfer auf die zukünftige eigene Arbeit.

8. Sitzung:
Schlußbesprechung mit Klinikvorstand, Ambulanzleitung, Turnusärzten und Projektteam.

Insgesamt ist die Gruppe durch die gemeinsame Arbeit zusammengewachsen. Vor allem zeigte sich, daß sie durch die Reflexion über das eigene Tun sensibilisiert wurde. So konnten bereits ab der 4. Sitzung Verhaltensveränderungen und eine erhöhte Sensibilisierung für Problembereiche im Gesprächsablauf registriert werden. Das Programm hat sich also als kommunikations- und gruppenidentitätsfördernd entwickelt. Das Modell führte zu der Initiative, den Ambulanzbetrieb patientenorientierter zu gestalten und regelmäßige Gruppenbesprechungen einzuführen.

13 Resümee

Auch wenn unsere Studie keinen Anspruch auf repräsentative Ergebnisse erheben kann, so konnte doch gezeigt werden, daß die Zeit der Schwangerschaft als wichtiger Wendepunkt verstanden werden sollte. Frauen ebenso wie (nur mittelbarer) Männer nehmen in diesem Lebensabschnitt allmählich eine zweite Identität an. Die bisherige als einer nur sich selbst verpflichteten Person wird noch einmal aufgearbeitet, bevor mit der Geburt des Kindes die Trennung vom „Kindsein zum Elternsein" endgültig vollzogen wird. Wäre es nicht seltsam, wenn dieser spannungsgeladene, mit Hoffnungen und Träumen verbundene Lebensabschnitt sich nicht krisenhaft und labil zeigte? Dies zu betonen und daran den Appell anzuschließen, eine andere Dimension der geburtshilflichen Betreuung zu fordern und zu fördern, war unser Anliegen.

So konnten wir Beweisspuren, die ein Zusammenwirken der psychischen Situation mit dem gesundheitlichen Schwangerschaftsverlauf nahelegen, rekonstruieren. Vor allem fanden Thesen einer primären Bedeutung der Mutter-Tochter-Beziehung für das Wohlbefinden in der Schwangerschaft empirische Bestätigung.

Was folgt, um Belastungen, Streß und möglichen Komplikationen vorzubeugen? Lösungen scheinen sich nur dann anzubieten, wenn wir endlich davon abgehen, ausschließlich den mütterlichen und kindlichen Organismus zu betrachten und dabei völlig zu vergessen, daß Schwangerschaft Übergang zur Elternschaft bedeutet.

Aus den sozialen, kommunikativen wie psychodynamischen Bezügen dieser Übergangsphase lassen sich präventive Überlegungen thesenhaft ableiten:

1. Präventive Schwangerschaftsbetreuung ist ohne die Beachtung des weiblichen Lebenszusammenhangs und der weiblichen Lebensbedingungen nicht zu leisten, die krankheitsförderndes Risikoverhalten oder subjektives Leid bedingen. Das heißt: Präventive Schwangerenbetreuung im emanzipatorischen Sinne muß auch eine Aktivierung der betroffenen Frauen zur Veränderung bedrückender Situationen unterstützen, z. B. isolierte Lebensbedingungen zu verändern oder eigene Interessen, eigene Bedürfnisse wahrzunehmen und mehr in die Lebensplanung zu integrieren.

   Prävention darf sich nicht darauf beschränken, die administrativen Netze der Gesundheitsvorsorge noch enger zu knüpfen, so daß sie für Frauen mehr zu administrierenden Würgegriffen werden denn zu unterstützenden Begleitmaßnahmen.

2. Prävention sollte bewirken, daß Frauen für ihre eigene körperliche Entwicklung und für die Entwicklung ihres Kindes mehr Interesse entwickeln und bereit sind, sich für ihre Gesundheit zu engagieren. Dies bedeutet umgekehrt, jene Konzepte abzulehnen, die über die Köpfe von Frauen hinweg handeln. Denn dies hieße eine Fortschreibung des Machtverhältnisses in der Medizin: Arzt (Mann) und Patient (Frau) in einer unglückseligen Tradition der Bevormundung und nicht der Partnerschaft. Präventive Überlegungen, als Forderung nach noch mehr Kontrolluntersuchungen, gerieten dann leicht in folgenden Sog:

> ... damit wären wir dann da, wo wir nicht hin wollen, und genau hier liegt die große Gefahr einer verstärkten Prävention im Gesundheitswesen. Von Information und Hilfestellung bis zu Paternalismus und Zwangsbeglückung ist nur ein kleiner Schritt, und ehe wir uns versehen, ist, wie in totalitären Gesellschaften linker und rechter Couleur bereits gehabt, aus dem Recht auch eine Pflicht zur Gesundheit geworden (Krämer 1989, S. 122).

Alternativen dazu wären:
— Stärkung von autonomen Frauenselbsthilfeorganisationen.
— Einbindung von Schwangerenvorsorgemaßnahmen in diverse soziale Einrichtungen, um den Frauen entgegenzukommen und soziale Schwellenängste zu minimieren.
— Förderung von Modellen, die Vätern Möglichkeiten lassen, sich in den kindlichen Tagesablauf zu integrieren, um zum einen eine andere qualitative Beziehung zu ihren Kindern herstellen zu können, als dies bislang für Väter möglich war, und um zum anderen die Frauen zu entlasten. Die Integration des werdenden Vaters darf also nicht im Kreißsaal bei der gemeinsamen Geburt aufhören, sondern diese sollte als Beginn auch einer Vater-Kind-Alltagsbeziehung verstanden werden.

Dies sind freilich Ansätze, die abseits der Möglichkeiten „purer" Medizin und ihrer Institutionen liegen. Präventive Ansätze für die medizinischen Institutionen liegen vor allem im Ausbau ambulanter Dienste bei Integration eines multiprofessionellen Teams (Hebammen, Sozialarbeiter, Psychologen). Stationäre Aufnahmen sollten vor allem die heilenden Möglichkeiten der gezielten empathischen Interaktion mit dem Arzt, der Krankenschwester oder der Hebamme in den Vordergrund stellen.

Alle Bestrebungen zur Prävention können jedoch nur unter der Voraussetzung wirklich hilfreich sein, wenn sie die beiden Aspekte des Mutterwerdens gleichermaßen akzeptiert: Die narzißtische Bereicherung für die Frauen, die Erfahrung der weiblichen Potenz, der Fähigkeit, Leben in sich aufzunehmen, zu umsorgen, zu nähren, zu gebären, zu beschützen, zu nähren und eine sonst nie fühlbare symbiotische Nähe zu spüren und zu erleben. Dies „neidlos" bestehen zu lassen, den Frauen diese Potenz nicht dezimieren zu wollen, sondern im Gegenteil diese Fähigkeiten zu unterstützen, ohne sie als „allein weiblich und seelig" machende hochzustilisieren, ist ebenso gefordert wie Verständnis für die Sorge, von den Mutterbildern eingeholt und fixiert zu werden oder vor

sich selbst als Mutter zu versagen. Dann erst werden Hilfen und nicht Kontrolle für jene Frauen entwickelt werden können, deren Selbstwertgefühl zu brüchig oder nichtig ist, um von den positiven und bereichernden Aspekten der
Schwangerschaft berührt zu werden, denen Schwangerschaft mehr Vernichtungsgefühle als Freude bedeutet und die in ihrem inneren, schweigenden und
traurigen Dialog mit einem Leben, dem sie wenig Liebe entgegenbringen zu
können glauben, allein und einsam bleiben.

Literatur

Adam M, Daimler R, Korbei V (1986) Kinder kriegen. Schwangerschaft, Geburt und Stillen ohne Angst und Zwang. Kiepenheuer & Witsch, Köln

Alexander F (1971) Psychosomatische Medizin. de Gruyter, Berlin

Apfel RS, Kelley SF, Frankel FH (1986) The role of hypnotizability in the pathogenesis and treatment of nausea and vomiting of pregnancy. J Psychosom Obstet Gynaecol 5:179–186

Areskog B (1982) Fear of childbirth on pregnant women. In: Prill HJ, Stauber M (eds) Advances in psychosomatic obstetrics and gynecology. Springer, Berlin Heidelberg New York Tokyo, pp 356–360

Areskog B, Uddenberg N, Kjessler B (1981) Fear of childbirth in late pregnancy. Gynecol Obstet Invest 12:262

Badinter E (1981) Die Mutterliebe. Piper, München

Badinter E (1986) Ich bin Du. Die neue Beziehung zwischen Mann und Frau oder die androgyne Revolution. Piper, München

Beck A, Coradello H, Sator F, Dorda H (1981) Wiener Perinatalstudie 1978: Soziale Ungleichheit und Schwangerschaftskarriere. In: Auerswald W, Baumgarten K, Thalhammer O (Hrsg) Probleme der Perinatalen Medizin, Bd 9. Maudrich, Wien, S 21 ff

Beck A, Niels C, Siegel L et al (1980) The prediction of pregnancy outcome: maternal preparation, anxiety and attitudinal sets. J Psychosom Res 24:343–351

Beck-Gernsheim E (1984) Vom Geburtenrückgang zur neuen Mütterlichkeit? Über private und politische Interessen am Kind. Fischer, Frankfurt/M

Beckmann D, Scheer JW (1973) Probleme der Dokumentation in Psychotherapie und Psychosomatik. Psychosom Med Psychoanal 1:35

Beckmann D, Brähler E, Richter HE (1983) Der Gießen-Test (GT): Ein Test für Individual- und Gruppendiagnostik, Handbuch. Huber, Bern

Benedek T (1952) The functions of the sexual apparatus and their disturbances. In: Alexander F (ed) Psychosomatic medicine. Allen Unwin, London

Benedek T (1970) Fatherhood and providing. In: Anthony EJ, Benedek T (eds) Parenthood. Little, Brown Boston, pp 167–183

Berger F, Rauskolb R, Schütz M, Stephanos S (1976) Gestosis and the psychosomatic phenomenon – an empirical investigation. Psychother Psychosom 27:154–158

Berger-Oser R, Richter D (1984) Zur Psychosomatik der EPH-Gestose. In: Jürgensen O, Richter D (Hrsg) Psychosomatische Probleme in der Gynäkologie und Geburtshilfe. Springer, Berlin Heidelberg New York Tokyo, S 183–192

Bergmann A (1981) Überlegungen zur Entwicklung des Kindes in der Separations- und Individuationsphase. In: Naske R (Hrsg) Aufbau und Störungen frühkindlicher Beziehungen zu Mutter und Vater. Brüder Hollinek, Wien, S 11–31

Berninghausen J (1980) Der Traum vom Kind – Geburt eines Klischees. Mutterschaft: Ideologie, Wunsch und Wirklichkeit. Ullstein, Frankfurt/M

Bibring GL (1959) Some considerations of the psychological process in pregnancy. Psychoanal Study Child 14:113–121

Bibring GL, Dwyer TF, Hutington DS (1961) A study of the psychological process in pregnancy and of the earliest mother-child relationship. I. Some propositions and comments. Psychoanal Study Child, 16:9–23

Blos P (1983) Adoleszenz. Eine psychoanalytische Interpretation. Klett-Cotta, Stuttgart

Blum H (ed) (1980) Psychological aspects of pregnancy birth and bonding. Human Sciences, New York

Bradely C, King J, Effer S (1987) Psychology in obstetrics: extinct or eytant? J Psychosomat Obstet Gynaecol 6:49–57

Bräutigam W (1976) Gebärneid. Psyche 30:217–227

Breen D (1975) The birth of a first child towards an understanding of feminity. Tavistock, London

Bronneberg G, Salemi H, Wimmer-Puchinger B (1989) Ultrasound: level of patient-information, doctor-patient-interaction, certainty. J Psychosom Obstet Gynecol 10 [Suppl 1]:122

Brown LB (1964) Anxiety in pregnancy. Br J Med Psychol 37:47–58

Bullinger H (1984) Wenn Männer Väter werden: Schwangerschaft, Geburt und die Zeit danach im Erleben von Männern, Überlegungen – Informationen – Erfahrungen. Rowohlt, Reinbek bei Hamburg

Burgmeister I et al (1984) Regionalanalyse der Totgeburtlichkeit und Säuglingssterblichkeit in Berlin (West) 1970–1980. Kohlhammer, Stuttgart (Schriftenreihe d BMJFG, Bd 138)

Burstein I, Knich RAH, Stern L (1974) Anxiety, pregnancy, labor and the neonate. Am J Obstet Gynecol 122:195–199

Caldwell Y (1958) Personality in pregnancy and labor. Southern Med J 51:1026

Campbell S, Reading AE, Cox DN (1982) Ultrasound scanning in pregnancy: the short term psychological effects of early real time scans. J Psychosom Obstet Gynecol 1/2:57–61

Cartwright A (1976) How many children? Rontledge & Kegan, London

Chalmers B (1984) Behavioral associations of pregnancy complications. J Psychosom Obstet Gynecol 3:27–35

Chertok L, Mondzain ML, Bonnaud M (1962) Der Wunsch nach dem Kind und das Schwangerschaftserbrechen. Z Psychother Med Psychol 12:181

Chodorow N (1985) Das Erbe der Mütter. Psychoanalyse und Soziologie der Geschlechter. Frauenoffensive, München

Clyne MB (1972) Der habituelle Abort. Psychosomatisches Rezept der Tender Loving Care. Sexualmed 2:93–96

Cochrane R, Robertson A (1973) The life event inventory: a measure of the relative severity of psychosocial stressors. J Psychosom Res 17:135–139

Cohen LJ, Campos JJ (1974) Father, mother and stranger as elicitors of attachment behaviors in infancy. Dev Psychol 10:146–154

Cohen RL (1966) Some maladaptive syndroms of pregnancy and the puperium. Obstet Gynaecol 27:562–570

Collatz J (1985) Die Betreuung türkischer Familien im Rahmen des Modellversuchs „Aktion Familien-Hebamme". In: Collatz J, Kürsat-Ahlers E, Korporal J (Hrsg) Gesundheit für alle. Rissen, Hamburg, S 370

Collatz J et al (1983) Perinatalstudie Niedersachsen und Bremen, Bd 7. Urban & Schwarzenberg, München

Collatz J, Rohde JJ (Hrsg) (1987) Ergebnisse der Aktion Familienhebammen im Überblick. Abteilung für Medizinische Soziologie, Hochschule Hannover

Copper AJ (1958) Psychosomatic aspects of pre-eclamptic toxaemia. J Psychosom Res 2:241–265

Cox DN, Wittmann BK (1985) The psychological impact of ultrasound scanning in pregnancy. In: Hansmann M, Hackelöer BJ, Staudach A (eds) Ultrasound diagnosis in obstetrics and gynecology. Springer, Berlin Heidelberg New York Tokyo, pp 673–676

Crandon A (1978) Maternal anxiety and obstetric complications. J Psychosom Res 23:109–111

Davenport-Slack B, Baylan CH (1974) Psychological correlates of childbirth pain. Psychosom Med 36:215–223

Davis A, De Vault S, Talmadge M (1961 a) Anxiety, pregnancy and childbirth abnormalities. J Consult Psychol 25:74–77

Davis A, De Vault S, Talmadge M (1961 b) Psychological study of emotional factors in pregnancy. A preliminary report. Psychosom Med 2:93–103

Delaisi de Parseval G (1985) Was wird aus den Vätern? Künstliche Befruchtung und das Erlebnis der Vaterschaft. Beltz, Weinheim

De Mause L (1977) Hört ihr die Kinder weinen? Eine psychogenetische Geschichte der Kindheit. Suhrkamp, Frankfurt/M

Demographisches Jahrbuch Österreich (1984) Beiträge öst. Statistik 784:60–65

Deutsch H (1947) The psychology of woman: a psychoanalytic interpretation, vols 1, 2. Grune & Stratton, New York

Deutsch H (1954) Die Psychologie der Frau, Bd I u II. Huber, Bern

Diederichs P (1986) Die Beziehung zwischen Arzt und Hebamme in ihrer Bedeutung für eine psychosomatisch orientierte Geburtshilfe. In: Stauber M, Diederichs P (Hrsg) Psychosomatische Probleme in der Gynäkologie und Geburtshilfe. Springer, Berlin Heidelberg New York Tokyo, S 45–51

Dwyer TF, Huntington DS, Bibring GL, Valerstein AF (1961) A study of the psychological process on pregnancy and on the earliest mother-child relationship. I. Some propositions and comments. Psychoanal Study Child 16:9–27

Eicher W, Lammers H, Heinz F (1974) Untersuchungen zur Persönlichkeitsstruktur bei EPH-Gestose Patienten. In: Rippert C, Rippmann ET (Hrsg) EPH-Gestosis. Resultate der EPH-Gestose Forschung. Huber, Bern, S 203–211

Elser H, Selbmann HK (1980) Das zeitliche Gefüge der Schwangerschafts- und Geburtsrisiken. Ein neuer Ansatz zur Gewichtung perinataler Gefährdung. Z Geburtshilfe Perinatol 184:317–327

Erikson EH (1971) Kindheit und Gesellschaft. Klett, Stuttgart

Eysenck HJ (1947) Dimensions of personality. Kegan Paul, London

Fairweather DV (1968) Nausea and vomiting in pregnancy. Am J Obstet Gynecol 102: 135–175

Fervers-Schorre B (1986) Postpartale Veränderung der Paarbeziehung. Gynäkologe 19:28–32

Feselmayer S, Smole S (1986) Frauenalkoholismus. Ein Problem der Frauenheilkunde? (Unveröff Vortrag, gehalten beim Jour-Fixe des Ludwig-Boltzmann-Inst. f. Geburtenregelung und Schwangerschaftsbetreuung am 16. 12. 1986)

Filipp SH (1981) Kritische Lebensereignisse. Urban & Schwarzenberg, München

Forbes R (1972) The father's role. In: Morris N (ed) Psychosomatic medicine in obstetrics and gynecology. Karger, Basel, pp 281–283

Freud S (1905) Drei Abhandlungen der Sexualtheorie, Gesammelte Werke, V. Fischer, Frankfurt 1969

Frick V (1977) Die Prophylaxe in der psychosomatischen Gynäkologie aus psychologischer Sicht. Psychother Med Psychol 27:53–57

Frick-Bruder V (1984) Die Arzt-Patient-Beziehung in der Sterilitätsbehandlung. In: Frick-Bruder V, Platz P (Hrsg) Psychosomatische Probleme in der Gynäkologie und Geburtshilfe. Springer, Berlin Heidelberg New York Tokyo, S 153–159

Frick-Bruder V (1985) Gesunder und kranker Kinderwunsch in der Sterilitätsbehandlung. Schleswig-Holsteinisches Ärzteblatt 10:639–642

Frick-Bruder V (1986 b) Die weibliche Sexualität aus psychoanalytischer Sicht. Gynäkologe 19/1

Frick-Bruder V (1988) Die Bedeutung des Vaters für die Entwicklung des Kindes. Hamburg, Unveröffentlichtes Manuskript

Friedrichs J, Kamp K (1978) Methodologische Probleme des Konzepts „Lebenszyklus". In: Kohli M (Hrsg) Soziologie des Lebenslaufs. Neuwild, Darmstadt, S 154–191

Fthenakis WE (1988) Väter: Zur Psychologie der Vater-Kind-Beziehung, Bd 1. DTV, München

Fthenakis WE, Niesel R, Kunze HR (1982) Ehescheidung. Urban & Schwarzenberg, München

Gambaroff M (1984) Utopie der Treue. Rowolt, Hamburg

Gerstner G (1984) Das Stillen, Stillzeit und Stilldauer, Schadstoffe in der Muttermilch, Stillzeiten im Wiener Raum sowie im internationalen Vergleich. In: Dunhausen SW, Saling E (Hrsg) 11. Deutscher Kongreß für Perinatale Medizin, Berlin. Perinatale Medizin, Bd X. Thieme, Stuttgart, S 63–64

Gloger-Tippelt G (1988) Schwangerschaft und erste Geburt: Psychologische Veränderungen der Eltern. Kohlhammer, Stuttgart

Gorsuch RL, Key MK (1974) Abnormalities of pregnancy as a function of anxiety and life stress. Psychosom Med 36:352–362

Green M (1977) Die Vaterrolle. Rowohlt, Reinbek bei Hamburg

Greif JB (1979) Fathers, children and joint custody. Am J Orthopsychiatry 49:311–319

Grimm ER (1961) Psychological tension in pregnancy. Psychosom Med 13/6:520–527

Grimm ER, Venet WR (1966) The relationship of emotional adjustment and attitudes to the course and outcome of pregnancy. Psychosom Med 28:34–49

Großman KE, Lütkenhaus P (1983) Bericht über die 6. Tagung Entwicklungspsychologie (Regensburg 1.–3. 10. 1983), Bd I. Universität Regensburg, Regensburg

Großmann FK, Eichler IS, Winickhoff SA (1980) Pregnancy, birth and parenthood. Jossey-Boss, San Francisco

Großmann K (1980) Eltern und Neugeborenes – Das zweite Stadium einer Beziehung. Regensburg

Haar E, Halitsky V, Stricker G (1977) Patients attitudes toward gynaecology examination and to gynaecologist. Medical Care 15/9:787–795

Haas H (1975) Kognitive Faktoren der Angstreduktion. Diplomarbeit, Berlin

Haeberle EJ (1983) Die Sexualität des Menschen, Handbuch und Atlas. de Gruyter, Berlin

Häffele R, Müller-Heine F (1975) Eklampsie. Häufigkeit und Therapie: Ergebnisse der Universitäts-Frauenklinik Göttingen. Fortschr Med 93/27:1269

Hallauer B (1923) Die Narkohypnose. Z Geburtshilfe 86:359

Harlap S, Shiono PH (1980) Alcohol, smoking and incidence of spontaneous abortions in the first and second trimester. Lancet 2:173–176

Hanson JW, Streisguth AP, Smith DW (1976) The effects of moderate alcohol consumption during pregnancy on fetal growth and morphogenesis. J Pediatr 92:457–460

Harvey WA, Sherfey MJ (1954) Vomiting in pregnancy. Psychosom Med 16:1–9

Haslinger A (1980) Kinderwünsche und Einstellungen zu Kindern. In: Institut f. Demographie d. Österr. Akademie d. Wissenschaften (Hrsg) Kinderwünsche junger Österreicherinnen. Schriftenreihe 6, S 41. Wien

Haslinger A (1985) Fruchtbarkeitsentwicklung nach Heiratsjahrgängen: Ein Vergleich des Mikrozensus Juni 1981 mit der Longitudinalerhebung. In: Münz R (Hrsg) Leben mit Kindern. Wunsch und Wirklichkeit. Deuticke, Wien, S 277–292

Hauffe U, Köster-Schlutz M (1987) Gibt es natürliche Gebärhaltungen und welche Bedeutung haben sie für das Geburtserleben? In: Fedor-Freybergh PG (Hrsg) Pränatale und perinatale Psychologie und Medizin. Saphir, Älvsjö, S 393–399

Hein M et al (1985) Kommunikation zwischen Arzt und Patient. Institut für Sprachwissenschaften der Universität Wien, Wien

Heining L, Engfer A (1988) Schwangerschaft und Partnerschaft. Rep Psychol 1:56–59

Heinstein M (1967) Expressed attitudes and feelings of pregnant women and their relation to physical complications of pregnancy. Meritt-Paleuer-Q 13:217–236

Helbig D, Zuckerman B, Wade K, Gentile G, Klein A (1982) Preliminary report of a cost-efficiency study of nurse practitioners and other professional staff in family planing clinics of New York State. Women's Health Care Nurse Practioner Program of Downstead Medical Center, University of New York, the Margaret Sanger Center of Planned Parenthood of NY (unveröffentlichtes Manuskript)

Helmbrecht H (1974) Beziehungen zwischen Vorstellungen und Verhaltensweisen in der Schwangerschaft und sozialen Merkmalen der Schwangerschaft. Dissertation, Erlangen

Henneborn WJ, Cogan R (1975) The effect of husband participation on reported pain and probability of medication during labor und birth. J Psychosom Res 19:215–222

Herms V, Gabelmann J, Kubli F (1982) Psychosomatic aspects of premature labor. In: Prill HJ, Stauber M (eds) Advances in psychosomatic obstetrics and gynecology. Springer, Berlin Heidelberg New York, pp 388–390

Hirsch D (1984) Die Entwicklung der weiblichen Sexualität aus psychoanalytischer Sicht. In: Frick-Bruder V, Platz P (Hrsg) Psychosomatische Probleme in der Gynäkologie und Geburtshilfe. Springer, Berlin Heidelberg New York Tokyo, S 41–58

Hoffmann-Richter U (1984) Der Knoten im roten Faden. Eine Untersuchung zur Verständigung von Arzt und Patient in der Visite. Dissertation, Bern

Holzhauer B (1989) Schwangerschaft und Schwangerschaftsabbruch. Die Rolle des reformierten Paragraphen 218 StGB bei der Entscheidungsfindung betroffener Frauen. Eigenverlag Max-Planck-Institut, Freiburg

Horney K (1977) Die Psychologie der Frau. Kindler, München

Irrmann M (1982) Further clinical investigations upon correlations between the pregnancy weight curve evolution. EPH-gestosis and intrauterine growth retardation. Unveröffentlichtes Manuskript

Jacoby AP (1969) Transition to parenthood: a reassessment. J Marriage Family 31:720–727

Jarka M (1986) Zur Bedeutung des Körpererlebens für den weiblichen Kinderwunsch, Schwangerschaft, Geburt und die Zeit nach der Entbindung. In: Brähler E (Hrsg) Körpererleben. Ein subjektiver Ausdruck von Leib und Seele. Springer, Berlin Heidelberg New York Tokyo, S 161–181

Javert LT (1954) Stress and habitual abortion. Obstet Gynecol 3:298

Jung H (1975) Die Frühgeburt. Gynäkologe 8:176–185

Jürgensen O (1985) Schwangerschaft als seelischer Konflikt (Bewußte und unbewußte Motivationen zum Schwangerschaftsabbruch) (Vortrag bei der 14. Fortbildungstagung für psychosomatische Geburtshilfe und Gynäkologie, Köln, 13.–16. März)

Kaltenbach K (1890) Über Hyperemesis gravidarum. Z Geburtshilfe Gynäkol 21:200

Kentenich H, Stauber M (1987) Individual birth in hospital: investigation of acceptance and preference. Obstet Gynaecol 7/2:99–116

Kentenich H, Reeg P, Wehkamp KH (Hrsg) (1984) Zwischen zwei Kulturen. Was macht Ausländer krank. Markuse, Berlin

Kerber N (1987) Schwangerschaft und Vaterwerden im Erleben von werdenden Vätern. Diplomarbeit, Salzburg

Kidess E, Klein M (1974) Schicksal der Schwangerschaft nach Hyperemesis gravidarum. Geburtshilfe Frauenheilkde 34:181–185

Kitzinger S (1980) Geburtsvorbereitung. Kösel, München

Kitzinger S (1980) Frauen als Mütter – Mutterschaft in verschiedenen Kulturen. Kösel, München

Kitzinger S (1985) Natürliche Geburt. Kösel, München

Klaus MH, Kennell JH (1974) Auswirkungen früher Kontakte zwischen Mutter und Neugeborenem auf die spätere Mutter-Kind-Beziehung. In: Biermann G (Hrsg) Jahrbuch der Psychohygiene, Bd 2. Reinhardt, München, S 100–109

Köck C, Kytir J, Münz R (1988) Risiko Säuglingstod. Plädoyer für eine gesundheitspolitische Reform. Deuticke, München

Kolleck B et al (1979) Totgeburtlichkeit und Säuglingssterblichkeit ausländischer Kinder in West-Berlin. Gynäkologe 12:181 ff

Koller S (1983) Risikofaktoren der Schwangerschaft. Springer, Berlin Heidelberg New York

Kondas O, Scetnicka B (1972) Systematic desensitisation as a method of preparation for childbirth. J Behav Ther Exp Psychiatry 3:51 – 54

Korporal J, Zink A (1980) Münchner Perinatalstudie 1975 – 1977. Deutscher Ärzteverlag, Köln

Köster-Schlutz M (1987) Konfliktbearbeitung in Anpassung und Widerstand. Zur psychologischen Arbeit mit Risikoschwangerschaften. In: Fedor-Freybergh P (Hrsg) Pränatale und Perinatale Psychologie in der Medizin. Begegnungen mit dem Ungeborenen. Saphir, München, S 335 – 347

Krämer W (1989) Die Krankheit des Gesundheitswesens. Die Fortschrittsfalle der modernen Medizin. Fischer, Frankfurt/M

Lamb ME (Hrsg) (1976) The role of the father in child development. Wiley, New York

Lamm D et al (1970) Soziale Aspekte bei der Spätgestose. Dtsch Gesundheitswesen 25:601

Langer M, Ringler M, Krizmanits A, Reinold E (1983) The value of a short birth preparation course for the common birth experience of a couple. J Psychosom Obstet Gynecol 2/3:159

Laukaran VH, Van den Berg BJ (1980) The relationship of maternal attitude to pregnancy outcomes and obstetrics complications. Am J Obstet Gynecol 136:374 – 379

Laux L, Glanzmann P, Schafferer P, Spielberger CD (1981) Das State-Trait-Angstinventar. Theoretische Grundlagen und Handanweisung. Beltz, Weinheim

Lazarus RS (1966) Psychological stress and the coping process. McGraw-Hill, New York

Lazarus RS (1978) A strategy for research on psychological and social factors in hypertension. J Hum Stress 4:35 – 40

Lazarus R, Launier R (1980) Stress-related transactions between persons and environment. In: Pervon LA, Lewis M (eds) Perspectives in interactional psychology. Van Nostrand, New York, pp 287 – 327

Lehr U (1978) Eltern-Kind-Beziehung in der ersten Lebenszeit. Z Geburtshilfe Perinatologie 182:317 ff

Lichtenstein H (1961) Identity and Sexuality. J Am Psychol Assoc 9:179 – 260

Lippert T (1979) Derzeitiger Stand der Gestosetherapie. Geburtshilfe Frauenheilkd 39:470 – 478

Löschenkohl E, Neumann V (1981) Untersuchungen zur intrapartialen Geburtsbetreuung als Alternative und Ergänzung zur Geburtsvorbereitung. Geburtshilfe Frauenheilkd 41:853 – 863

Lubin B, Gardener SH, Roth A (1975) Mood and somatic symptoms during pregnancy. Psychosom Med 37:136 – 146

Lukas KH (1959) Die psychologische Geburtserleichterung. Schattauer, Stuttgart

Lukesch H (1976) Schwangerschafts- und Geburtsängste. Enke, Stuttgart

Lukesch H (1978) Sozio-ökologische Bedingungen im Schwangerschaftserleben und in Erziehungseinstellungen. In: Schneewind KA, Lukesch H (Hrsg) Familiäre Sozialisation. Probleme – Ergebnisse – Perspektiven. Klett, Stuttgart, S 90 – 113

Lukesch H (1981) Schwangerschafts- und Geburtsängste. Enke, Stuttgart

Lukesch H, Lukesch M (1976) S-S-G. Ein Fragebogen zur Messung von Einstellungen zur Schwangerschaft, Sexualität und Geburt. Hogrefe, Göttingen

Lukesch H, Rottmann G (1976) Die Bedeutung sozio-familiärer Faktoren für die Einstellung der Mutter zur Schwangerschaft. Psychologie Praxis 20:4 – 18

Lukesch H, Schmidt W (1979) Die Beziehung zwischen Arzt und Schwangerer. M M W 121/43:1415 – 1418

Mahler M (1961) A study of the separation-individuation process and its possible application to borderline phenomena in the psychoanalytic situation. Psychoanal Study Child 26

Mahler M (1972) Symbiose und Individuation. Klett, Stuttgart

Mall-Haefeli M (1974) Sozialmedizinische Aspekte der EPH-Gestose. In: Rippert C, Rippmann E (Hrsg) EPH-Gestosis. Huber, Bern, S 63–81

Mamelle N, Laumon B, Lazar P (1983) Psychosocial environment and issue of the pregnancy. (Vortrag, Kongreß Dublin, 11.–15. 09. 1983)

Mamelle N, Gerin D, Measson A, Munoz F, Collet P (1987) Assessment of psychological modifications during pregnancy: contribution of derogatis symptom check-list. J Psychosom Obstet Gynecol 7:739–750

Mann EC (1959) Habitual abortion: a report, in two parts, on 160 patients. Am J Obstet Gynecol 77:706–718

Masters W, Johnson V (1966) Human sexual response. Little Brown, Boston

McCammon CS (1951) A study of four hundred and seventyfive pregnancies in American Indian women. Am J Obstet Gynecol 61:1159–1166

McDonald RL, Christakos AC (1963) Relationship of emotional adjustment during pregnancy to obstetric complications. Am J Obstet Gynecol 68:341–348

McFarlane A (1977) The psychology of childbirth. Harvard Univ Press, Cambridge/MA

McKee L (1980) Fathers and childbirth: just hold my hand. Health Visitor 53:368–372

McKinley JB (1970) The new latecomers for antenatal care. Br J Prev Soc Med 24:52–57

McNeile LG, Page EW (1939) The personality type of patients with toxemias of late pregnancy. Am J Med Sci 197:393–400

Merz M (1979) Unerwünschte Schwangerschaft und Schwangerschaftsabbruch in der Adoleszenz: Eine psychoanalytische Untersuchung. Huber, Bern

Meyer H (1983) Der Einfluß verschiedener Geburtserfahrung auf die frühe Mutter-Kind-Beziehung. Dissertation, Wien

Miller RS (1978) The social constructions and reconstructions of physiological events: acquiring the pregnancy identity. In: Denzin NK (ed) Studies in symbolic interaction, 1. Jai, Greenwich

Mitchell I (1971) Wir bekommen ein Baby. Rowohlt, Hamburg

Mittag O, Jagenow A (1985a) Motive zu Schwangerschaft, Geburt und Elternschaft. Sexualmed 14:431–437

Mittag O, Jagenow A (1985b) Überlegungen zu einem integrativen Konzept der Schwangerschaftsberatung. In: Fiedler PA (Hrsg) Herausforderung und Grenzen der klinischen Psychologie. GWG, S 266–272

Möller ML (1986) Die Liebe ist das Kind der Freiheit. Rowohlt, Reinbek bei Hamburg

Möller-Gambaroff M (1984) Utopie der Treue. Rowohlt, Reinbek bei Hamburg

Molinski H (1968) Bilder der eigenen Weiblichkeit, Ärger während der Geburt und Rigidität des Muttermundes. Psychosom Med Psychoanal 14:343–345

Molinski H (1970) Die Auswirkung von Ärger auf den Geburtsverlauf. Z Psychosom Med 16:343–345

Molinski H (1972) Die unbewußte Angst vor dem Kind. Kindler, München

Molinski H (1976) Die fokkusierende Deskription. Praktische Hinweise für die Behandlung funktioneller Sexualstörungen aus analytischer Sicht. Sexualmedizin 5:712–715

Molinski H (1985) Schwangerschaft als Konflikt. In: Poettgen H, Stauber M (Hrsg) Psychosomatische Probleme in der Gynäkologie und Geburtshilfe. Springer, Berlin Heidelberg New York Tokyo, S 97

Money J, Ehrhardt A (1972) Men and women, boys and girls. John Hopkins Univ Press, Baltimore

Müller-Tyl E, Wimmer-Puchinger B (1982) Psychosomatic aspects of toxemia. J Psychosom Obstet Gynecol 3/4:111–117

Münz R (1985) Leben mit Kindern: Wunsch und Wirklichkeit, Zusammenfassung. Deuticke, Wien

Münz R, Pelikan J (1978) Geburt oder Abtreibung. Jugend u Volk, Wien

Myers RE (1979) Maternal anxiety and fetal death. In: Zichella I, Pancheri P (eds) Psychoneuroendocrinology in reproduction. Elsevier Biomedical Press, North Holland, pp 555–573

Nagel M (1980) Einflußfaktoren auf Stillwunsch und Stillverhalten. Dissertation, Wien

Napp-Peters (1983) Gesellschaftsstereotypen und ihr Einfluß auf Einstellungen zur Ein-Elternteil-Situation. Z Sozialpsychol 35:321–334

Netter P (1975) Funktionelle Beschwerden in der Schwangerschaft als Indikatoren für psychische Einstellungen und klinische Befunde. Habilitationsschrift, Mainz

Newton R et al (1975) Psychosocial stress in pregnancy and its relation to the onset of premature labour. Br Med J 2:411–413

Newton RW, Webster PA, Binu PS, Maskrey N, Phillips AB (1979) Psychological stress in pregnancy and its relation to the onset of premature labor. Br Med J 5:411–413

Niemelä P (1980) Idealised motherhood and the later reality. (Vortrag, gehalten am 6th International Congress of psychosomatic obstetrics and gynecology, Berlin. Unveröffentlichtes Manuskript)

Niemelä P (1982) Idealised motherhood and the later reality. In: Prill HJ, Stauber M (eds) Advances in psychosomatic obstetrics and gynecology. Springer, Berlin Heidelberg New York Tokyo, pp 348–353

Nikolajew AP (1956) Grundriß der Theorie und Praxis der Schmerzausschaltung bei der Geburt. VEB Volk Gesundheit, Berlin

Nillson A (1970) A para-natal emotional adjustment. A prospective investigation of 165 women. Part I: A general accountant of background variables, attitudes towards childbirth, and an appriciation of psychiatric morbidity. Acta Psychiatr Scand [Suppl] 220: 66–141

Nöstlinger C (1988) Schwangerschaft in der Adoleszenz. Eine Vergleichsstudie über Interruptio und Geburt. Dissertation, Salzburg

Nowak A (1987) Hausgeburt – Ambulante Geburt – Krankenhausgeburt. Diplomarbeit, Salzburg

Nuckolls KB et al (1972) Psychological assets, life crisis and the prognosis of pregnancy. Am J Epidemiol 95:431–441

Oeter K (1982) Der Schwangerschaftsabbruch. Gründe, Legitimationen, Alternativen. Schriftenreihe des Bundesministers für Jugend, Familie und Gesundheit 123

Oeter K (1985) Empfängnisverhütung als Prävention von Schwangerschaftsabbrüchen? In: Poettgen H, Stauber M (Hrsg) Psychosomatische Probleme in der Gynäkologie und Geburtshilfe. Springer, Berlin Heidelberg New York Tokyo, S 89–101

Oeter K (1986) Soziale Situation im Kreißsaal, Technik und postpartale Mortalität. In: Stauber M, Diederichs P (Hrsg) Psychosomatische Probleme in der Gynäkologie und Geburtshilfe. Springer, Berlin Heidelberg New York, Tokyo, S 109–122

Oeter K, Wilken M (1974) Psychosoziale Aspekte der Kontrazeption. In: Staemmler HJ (Hrsg) Geburtenplanung. Thieme, Stuttgart, S 131–144

Oeter K, Wilken M (1979) Frau und Medizin. Hippokrates, Stuttgart

Oeter K, Wilken M (1981) Psychosoziale Entstehungsbedingungen unerwünschter Schwangerschaften. Kohlhammer, Stuttgart

Olbrich E (1981) Normative Übergänge im menschlichen Lebenslauf: Entwicklungskrisen oder Herausforderungen? In: Filipp SH (Hrsg) Kritische Lebensereignisse. Urban & Schwarzenberg, München, S 123–138

Olivier C (1988) Jokastes Kinder. Die Psyche der Frau im Schatten der Mutter. Claassen, Düsseldorf

Orbach S (1984) Anti-Diät-Buch. Frauenoffensive, München

Osofsky JD, Osofsky HJ (1983) Adaption to pregnancy and new parenthood. In: Denner-stein L, Burrows GD (eds) Handbook of psychosomatic obstetrics and gynecology. Else-vier Biomedical, Amsterdam, pp 249–263

Ottomeyer K (1977) Ökonomische Zwänge und zwischen-menschliche Beziehungen. Rowohlt, Reinbek bei Hamburg

Overbeck G (1977) Das psychosomatische Symptom. Psychische Defizienzerscheinung oder generative Ich-Leistung? Psyche 4:333–354

Papousek M (1984) Wurzeln der kindlichen Bindung an Personen und Dinge: Die Rolle der integrativen Prozesse. In: Eggers C (Hrsg) Bindungen und Besitzdenken beim Kleinkind. Urban & Schwarzenberg, München, S 155–184

Papousek H, Papousek M, Giese R (1984) Die Anfänge der Eltern-Kind-Beziehungen. In: Frick-Bruder V, Platz P (Hrsg) Psychosomatische Probleme in der Gynäkologie und Ge-burtshilfe. Springer, Berlin Heidelberg New York Tokyo, S 187–204

Paul S (1982) Schwangerschaft, Geburt und Stillzeit in ethnologischer Sicht. In: Schindler S (Hrsg) Geburt – Eintritt in eine neue Welt. Hogrefe, Göttingen, S 27–38

Pawson L, Morris N (1972) The role of the father in pregnancy and labor. In: Morris N (ed) Psychosomatic medicine in obstetrics and gynecology. Proc of the 3rd Int congress of medicine in obstetrics and gynecology. London. Karger, Basel, pp 273–726

Persson PH, Gremurt L, Gremser G (1976) A study of smoking and pregnancy with special reference to fetal growth. Acta Obstet Gynecol Scand [Suppl] 78:33–39

Pilowski I, Sharp J (1970) Psychological aspects of praeeclamptic toxaemia: a prospective study. J Psychosom Res 15:193–197

Pines D (1972) Pregnancy and motherhood: interaction between fantasy and reality. Br J Med Psychol 45:333–423

Pokorny J (1961) Hyperemesis gravidarum in der Leipziger Universitäts-Frauenklinik in den letzten 60 Jahren. Z Ärztl Forsch 2:70–77

Potthoff S, Beck L (1986) Zur Geschichte der medikamentösen und psychosomatischen Ge-burtserleichterung. In: Beck L (Hrsg) Zur Geschichte der Gynäkologie und Geburtshilfe. Springer, Berlin Heidelberg New York Tokyo, S 113–118

Prill HJ (1986) Die Entwicklung der psychosomatischen Geburtshilfe und Gynäkologie. In: Beck L (Hrsg) Zur Geschichte der Gynäkologie und Geburtshilfe. Springer, Berlin Hei-delberg New York Tokyo, S 345–355

Prill HJ, Dürr ML, Simon M (1971) Partus praecipitatus aus psychologischer Sicht. Geburtshilfe Frauenheilkd 31:425–430

Pross H (1978) Die Männer. Eine repräsentative Untersuchung über die Selbstbilder von Männern und ihre Bilder von der Frau. Rowohlt, Hamburg

Quastoff-Hartmann U (1982) Frageaktivitäten von Patienten in Visitegesprächen: Konversa-tionstechnische und diskursstrukturelle Bedingungen. In: Köhle K, Raspe HH (Hrsg) Das Gespräch während der ärztlichen Visite. Urban & Schwarzenberg, München, S 70–101

Raphael-Leff J (1983) Fears and fantasies of children. (Vortrag gehalten am 7th Int congress on psychosomatic obstetrics and gynecology, 11–15. 09. 1983, Dublin)

Rapoport R (1963) Normal crisis, family structure and mental health. Family Process 2:68–80

Read D (1933) Natural childbirth. Heinemann, London

Reading AE (1983 a) A comparison of the accuracy and reactivity of methods of monitoring male sexual behaviour. J Behav Assess 5:11–23

Reading AE (1983 b) Psychological aspects of pregnancy. Longman, New York

Reading AE et al. (1982) Health beliefs and health care behavior. Psychol Med 12:379–383

Reading A, Cox DN, Campell S (1988) A controlled prospective evaluation of the acceptabi-lity of ultrasound in prenatal care. J Psychosom Obstet Gynecol 8:191–198

Reamy K, White SE (1985) Sexuality in pregnancy and the puerperium. A review. Obstet Gynecol Surv 40:1–13

Rechnitzer JM (1986) Der Einfluß von Schmerzerwartung und Geburtsvorbereitung auf das Geburtserlebnis. Dissertation, Wien

Reid ME, Mc Ilwaine GM (1980) Consumer opinion of a hospital antenatal clinic. Soc Sci Med 14:363–368

Reif G (1987) Die Auswirkung von Information im Rahmen der Geburtsvorbereitung auf die Angst vor der Geburt unter Berücksichtigung bestimmter Persönlichkeitsvariablen. Diplomarbeit, Salzburg

Richards MD, Dunn JF, Antonis B (1977) Caretaking in the first year of life: the role of father's and mother's social isolation. Child Care Health Dev 3:23–38

Richman J (1982) Men's experiences of pregnancy and childbirth. In: McKee L, O'Brien M (eds) The father figure. Tavistok, London, pp 89–103

Richter D, Stauber M (1987) Psychosomatik in Gynäkologie und Geburtshilfe. In: Uexküll T v (Hrsg) Lehrbuch der psychosomatischen Medizin, 3. Aufl. Urban & Schwarzenberg, München, S 910–945

Ringler M (1982) Psychosoziale Aspekte der Schwangerschaftsberatung. In: Hau TF, Schindler S (Hrsg) Pränatale und perinatale Psychosomatik. Hippokrates, Stuttgart, S 179–186

Ringler M (1985) Psychologie der Geburt im Krankenhaus. Beltz, Weinheim

Ringler M, Krizmanits A (1984) Zur Psychosomatik der Emesis Gravidarum: Die somatische und psychosoziale Situation von Frauen in der Frühschwangerschaft. Z Geburtshilfe Perinatol 188

Ringler M, Pavelka R (1982) Geburtsangst: Konkretisierung und Beschreibung des Begriffs anhand empirischer Daten. Z Geburtshilfe Perinatol 186:55–57

Ringler M, Huber JC, Reinold E (1981) Das Kardiotokogramm im Erleben der Frau: Hilfe für ein schöneres Geburtserlebnis oder technologisches Schreckensgespenst? Z Geburtshilfe Perinatol 185:236–239

Ringrose CA (1961) Further observations on the psychosomatic character of toxemia of pregnancy. Can Med Assoc J 84:1064–1065

Rippmann ET (1968) Schwangerschaftsgestose und Psychosomatik. Gynaecologia 166:397–409

Rizzardo R, Magni G, Andreoli C et al (1985) Psychosocial aspects during pregnancy and obstetrical complications. J Psychosom Obstet Gynecol 4:11–12

Robertson GG (1946) Nausea and vomiting of pregnancy. Lancet 2:336–341

Roemer H (1953) Gynäkologische Organneurosen. Thieme, Stuttgart

Roiphe H (1968) On an early genital phase. Psychoanal Study Child 23

Root N (1957) A neurosis in adolescence. Psychoanal Study Child 12

Rosenfeld CR, Barton MD, Meschia G (1976) Effects of epinephrine on distribution of blood flow in the pregnant eye. Am J Obstet Gynecol 124:156

Rothkopff K, Terinde R, Dmoch W (1985) Über das Erleben und Verhalten von Patientinnen bei der geburtshilflichen Ultraschalluntersuchung. In: Fervers-Schorre B, Poettgen H, Stauber M (Hrsg) Psychosomatische Probleme in der Gynäkologie und Geburtshilfe. Springer, Berlin Heidelberg New York Tokyo, S 162

Sapira ET, Moriartyl P, Sharpiro AP (1971) Differences in perception between hypertensive and normotensive populations. Psychosom Med 33:239–250

Schachter-Haas E (1984) Rollenambivalenz und Rollenkonflikte als Ursache psychogener Schwangerschafts- und Geburtskomplikationen bei Erstgebärenden zwischen dem 31. und 35. Lebensjahr. Dissertation, Wien

Schindler S (1982a) Geburt – Eintritt in eine neue Welt. Hogrefe, Göttingen

Schindler S (1982b) Wo bin ich? Zur Situation des Geborenwerdens. In: Schindler S (Hrsg) Geburt-Eintritt in eine neue Welt. Hogrefe, Göttingen, S 17–25

Schmidt G (1988) Das große Der, Die, Das. Über das Sexuelle. Rowohlt, Reinbek bei Hamburg

Schmidt-Tannwald I, Urdze A (1983) Sexualität und Kontrazeption aus der Sicht der Jugendlichen und deren Eltern. Kohlhammer, Stuttgart

Schneider H (1976) Väter bei der Geburt. Eine persönlichkeits- und motivationspsychologische Studie. Dissertation, Bonn

Schottsteadt WW, Gace WJ, Wolff HG (1955) Life situation, behavior patterns und excretion of fluid and electrolytes. JAMA 157:1485 – 1488

Schulz W (1980) Ehe- und Familienleben heute. Einstellungen und Bewertungen. Bundeskanzleramt, Bundesministerium für Finanzen, Wien

Schwerdtfeger J (1981) Das Erleben der frühen Schwangerschaft: eine kasuistische Studie bei zehn erstgebärenden Frauen und ihren Partnern. Dissertation, Hannover

Selbmann HK et al (1977) Münchner Perinatal-Studie 1975. DAV, Köln, S 73

Semmens JP (1957) Hyperemesis gravidarum: evaluation treatment. Obstet Gynecol 9:586

Shereshevsky PM, Yarrow LJ (1973) Psychological aspects of a first pregnancy and early postnatal adaption. Raven, New York

Shorter E (1977) Die Geburt der modernen Familie. Rowohlt, Reinbek bei Hamburg

Shorter E (1984) Der weibliche Körper als Schicksal: Zur Sozialgeschichte der Frau. Piper, München

Siegrist S (1977) Lehrbuch der Medizinischen Soziologie. Urban & Schwarzenberg, München

Siegrist S (1978) Arbeit und Interaktion im Krankenhaus. Enke, Stuttgart

Solberg DA, Butler J, Wagner NN (1973) Sexual behavior in pregnancy. N Engl J Med 288:1098 – 1103

Soichet S (1959) Emotional factors in toxemia of pregnancy. Am J Obstet Gynecol 77:1065 – 1073

Springer-Kremser M (1981) Die Schwangerschaft als normative Krise. (Vortrag gehalten auf der Tagung der Gesellschaft für Psychosomatische Medizin in Gynäkologie und Geburtshilfe, Dezember 1981)

Stauber M (1979) Psychosomatik der sterilen Ehe. Fortschr Fertilitätsforsch 7

Stauber M (1986a) Die Bedeutung der Sexualität in der Beziehung steriler Paare. Gynäkologie 19:19 – 22

Stauber M (1986b) Zur aktuellen Situation der psychosomatischen Geburtshilfe und Gynäkologie. In: Stauber M, Diederichs P (Hrsg) Psychosomatische Probleme in der Gynäkologie und Geburtshilfe. Springer, Berlin Heidelberg New York Tokyo, S 3 – 11

Stauber M (1986c) Die Psychosomatik der Reproduktionsmedizin. Prax Psychother Psychosom 31:285 – 297

Stoller R (1973) Overview: the impact of new advances in sex research on psychoanalytic theory. Am J Psychiatry 130:241 – 251

Stoller RJ (1977) Primary feminity. In: Blum H (ed) Female psychology – contemporary psychoanalytic views. International Univ Press, New York

Strauß B, Barth E (1988) Einstellungen von Männern zur Empfängnisverhütung: Ergebnisse einer empirischen Untersuchung. In: Brähler E, Meyer A (Hrsg) Partnerschaft, Sexualität und Fruchtbarkeit. Beiträge aus Forschung und Praxis, Springer, Berlin Heidelberg New York, S 160 – 179

Torbecke R (1978) Gesundheits/Krankheitsverhalten: Ergebnisse von empirischen Untersuchungen. Systemanalyse des Gesundheitswesens in Österreich, 1:263 – 312

Tupper C, Weill RJ (1962) The problem of spontaneous abortion. The treatment of habitual aborters by psychotherapy. Am J Obstet Gynecol 83:421 – 424

Tylden E (1967) Hyperemesis and physiological vomiting. J Psychosom Res 12:85

Uddenberg N, Nilsson A, Almeren PI (1971) Nausea in pregnancy: psychological and psychosomatic aspects. J Psychosom Res 15:299 – 375

Uddenberg N, Fagerstrom CF, Zannders MH (1976) Reproductive conflicts, mental symptoms and time labor. J Psychosom Res 20:575 – 581

Uexküll T v (Hrsg) (1979) Lehrbuch der Psychosomatischen Medizin. Urban & Schwarzenberg, München

Urdze A, Rerrich MS (1981) Kinderwunsch: Motive von Müttern für oder gegen ein zweites Kind. Campus, Frankfurt

Verweijen I, Fleischmann I, Jandl-Jager E, Katschnig H (1987) Die ökonomische und psychosoziale Lebenssituation von Alleinerzieherfamilien. In: Kohl A, Offener G, Stirnemann A (Hrsg) Österreichisches Jahrbuch für Politik. Oldenburg, München

Wallerstein JS, Kelley JB (1980) Surviving the breakup: how children and parents cope with divorce. Basic Books, New York

Weil RJ, Tupper C (1960) Personality, life situation, and communication. A study of habitual abortion. Psychosom Med 22:448

Wek RJ, Stewart JC (1957) The problem of spontaneous abortion, III Psychosomatic and interpersonal aspects of habitual abortion. Am J Obstet Gynecol 73:322

Wenderlein JM (1981) Psychosomatik in der Gynäkologie und Geburtshilfe. Thieme, Stuttgart

Wenderlein JM (1983) Gestose und Psychosomatik. Zentralbl Gynäkol 105:1457−1467

White SE, Reamy K, Southward GM (1983) Nuturant needs of pregnancy: sexual, psychological and demographic correlates. J Psychosom Obstet Gynecol 4:243−249

Willberg M (1978) Zeit für uns. Ein Buch über Schwangerschaft, Geburt und Kind. Frauenbuchverlag, München

Wimmer-Puchinger B (1979) Psychologische Einflüsse für oder gegen Kinderwunsch. Familienplanung. Facultas, Wien

Wimmer-Puchinger B (1980) Kognitive Verhaltenstherapie. Eine Problemanalyse zweier Agoraphobien. Eine vergleichende Falldarstellung. In: Strotzka H (Hrsg) Fallstudien zur Psychotherapie. Urban & Schwarzenberg, München, S 121−135

Wimmer-Puchinger B (1982 a) Das gemeinsame Geburtserlebnis − Bemerkungen zum Erlebnisbereich des Mannes. In: Hau HF, Schindler S (Hrsg) Pränatale und perinatale Psychosomatik. Hippokrates, Stuttgart, S 200−209

Wimmer-Puchinger B (1982 b) Motive zum Schwangerschaftsabbruch − empirische Untersuchung zur sozialen und psychischen Situation der Frau: Abschlußbericht. Ludwig-Boltzmann-Institut für Geburtenregelung und Schwangerschaftsbetreuung, Wien

Wimmer-Puchinger B (1982 c) Psychologische Geburtsvorbereitung. In: Auerswald W, Baumgarten K, Thalhammer O (Hrsg) Geburtshilfe in Österreich 1970−1980. Maudrich, Wien, S 10−22

Wimmer-Puchinger B (1982 d) Schwangerschaft und Stress. Eine empirische Längsschnittuntersuchung über soziale und psychologische Faktoren der Schwangerschaft und Geburt. Habilitationsschrift, Wien

Wimmer-Puchinger B (1983 a) Empirische Untersuchung der Motive zum Schwangerschaftsabbruch: soziale und psychische Situation der Frau. Bundesministerium f Wissenschaft und Forschung, Bundesministerium f Finanzen, Wien

Wimmer-Puchinger B (1983 b) Social, emotional and behavioral patterns of toxemic patients. (Vortrag gehalten am 7th International congress on psychosomatic in gynecology and obstetrics, 13. 09. 1983, Dublin)

Wimmer-Puchinger B (1986 a) Die Bewältigung des Schwangerschaftsabbruchs in der Paarbeziehung. Gynäkologie 19:33−36

Wimmer-Puchinger B (1986 b) Schwangerschaft und Streß. Eine empirische Längsschnittuntersuchung über soziale und psychologische Faktoren der Schwangerschaft und Geburt. Psychol in Österreich 2−3

Wimmer-Puchinger B, Bronneberg G (1988) Geburtsvorbereitung in Österreichs Spitäler − Angebote, regionale Verteilung − eine repräsentative Erhebung. Der praktische Arzt. Z Allgemeinmed 583:859−879

Wimmer-Puchinger B, Weissenböck M (1986) Psychologische Geburtsvorbereitung bei Paaren. (Unveröffentlichter Forschungsbericht des Ludwig-Boltzmann-Institutes für Geburtenregelung und Schwangerschaftsbetreuung, Wien)

Wimmer-Puchinger B, Pesta T, Thür-Nagl M (1982a) Die Bedeutung der Schwangerschafts-
einstellung und des frühen Mutter-Kind-Kontakts für das Stillverhalten: Eine empirische
Studie. Partnerberatung 1:20–26

Wimmer-Puchinger B, Beck A, Dirishamer-Moser B, Scherer G (1982b) Pregnancy as latent
decision-making process. A study of the psychological and social determinants in decision-making. In: Prill HJ, Stauber M (eds) Advances in psychosomatic obstetrics and gynecology. Springer, Berlin Heidelberg New York, pp 480–481

Wimmer-Puchinger B, Bronneberg G, Nowak P, Nowak A (1988a) Gesprächsausbildung:
Turnusärzte im Gemeindespital. Eine empirische, psychologische und linguistische Ana-
lyse von Aufnahmegesprächen und darauf aufbauenden Kommunikationstraining bei
Turnusärzten. Bundesministerium für Wissenschaft und Forschung

Wimmer-Puchinger B, Kundi M, Bronneberg G (1988b) Frauen im Schwangerschaftskonflikt: Kenntnisse über Fertilität – Beratungsangebote – und Rahmenbedingungen des
Schwangerschaftsabbruches, Teil 1 u. 2. Bundesministerium für Umwelt, Jugend und Familien, Wien

Wolff AS, Musch K, Tehm HL, Lauritzen C (1978) Untersuchungen zur Hyperemesis gravidarum. Geburtshilfe Frauenheilkd 38:555–560

Wolff G v (1925) Psychotherapie und Gynäkologie. Z Geburtshilfe 89:463

Wolkind S, Zasicek E (eds) (1981) Pregnancy: a psychological and social study. Academic
Press, London

Wurm S (1986) Das Vaterbild im Wertwandel unter besonderer Berücksichtigung der Vaterschaft im Erleben von Vätern heute. Diplomarbeit, Salzburg

Zeidner E, Wimmer-Puchinger B (1982) The influence of psycho-social factors on the course
of delivery and its subjective experience. An empirical study. In: Prill HJ, Stauber M
(eds) Advances in psychosomatic obstetrics and gynecology. Springer, Berlin Heidelberg
New York, pp 360–362

Zell G, Keller H (1979) Familiäre Rollen vor und nach der Geburt des ersten Kindes. In: Keller H (Hrsg) Geschlechtsunterschiede. Beltz, Weinheim, S 53–74

Zink A, Korporal J (1984) Soziale Epidemiologie der Erkrankungen von Ausländern in der
Bundesrepublik Deutschland. In: Kentenich H, Reeg P, Wehkamp KH (Hrsg) Zwischen
zwei Kulturen. Verlagsgesellschaft Gesundheit, Berlin, S 24–42

Zuckermann M (1963) Psychological correlates of somatic complaints in pregnancy of diffi-
culty in childbirth. J Consult Psychol 27:324–329

E. von Staehr, Wuppertal

Der große Atemzug fürs Kind

Schwangerschaftsgymnastik, Geburtsvorbereitung, Geburt

1990. XI, 118 S. 54 Abb. 2 Übungsposter
Brosch. DM 24,80 ISBN 3-540-51530-5

Elsbeth von Staehr bereitet seit über 40 Jahren Schwangere auf die Geburt vor. Daneben war sie lange Jahre in der Hebammenausbildung tätig und hat so der psychosomatischen Geburtsvorbereitung den Weg geebnet.

Ihr Buch wendet sich sowohl an die Schwangeren und ihre Partner, die vor dem unbekannten Ereignis Geburt stehen, als auch an die Hebammen, die das Paar während der Geburt begleiten und die Vorbereitung und Nachsorge durchführen. Im Mittelpunkt steht das Erzielen eines körperlich-seelischen Gleichgewichts, gestützt auf Gymnastik, Atmung und Entspannung. Natürlich fanden die Methoden der drei Pioniere der natürlichen Geburt, Read, Lamaze und Leboyer, Eingang in das Geburtsvorbereitungsprogramm; sein Geheimnis und der Grund seines praktischen Erfolgs sind aber der einzigartige Erfahrungsschatz Elsbeth von Staehrs aus der Betreuung von über 12.000 Frauen und nicht zuletzt ihre eigene Betroffenheit als Frau und fünffache Mutter.

Mit Hilfe der in dem Buch zusammengestellten Übungen und Ratschlägen kann jede Frau ihre ganz persönliche, auf ihren Körper und ihre Seele zugeschnittene Gebärform finden. Zwei Wandposter dienen als Gedächtnisstütze beim täglichen Üben.

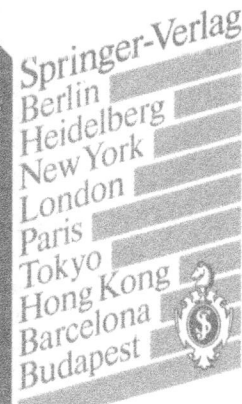

Springer-Verlag
Berlin
Heidelberg
New York
London
Paris
Tokyo
Hong Kong
Barcelona
Budapest

Das umfassende Programm zur Geburtsvorbereitung nach der Lamaze-Methode!

N. Pfützenreuter, Universität Heidelberg

Geburt ohne Angst

Die komplette Geburtsvorbereitung nach Lamaze

1991. Tonbandkassette, Kursbuch: VI, 30 S. 13 Abb., übungsbegleitende Farbposter. Brosch. DM 48,– ISBN 3-540-53630-2

Die Lamaze-Methode ist weltweit verbreitet und wissenschaftlich anerkannt.

Ihre 3 Schwerpunkte sind:
- Ausführliche Informationen über die Vorgänge und Veränderungen im schwangeren Körper der Frau und über den Geburtsablauf;
- Gezielter Einsatz von Entspannungsmethoden durch Verstehen und Üben;
- Erlernen von Atemtechniken für die Geburtsphasen.

Mit dem 3-teiligen Übungsprogramm **Geburt ohne Angst** des erfahrenen Frauenarztes und Geburtshelfers Dr. Norbert Pfützenreuter wird diese medizinisch fundierte Methode jetzt für jeden erfolgreich anwendbar.

Geburt ohne Angst ist die komplette Begleitung während Schwangerschaft und Geburt, wie sie sonst nur in aufwendigen Kursen von Geburtskliniken angeboten wird.

Das Programm bietet:
- Fotorealistische Darstellung jeder einzelnen Geburtsphase;
- zwei übungsbegleitende Poster, die alle wichtigen Übungen in Farbe zeigen;
- Tonbandkassette mit auf die Atemtechniken abgestimmter Entspannungsmusik;
- ein begleitendes Kursbuch.

„Geburt ohne Angst" ist ein entscheidender Schritt zu einem positiven Geburtserlebnis, das auch der Partner aktiv unterstützen kann.

Preisänderungen vorbehalten.

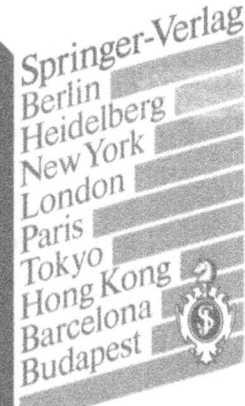

Springer-Verlag
Berlin
Heidelberg
New York
London
Paris
Tokyo
Hong Kong
Barcelona
Budapest

Springer-Verlag und Umwelt

Als internationaler wissenschaftlicher Verlag sind wir uns unserer besonderen Verpflichtung der Umwelt gegenüber bewußt und beziehen umweltorientierte Grundsätze in Unternehmensentscheidungen mit ein.

Von unseren Geschäftspartnern (Druckereien, Papierfabriken, Verpackungsherstellern usw.) verlangen wir, daß sie sowohl beim Herstellungsprozeß selbst als auch beim Einsatz der zur Verwendung kommenden Materialien ökologische Gesichtspunkte berücksichtigen.

Das für dieses Buch verwendete Papier ist aus chlorfrei bzw. chlorarm hergestelltem Zellstoff gefertigt und im ph-Wert neutral.

GPSR Compliance

The European Union's (EU) General Product Safety Regulation (GPSR) is a set of rules that requires consumer products to be safe and our obligations to ensure this.

If you have any concerns about our products, you can contact us on ProductSafety@springernature.com

In case Publisher is established outside the EU, the EU authorized representative is:

Springer Nature Customer Service Center GmbH
Europaplatz 3
69115 Heidelberg, Germany

The manufacturer's authorised representative in the EU is Springer
Nature Customer Service Centre GmbH, Europaplatz 3, 69115 Heidelberg,
Germany. If you have any concerns regarding our products, please
contact ProductSafety@springernature.com

Printed and bound by CPI Group (UK) Ltd, Croydon, CR0 4YY
27/04/2026
02097639-0009